原発閉鎖が子どもを救う

乳歯の放射能汚染とガン

Radioactive Baby Teeth : The Cancer Link

ジョセフ・ジェームズ・マンガーノ 著
戸田清、竹野内真理 訳

緑風出版

Radioactive Baby Teeth:
The Cancer Link

by Joseph J. Mangano

Copyright © 2008 by Joseph J. Mangano
Japanese Translation rights arranged with RPHP in NY, USA

目次 **原発閉鎖が子どもを救う** 乳歯の放射能汚染とガン

謝辞・7
序文・13

第Ⅰ部　序章
15

第1章　埋もれた宝　セントルイスの乳歯がみつかる　16
第2章　ガンの犠牲者は治療だけでなく原因究明を求めている　33

第Ⅱ部　核実験の放射性降下物
45

第3章　冷戦が市民と科学者を団結させた　46
第4章　初期における核実験からの死の灰とセントルイス乳歯調査　63
第5章　乳歯調査が冷戦さなかの政策に影響を及ぼす　79
第6章　セントルイス乳歯調査とその後の展開　94

第Ⅲ部　原発の放出放射能
109

第7章　原発が放射線の健康影響への関心を再燃させる　110
第8章　米国の原発が子どもの健康への不安をもたらす　126
第9章　米国の原発に「歯の妖精プロジェクト」が挑む　141

第 10 章　ニュージャージー州における歯の妖精プロジェクト　161
第 11 章　「歯の妖精プロジェクト」が巻き起こす反響　178

第Ⅳ部　乳歯調査のインパクト
197

第 12 章　乳歯調査―小児ガンとのつながりとそれがもたらしたもの　198

参考文献・217

「子どもに20ミリシーベルト」についての疑問と私見・227

訳者あとがき―米国での核問題の歴史と今日本で起きていること―
　　竹野内真理・237

訳者あとがき　戸田清・261

索引・270

「乳歯調査」プロジェクト・272

謝辞

　この本の出版を可能にしてくれた多数の人々に感謝を捧げたい。まずは、本書の執筆からさかのぼること数十年、核実験からの人工放射性物質による健康への脅威を理解した科学者達に捧げたい。もっとも著名な科学者として、ライナス・ポーリング博士[*1]とアンドレイ・サハロフ博士[*2]は、乳歯中の放射性ストロンチウム90[*3]の研究をもたらした。このアイデアはもともと科学雑誌『ネイチャー』の1958年8月の記事の中でハーマン・カルカー博士によって提起されたものであり、その年のうちにセントルイスに拠点を置く「核情報委員会（本文中ではセントルイス委員会と呼ぶ）」とワシントン大学が、ボランティアの力を大いに借りて12年に及ぶ画期的な研究を開始した。

　そして創造力に富んだジェイ・グールド博士[*4]とアーネスト・スターングラス博士[*5]により、原子力発電所からの放出物を研究するため、乳歯中の

[*1] 　ライナス・ポーリング（1901～94年）は米国の化学者、平和運動家。1954年ノーベル化学賞、1962年ノーベル平和賞。
[*2] 　アンドレイ・サハロフ（1921～89年）は旧ソ連の物理学者・平和運動家。ソ連の水爆の父。1975年ノーベル平和賞。
[*3] 　ストロンチウム90は半減期29年でベータ線を出す。アルカリ土類金属なのでカルシウムに似た挙動を示し、骨や歯に蓄積する。
[*4] 　ジェイ・マーティン・グールド（1915～2005年）は米国の統計学者。邦訳に下記がある。
　　『死にいたる虚構　国家による低線量放射線の隠蔽』肥田舜太郎・斉藤紀ほか訳（1994年自費出版、PKO法「雑則」を広める会2008年）
　　『低線量内部被曝の脅威　原子炉周辺の健康破壊と疫学的立証の記録』肥田舜太郎・斎藤紀・戸田清・竹野内真理訳（緑風出版2011年）
[*5] 　アーネスト・ジョアキム・スターングラス（1923～）は米国の保健物理学者。ウエスチングハウス研究所などを経て、ピッツバーグ大学医学部名誉教授。邦訳に下記がある。
　　『死にすぎた赤ん坊　低レベル放射線の恐怖』肥田舜太郎訳（時事通信社1978年）
　　『赤ん坊をおそう放射能　ヒロシマからスリーマイルまで』反原発科学者連合訳（新泉社1982年）
　　『人間と環境への低レベル放射線の脅威――福島原発放射能汚染を考えるために』

ストロンチウム 90 の研究が復活した。洞察力のある両博士とともに、我々のグループの「乳歯プロジェクト」の作業をするなかで、私も他のメンバーも、原子力による健康への脅威についての真実を積極的に追い求めるようになっていった。そしてウォータールー大学の放射化学者であるハリ・シャーマ博士の実験室での作業により、グールドとスターングラスのアイデアは実現した。放射線と公衆衛生プロジェクト（RPHP）[*6]での私の同僚であるジェリー・ブラウン、ビル・マクダネル、そしてジャネット・シャーマン博士は、研究の成功を支えてくれた。

　もっとも低線量の放射線被曝の健康リスクでさえ研究する必要があると主張した科学者たちは、特別な称賛に値する。特に原子力産業と政府からの猛反発を引き起こした人々はそうである。そのなかには（すでに言及した人々の他に）、ロザリー・バーテル博士[*7]、ジョン・ゴフマン博士[*8]、カール・ジョンソン博士[*9]、トーマス・マンクーソ博士[*10]、カール・モーガン博士[*11]、

　　　グロイブとの共著、肥田舜太郎・竹野内真理訳（あけび書房 2011 年）．
* 6　RPHP（Radiation and Public Health Project）は米国の非営利団体。1995 年設立。
　　　http://www. radiation.org/
* 7　ロザリー・バーテル（1929～）の邦訳に『放射能毒性事典』淵脇耕一訳（技術と人間 1987 年）、『戦争はいかに地球を破壊するか　最新兵器と生命の惑星』中川慶子・稲岡美奈子・振津かつみ訳（緑風出版 2005 年）がある。
* 8　ジョン・ウィリアム・ゴフマン（1918～2007 年）については、ウィキペディア英語版の「John Gofman」を参照。邦訳に『原子力公害　人類の未来をおびやかすもの』アーサー・R・タンプリンと共著、徳田昌則監訳、東北大学 G&T 翻訳グループ訳（アグネ 1974 年）、『原発はなぜ、どこが危険か』アーサー・R・タンプリンと共著、小山内宏訳（ダイヤモンド社 1975 年）、『人間と放射線 医療用 X 線から原発まで』今中哲二ほか訳（社会思想社 1991 年、新装版　明石書店 2011 年）がある。
* 9　カール・ジョンソンについては春名幹男『ヒバクシャ・イン・USA』（岩波新書 1985 年）などを参照。
* 10　トーマス・マンクーソ（1912～2004 年）は米国の疫学者。労働者被曝の研究で知られる。その業績については、内橋克人『日本の原発、どこで間違えたのか』（朝日新聞社、2011 年）などを参照。
　　　http://articles. sfgate.com/2004-07-09/bay-area/17435093_1_nuclear-weapons-public-health-occupational-health
　　　http://spewingforth. blogspot.com/2004/07/dr-thomas-mancuso-1912-2004.html
* 11　カール・チーグラー・モーガン（1907～1999 年）は米国の保健物理学者。邦訳に『原子力開発の光と影：核開発者からの証言』ケン・M・ピーターソンと共著、松井浩・片桐浩訳（昭和堂 2003 年）がある。

ウィリアム・リード博士、アリス・スチュアート博士[*12]、アーサー・タンプリン博士[*13]、スティーブン・ウィング博士[*14]という方々がおられる。

　セントルイスの歯の研究に尽力した人々が詳しく説明してくれた何年も前の物語は、私にとって大変ありがたいものである。ジョン・ファウラー博士、マイケル・フリードランダー博士、ソフィー・グッドマン、イボンヌ・ローガン、ルイーズ・ライス博士、そして故ハロルド・ローゼンタールは、セントルイスの歯の研究に従事していた人物だ。

　また私たちの歯の研究を原発についての議題としてくれた多くの市民や公的指導者にも感謝する。特に際立つのはアレックス・ボールドウィンで、さまざまな場に個人的に出席し、またメールによる勧誘を通し、新しい歯のサンプル5000本のたぶん少なくとも半分を集めてくれた。マーゴ・フランセスはワーチェスター郡の多くの公的イベントで、ドレスアップして歯の妖精を演じ、ギターを弾いてくれた。バーバラ・ベイリンもニュージャージー州中央部全域の集会で、ドレスアップして歯の妖精を演じてくれた。

　ロングアイランドのグループ、「放射線の真実のために立ち上がれ（STAR財団）」のメンバーたちは、歯の研究を支援する資金のために、ニューヨーク州サフォーク郡の議会でロビー活動して成功を収めた。クリスティー・ブリンクリーとスコット・カレンはこの団体のメンバーである。ニュージャージーのマット・アハーンとリード・グスシオラ、ニューヨークのジニー・フィ

[*12] アリス・スチュアート（1906〜2002年）は英国の医学者。胎児への放射線の影響の研究などで知られる。ウィキペディア英版の「Alice Stewart」などを参照。伝記に下記がある。
　　The Woman Who Knew Too Much : Alice Stewart and the Secrets of Radiation. Gayle Jacoba Greene. University of Michigan Press. 2001（ヘレン・カルディカット博士が序文を寄せている）。
[*13] アーサー・タンプリンの邦訳2点はいずれもゴフマンとの共著なので前掲訳注[*8]を参照。
[*14] スティーブン・ウィングらが米国政府によるスリーマイル原発事故健康影響についての過小評価を批判した論文に下記がある。Wing S. Richardson D. Armstrong D. Crawford-Brown D. A reevaluation of cancer incidence near the Three Mile Island nuclear plant : the collision of evidence and assumptions. *Environmental Health Perspectives* 105 : 52-57（1997）

ールズとトム・アビナンティ、ペンシルバニアのブルース・スミス、コネティカットのジム・オロークは、研究に資金を出すために尽力してくれた議員である。

アグネス・レイノルズはガン患者である息子と一緒に、全米の人々に多くの電話をかけ、電子メールを送ってくれた。ディアドラ・イムスは「明日の子どもたちの基金」のニュージャージー州のガン患者の若者たちに声明文書を送ってくれた。ルイス・カスバート博士と彼の妻ドナは、ペンシルバニアの南東部で多くの人々に歯の寄付をするよう働きかけてくれた。

セントルイスで 1960 年代に、そして全米で 1990 年代後半以降に、ストロンチウム 90 の濃度を測るため、子どもの乳歯を寄付してくれたご両親のみなさんに感謝したい。ガンを患っている 200 人近くの子どもたちの親御さんには特に感謝したい。彼らによる歯の寄付は、ガンのひとつの潜在的原因についてもっと知ることに関心を持つことの重要性を示している。そうした子どものひとり、ニュージャージー州のコリー・ファーストは、ガンとの闘病の話とガンの原因を見つけるひとつの手段として歯の研究を紹介するため、何度も公開の場でプレゼンテーションをしてくれた。

クイーンズ・カレッジのバリー・コモナー博士[*15]にも感謝したい。彼は 2001 年に発見されたセントルイスの乳歯を、さらなる研究のために私たちのグループに提供するよう提案してくれた。歯の寄付をアレンジしてくれた

---

*15 バリー・コモナー（1917 年～）は米国の生物学者。社会主義的な立場をとり、もちろん核兵器と原発にも批判的である。邦訳に下記がある。
　『科学と人類の生存：生態学者が警告する明日の世界』安部喜也・半谷高久訳（講談社 1971 年）
　「失われた大地」加藤辿訳、環境情報科学者市民委員会、半谷高久編訳『環境の危機 2』（鹿島研究所出版会 1971 年）
　『なにが環境の危機を招いたか：エコロジーによる分析と解答』安部喜也・半谷高久訳（講談社ブルーバックス 1972 年）
　『エネルギー：危機の実態と展望』松岡信夫訳（時事通信社 1977 年）
　『エネルギー大論争：われわれは何を選択すべきか』富館孝夫訳・解説（ダイヤモンド社 1980 年）
　『地に平和を：エコロジー危機克服のための選択』松岡信夫訳（ダイヤモンド社 1994 年）

セントルイスのワシントン大学のダニー・コール博士と、歯の移送を管理してくれたRPHPのマーシャ・マークスにも感謝したい。さらに、2000年のセントルイスの「ベビーブーマーたち」とそのご両親にもご挨拶申し上げたい。彼らはガンの脅威に対する答を求めており、私たちの組織に、追跡健康調査を支持する手紙を書いてくれた。

　乳歯のストロンチウム90研究の重要性を認識してくれた、「ルイスとハロルド・プライス財団」のティム・ジョーンズも、デヴィッド・フリードソンとゲイル・メリルとともに特記させていただく。

　そして最後となるが特に感謝を捧げたいのは、歯の研究をしているときに出会った最愛の妻スーザンで、彼女の援助と励ましがなければ本書は完成しなかったであろう。彼女は我々の社会における子どもたちを健康に保つ手段としての本研究の重要性をかたく信じている。

　　ジョセフ・J・マンガーノ
　　オーシャン・シティ、ニュージャージー州　2007年10月18日

序文

　乳歯中のストロンチウム90の調査は、ふたつの力が合わさって生まれたものといえる。

　ひとつめは、20世紀におけるガン、特に小児ガン発生率の爆発的増加である。若者（および成人）におけるこの病気の発生率は1940年代以来、2倍近くになった。ガン患者のなかでも、子どもたちは罪なき犠牲者として特に衝撃的である。例えば78歳で前立腺ガンになった患者と比較すると、10歳の子どもが白血病になるのを、人はなかなか受け入れられないものである。子どもたちは人生のほとんどをまだ経験していない。彼らは煙草を吸わないし、酒を飲まないし、個人的な生活の悪習慣ももっていないので、ガンになる責任は彼らにはない。幼い子どもたちの間で発生するガンの恐怖は、小児ガンセンターの設立や、治療法を発見するための研究の促進へとつながった。ガンの原因究明への関心はそれと比べると少ないが、小児ガンは注目される病なのである。

　ふたつめは、環境に人工放射能がもたらされたことである。1950年代から1960年代の熾烈な核実験競争は、放射性物質に満ちた巨大な雲とともに、あまりに大きな恐怖をもたらした。しかし続いて起きたこと、つまり放射性降下物の人体と食物連鎖への混入は、私たちの指導者が自国民に承知で毒を与えているのかもしれないと、さらに大きな懸念を呼び起こした。そしてすべての人が放射線による害を受けている間、最大の危害は胎児、乳児、子どもたちに及んでいたのである。この憂慮すべき事態は、大気圏内核実験が停止され、原子力発電所が操業を始めてからも続くことになった。同じ毒性を持つ放射性物質の混合物が大気と水へ放出されてきたからである。

科学者と市民の両方が、核兵器と原発についての、すぐに頭に浮かぶ問いかけをした。どれだけ多くの放射能が子どもたちの体に入っているのか。放射能は子どもたちを病気にしているのか。そしてこの問題に対処するには多くの方法があるが、乳歯の放射性ストロンチウム90濃度の研究が、もっとも一般的に使われる方法になった。サンプルの収集（自然に抜ける乳歯の寄付）は、血液や尿のサンプル、バイオプシー（生検）、死体解剖よりもはるかに体に負担もかからず、面倒がなく、コストも安い。ストロンチウム90の物理的半減期は29年であり、崩壊は非常にゆっくりであるため、乳歯が抜け落ちてから長年経過しても実験室の検査で検出することができる。そしてストロンチウム90は自然界には存在しない。核爆発および原子炉の稼動によってのみ、生成される物質なのだ。

　驚きに値しないことではあるが、乳歯のストロンチウム90の研究は、科学的問題となるだけでなく、政治的問題にもなった。核兵器開発における優位性は、国家安全保障の最重要課題となり、政治指導者は健康リスクを無視あるいは否定した。原発の稼動は、巨額の利潤をもたらす事業であり、電力会社はそれによって人々を危険にさらしていることを認めようとはしない。電力会社による抵抗は時には敵対的なものであった。答を追い求める科学者や市民の信頼性を壊そうとする試みもなされた。

　小児ガンと体内に入ってしまった放射性物質との間の関連を理解しようとする試みは、長い道のりをきたが、まだ終わりにはほど遠い。この問題の答が決して得られないかもしれないおそれさえある。ただし手段はあるのだ。この問題の真実を知ろうとする願いは、答への道のりにおけるいかなる抵抗も乗り越えるべきなのである。

第Ⅰ部 序章

第1章

埋もれた宝　セントルイスの乳歯がみつかる

　2001年6月の暖かなある日、ジョー・マンガーノはニューヨーク市のアパートにある事務所で座っていた。その日の午後、一本の電話が鳴るまでは、普通の一日であった。電話はセントルイスにあるワシントン大学の生物学教授、ダニー・コールから掛かってきた。マンガーノは、放射線と公衆衛生プロジェクト（RPHP）というグループの研究者だった[*1]。彼はワシントン大学で40年以上教員を務めてきたコールと交流があったのである。

　その電話はコールとマンガーノ両者にとってまったく平凡なものだった。コールが倉庫の空きスペースを探していたとき、彼に連絡してきた大学職員から、ある話があったという。「大学に歯の入った箱がある」と言うのだった。歯の入った箱は、現在は大学の所有になっているセントルイス近郊の第二次大戦中の砲撃演習場であったタイソン渓谷の貯蔵所にある、とコールは教えてくれた。マンガーノにはこの箱が、体内にある核実験由来の放射性ストロンチウム90［注：半減期29年］についての画期的な研究の試料に使われた乳歯を意味することが分かった。この研究は大気圏内核実験を停止させる条約への道筋につながったが、研究自体は1970年に終了していた。コールは最初、この研究を指揮した生物学教授バリー・コモナー[*2]に電話して、コモナーがこの歯にまだ関心を持っているかどうか尋ねた。コモナーは、自分は関心を持っていないが、マンガーノのグループ、つまり「放射線と公衆衛生プロジェクト（RPHP）」に連絡を取るべきだ、なぜなら原子炉の近くに住んでいる子どもたちの乳歯について新たな研究をしているからだ、と答えた。

［*1］　RPHP（Radiation and Public Health Project）は米国の非営利団体。1995年設立。http://www.radiation.org/
［*2］　バリー・コモナーについては謝辞の訳注［*15］を参照。

マンガーノは、その貯蔵所に何本の歯があるかを知りたがった。コールが答えた。

「いま分からない。現場に車でそこへ行って確かめてみよう。ローゼンタールを連れていくかも。」［注：1960年代に乳歯を調べた研究室を運営していたハロルド・ローゼンタールを指している。ローゼンタールは引退していたが、まだセントルイスに住んでいた。］

電話は10分もかからずに終わった。マンガーノはやっていた仕事を再開し、この発見は面白いと思ったが、それ以上は何の感情も分かなかった。事態が一挙に変わったのは、翌日コールがまたマンガーノに電話をかけてきた時のことだった。次のことが明らかになるとマンガーノは息をのんだ。

タイソン渓谷に行ってみたが、たぶん200箱くらいの長い靴箱のような段ボール箱があって、それぞれにおそらく100人分くらいの歯が入っていた。それがこの貯蔵庫にあったんだ。カビが生えているのもあったが、使えるよ。箱の状態もいい。調べるために一箱開けてみると、1956年生まれの人たちの歯が入っていたよ。」

前日とは異なり、マンガーノは目を大きく見開いた。これは大変なニュースだ。予期せぬ宝物の発掘だ。恐らく、何千、何万もの歯が、かつての研究に使われずに、30年以上のあいだ静かに眠っていたというのだ。ワシントン大学は関心がないようで、誰も受け取る者がいなかったら、廃棄していただろう。コールがRPHPはその歯に関心があるかと尋ねると、マンガーノは「もちろんですよ」と答えた。マンガーノの思考は巡りはじめた。歯はまだストロンチウム90の測定ができるだろう。歯の提供者はもう子どもではなくて、40歳代だろう。これは信じがたいほど卓越した健康調査ができることを意味するかもしれない。歯を提供したセントルイスの子どもたちの健康状態を追跡して、子どもの頃にストロンチウム90の濃度が高かった人たちは、中年になってから死亡や発ガンの危険が大きいかどうかを調べられるのだ。

この種の健康調査は［注：疫学の分野では］「前向き調査」、あるいは「追跡調査」として知られ、健康調査の黄金律とみなされている[*3]。人のリスク因子により被験者は識別され、長期にわたって追跡調査を行なう。たぶん米国でもっとも有名な追跡調査は、フラミンガムの心臓病研究だろう。1948年に連邦政府の職員たちは、研究の名称でもあるマサチューセッツ州のこの町の住民5000人の同意書を集めた。時間の経過とともに、研究者たちは、心臓病になる人たちには、喫煙者、体重過剰の人、デスクワークの人、高脂肪の食事をとる人が多いことに気づき始めた。これらのパターンは、男性と女性両方について、50年以上にわたって追跡された。今日科学者たちが心臓病のリスクについて知っていることの多くは、フラミンガム研究によるのである。

　フラミンガム研究のような追跡調査の大きな問題点は、長い年月と多額の資金がかかるということである。その結果、このような研究はあまり試みられない。しかしセントルイスの歯は、他の研究よりずっと資金も少なくて済み、「すぐに結果の分かる」追跡調査のチャンスを与えてくれる。歯の提供者たちは提供以来追跡されてこなかったが、追跡を続けられてきた場合と同じ死亡記録と健康歴の情報を提供してくれるだろう。ストロンチウム90（あるいは他のゆっくりと崩壊する半減期の長い放射性核種）濃度の測定能力は、「高リスク」と「低リスク」の子どもたちを見分けるのを可能にしてくれるだろう。そして何千本もの歯があれば、統計的に有意なサンプルを得るのも難しくないだろう。

　事態は迅速に進み始めた。マンガーノは、ジェイ・グールド[*4]、アーネス

[*3] 疫学、公衆衛生学では「前向き調査」あるいはコホート研究として知られ、現時点での原因への曝露の有無や程度別にいくつかの集団を設定し、将来にわたって追跡調査して結果を比較する。例えば喫煙群と非喫煙群について、数十年後の肺ガン発生率などを比較する。追跡するリスク因子としては、喫煙、石綿曝露、放射線被曝などがある。戸田清「喫煙問題の歴史的考察」『科学史研究』167号、1988年（日本科学史学会、岩波書店）などを参照。それに対して「後向き調査」（症例対照研究）とは、現時点での結果別に集団を設定し、過去にさかのぼって原因への曝露の有無や程度などを調査し比較する。例えば肺ガン患者と健康者について、過去の喫煙率を比較する。

[*4] ジェイ・マーティン・グールドについては謝辞の訳注[*4]を参照。

ト・スターングラス*5、ビル・マクダネルのいるRPHPの同僚たちに電話した。グループのなかで興奮が広がったが、みな外部には沈黙を誓い、何も言わないことにした。結局のところ、それらはまだワシントン大学の財産だったのだ。さらに、歯の提供者の死亡記録あるいは健康歴が必要だと判断されるまで、その健康調査が実行可能かどうか誰も分からなかった。

　最初のステップは歯を取得することであった。ワシントン大学生物学部長ラルフ・クアトラノは、歯をRPHPに譲渡し、輸送費まで払うことに同意してくれた。RPHPの支援者マーシャ・マークスは、ボランティアとしてセントルイスに行き、梱包を担った。マークスはメリーランド州に住んでいるソーシャルワーカーで、RPHPの活動に関心を持っていた。彼女はセントルイスで育ち、家族に会うために定期的に帰郷していた。7月の暑い日の骨の折れる作業で、彼女は運送業者が歯の入った箱を大きな箱に入れ、事務所で歯を保管することになっているマクダネルのところへ発送するのを確認した。マークスはその日のことを思い出して語っている。

　　「貯蔵庫は軽量コンクリートブロックでできていて、部屋はカビ臭かったです。けれども箱は、床に接触していておそらく少々湿っていた他は、良い状態を保っていました。」

　ほとんどの箱は貯蔵スペースのあるマクダネルのところへ運ばれたが、不測の事態で歯が損傷したり紛失したりした場合に備えて、12箱はこれとは別にマンガーノのところへ送られた。箱は無事に届き、マンガーノとマクダネルは箱の中身を探り始めた。最大の発見は、コールの見積もりがあまりに過小評価だったことで、実際の歯の数は8万5000人分あるいはそれ以上あり、マクダネルは歯の約90％は1954～1963年生まれの人のもの、55％は1958、1959、1960年生まれの人のものだと見積もった。おそらく95％以上の歯には歯の提供者を特定する情報の入ったカードがつけてあり、それらは判読可能で、歯を研究プロジェクトに使うのが可能だった。

＊5　アーネスト・ジョアキム・スターングラスについては謝辞の訳注＊5を参照。

小さな茶封筒にクリップで留めた古い 7.5cm × 13cm カードの視覚効果は強烈で、時間をさかのぼるような気持ちになった。セントルイスから歯が届いたあと 86 歳のグールド（前頁の訳注＊4 を参照）が短期間入院したとき、マンガーノは歯を持って見舞いに訪れた。病院のベッドにとじこめられたように感じていたグールドは意気消沈した様子だった。しかしマンガーノが数本の歯の封筒とカードを取り出したとき、グールドの目は見開き、あんぐりと口を開けて言った。「なんてことだ」彼は歯をいじくりながら何度もこの科白を繰り返し、そして心から笑った。

　マンガーノとグールドは、ロングアイランドの反核グループ＊6、「放射線の真実のために立ち上がれ（STAR 財団）」の理事会に出席した。マンガーノが短いプレゼンテーションを行ない、歯の入ったいくつかの封筒とカードを理事会メンバーに回覧した。モデルのクリスティー・ブリンクリー＊7 も理事会の一員であった。彼女はその好機を逃さず、すぐに歯を持ってポーズをとった。彼女がモデルの真似事をしだすと、誰かが写真を撮り始め、みんなが笑った。

　皆とても興奮していたが、RPHP にはこの発見を公表する前にやることがあった。特に、歯の提供者の健康歴をフォローできるような健康調査を行なうことは可能かという問題があった。最初の疑問は、どの提供者が死亡したかを確認することが可能かどうか、であった。結果はイエスだった。全米衛生統計センターがマンガーノに、1979 年以来全米での死亡時の氏名、死亡日時、死因を含めた死亡記録を保管していると伝えてきた。死亡した人を確認するために必要なものは、それぞれ歯の封筒につけたカードに書いてある名前と苗字（女性の場合は旧姓）、誕生日、両親の氏名だけであった。ミズーリ州も州内の死亡例については、1979 年以来のすべての死亡記録を保管していたので、RPHP は経費を節約することができた。

＊6　日本で反核というと「反核兵器」のみをさすことが多いが、欧米で anti-nuclear と言えば、「反核兵器・反原発」をさすことが多い。
＊7　クリスティー・ブリンクリー（1954 〜 ）は米国のモデル、女優。
　　　http://en.wikipedia.org/wiki/Christie_Brinkley

死亡を確認するだけで優れた追跡調査ができるかもしれない。1960年代に幼い子どもであったベビーブーム世代の5％が40代後半までに死亡しており、男性では約7％、女性では3％であった。しかしこれらのうちの相当数が放射線被曝とは関係のない事故、殺人、自殺のような原因によるものだった。まだ生きているがガンその他の病気で闘病中の人たちについてはどうするか？　おそらくガン死亡者と同じくらいのガン生存者がいるだろう。どの歯の提供者が病気にかかっているかを特定するために、現在の住所と照合する必要があった。

　インターネットが発明される前には、これらの人々を見つけるのはおそらく不可能だったであろう。しかしいまでは、調査会社が個人の氏名と生年月日を手掛かりにして、現住所を探すことができる。グールドは試験的な調査に出資し、100人のセントルイスの歯の提供者をランダムに選び、調査会社が彼らの追跡を試みた。女性の調査はあまりうまくいかなかった。おそらく多くが歯を提供したのちに結婚して、姓を変えたためであろう。しかし男性の調査はかなり成功した。彼らの82％については現住所が分かったのである。

　それからRPHPは、これらの男性たちに調査用紙を郵送して、誕生日と両親の氏名が正しいかどうか、そして追跡調査に参加してくれるかどうかを尋ねた。約35％の人から返事があり、すべての回答は、情報は正しく、そして調査に積極的に参加したいというものだった。RPHPはその35％という数字はもっと上げることができると確信した。返信用封筒にはこの手紙が乳歯調査と関係があることを示すことは何も書いてなかったので、何人かはジャンクメールだと思って捨ててしまったかもしれない。さらに手紙は、全米が2001年9月11日のテロ事件に続いて手紙で連邦議会に恐ろしい炭疽菌が送りつけられるパニックのさなかにあったときに投函されたのである。

　公に発表する前の最終ステップは、歯の中にストロンチウム90が検出されるかどうかを確かめることだった。マクダネルは、RPHPのために歯の検査を行なっている放射化学者のハリ・シャーマにサンプルを送った。マクダ

ネルはわざと、今度の歯が40年以上前のものだとはシャーマに明かさず、乳歯を送るとだけ告げた。各乳歯を7時間検査してなるべく正確な数値を出すという調査方法を使い、シャーマは多くの乳歯における正確なストロンチウム90の値をはじき出した。乳歯の中には、健全なエナメル質が不足していて不正確な数値しか出ないものもあった。

またセントルイスの乳歯のストロンチウム90以外の放射性核種を検査できる可能性もあった。ある研究室は、プルトニウム239を検出できるかもしれないと助言してくれた。半減期は2万4000年なので、核実験に由来するこの核種のほとんどはまだ歯のなかにあるだろう。これはRPHPに健康調査のもうひとつの選択肢を与えてくれた。

すべての事前段階における疑問が解けたので、健康調査はいまや実行可能になった。RPHPは乳歯という宝物の発見を全米に発表することにした。

11月のはじめに『セントルイス・ポスト・ディスパッチ』紙に連絡をとった。これは1960年代に歯の研究を報じたのと同じ新聞であった。そのプロジェクトは何十年も前に終了していたが、その編集者はこの研究の重要性、そしてこの街に定着した研究に対する誇りを忘れていなかった。11月9日に、国全体はまだ9・11同時多発テロ事件にほとんど注意を奪われたままだったが、それにもかかわらず、『セントルイス・ポスト・ディスパッチ』紙は、第一面の中央に大きな記事を掲載してくれた。その記事は宝探しのテーマのように、次のように始まっていた。

「5月の春の清掃月間、ワシントン大学の研究者たちが、南西セントルイス郡の暗いカビ臭い貯蔵庫のドアを開けると、科学の発展に役立つ宝物が発見された。」

この記事は、歯の提供者の追跡健康調査を行なう可能性についても記述していた。ハロルド・ローゼンタールの言葉をこのように引用している。「私たちはまだそれが健康に及ぼす影響を知らない」と核実験の放射性降下物に触れて述べたのである。

『セントルイス・ポスト・ディスパッチ』紙の記事はスクープとなり、AP通信社によって配信されて、全米のメディアに燎原の火のように広がった。セントルイスの主要テレビ会社4社がこのニュースを報じ、KMOX社などのラジオ会社もそれに続いた。多くの都市の新聞[*8]が関連記事を載せたが、そのなかには『デンバー・ポスト』、『ラスベガス・レビュー・ジャーナル』、『ロサンゼルス・タイムズ』、『オマハ・ワールド・ヘラルド』、『ピッツバーグ・ポスト・ガゼット』、『ソルトレーク・シティ・トリビューン』、『サンディエゴ・ユニオン・トリビューン』、『サンフランシスコ・クロニクル』、『ワシントン・ポスト』も含まれる。グールドはナショナルパブリックラジオ〔注：全米規模の公共放送〕のインタビューを受け、英BBCも報じた。1月には、全米の日刊紙で最大の発行部数をもつ『USAトゥデイ』が長文の記事を載せた。

『サンフランシスコ・クロニクル』は、追跡研究を支持する次のような社説（以下に抜粋）さえ載せている。

> 「第二次大戦後、米国は大気圏内でおおよそ100回も核爆弾を爆発させたが、そのほとんどはネバダ州においてであった。当時、『臆病者のネバダ人』と呼ばれて中傷された平和活動家たちは、核実験の副産物であるストロンチウム90が子どもたちの飲むミルクを汚染するのではないかと心配した。……最近セントルイスのワシントン大学の研究者たちが、長く忘れ去られていた乳歯サンプルを発掘した。ニューヨークに拠点を置く「放射線と公衆衛生プロジェクト」（RPHP）は、かつて科学の発展のために乳歯を提供した、すでに成人した人びとを追跡しようとしている。……

ここにひとつの教訓がある。環境リスクと健康リスクを警告する「臆病者たち」は政府の役人たちを苛立たせたかもしれないが、臆病者たちは必ずしも間違ってはいなかったのではないかということだ。

[*8] 米国では全国紙は『USAトゥデイ』などわずかであり、『ニューヨーク・タイムズ』、『ワシントン・ポスト』、『ロサンゼルス・タイムズ』など有力紙は地方紙である。

ほとんどの報道はポジティブなものだったが、すべてではなかった。『ワシントン・ポスト』の記事は「乳歯研究復活への批判：後に『ジャンク・サイエンス』と呼ばれた1960年代の提供者への放射線の影響を探究する企て」という大見出しをつけていた。しかし概して多くの記事は、発見と健康調査の展望について、興奮を呼ぶ内容だった。

『セントルイス・ポスト・ディスパッチ』の記事には、追跡調査に関心をもつ読者のために、RPHPの住所、電話番号、電子メールアドレスが付記されていた。反響は圧倒的なもので、その後3カ月のあいだ、1900本の電子メールが押し寄せ、200通の手紙が寄せられ、100本の電話が鳴った。ほとんどは以前に歯を提供したベビーブーマー世代[*9]からか、あるいは彼らの両親の世代からであった。記憶が呼び起こされ、多くの人は当時どのように歯を提供したか、そしてどのように「私は科学の発展のために歯を提供しました」と記された記念のバッジを受け取ったかを思い出して書いていた。

「今朝『セントルイス・ポスト・ディスパッチ』の第一面の絵が私の目をとらえました。それは『私は科学の発展のために歯を提供しました』という言葉とともに歯の欠けた子どもの小さな絵でした。私もそのバッジを持っています！　私は最近ワシントン大学で見つかった8万5000本の収集された乳歯の提供者のひとりかもしれません。」

かつてセントルイスに住んでいたが、現在は国内に散らばっている何人かの人たちは、歯の発見について読んで、RPHPに手紙を書いてきた。

「わお!!!　私の乳歯が抜け始めた1958年ころに、母が私の乳歯をすべて寄付したのをはっきりと覚えていますよ。（歯を全部送ってしまったので私が母に腹を立てたので、よく覚えているのです。）……最近のクラス会で多くのクラスメートがこのことを偶然しゃべっていたのも、とても面

[*9]　ベビーブーマー世代はクリントン元大統領（1946〜）などの世代。1946〜59年ころに生まれた人。日本の団塊の世代、全共闘世代に近い。

白い出来事でした。『フレズノ・ビー』で今朝、あなた方の発見の記事を読み、私がどんなに驚いたか想像できるでしょう。」

たくさんの反応のうち何人かは研究者や科学者だった。彼らは、歯の提供者について追跡健康調査をすることの可能性と重要性を直ちに見て取った。

「あなた方を待っている大きな仕事を理解しますし、資金集めがうまくいくことを願っています。あなた方のプロジェクトは魅力的で、とてつもなく重要だと思いますし、私たちの多くがまだ生きていて健康問題を議論できます。幸運を祈ります。また楽しく追跡調査ができますように。」

「私はプリンストン大学の物理学者で、技術面から軍縮と核不拡散の研究をしています。……今日の授業で有名な「乳歯」論争を議論したばかりです。ですから『USAトゥデイ』の記事を見て偶然の一致に驚いていますよ。」

しかしもっとも心を打たれたのは、ガンやその他の病気で闘病中、あるいは愛する人を若くして失ったベビーブーマー世代の人たちからのものだった。約130通の電子メールと手紙がこのタイプのものだった。これらの反響のいくつかを以下に挙げよう。もっとも一般的なガンのタイプは甲状腺ガンで、これは核実験の放射性降下物のなかの放射性ヨウ素と関連が強い。

「私が18歳のときに甲状腺乳頭ガンになりました。告知を受けた時、18歳でこの病気になるのは非常にまれであるという説明を受けました。今日の新聞記事を読んで私のガンは核実験のせいかもしれないと思いました。」

「私は強い関心を持っています。1958年生まれの息子が20年ほど前から甲状腺ガンを患っているからです。私はずいぶん前から放射性降下物と関係があるのではないかという疑いを抱いていました。」

25

「たとえ私の6人の子どもたちの歯がサンプルの中にないとしても、私は歯の研究に強い関心があります。6人のうち2人も甲状腺ガンになったというのは重大なことです。」

「あなた方がこの研究をしているのは嬉しいことです。私の姉妹と私は放射線被曝によって起こるタイプの甲状腺ガンになっています。私たちは可能性があるすべての原因を否定しました。歯の治療、靴のサイズを測る（訳注：昔、靴を作る時に、計測のためにX線が使われたことがある）、遺伝的素因、……つまり放射性降下物を除くすべての原因をです。」

「私の娘のキャサリンは2000年に甲状腺ガンで亡くなりましたが、娘と同じ50歳でガンに侵されている多くの友人たちが、何らかの共通の発ガン因子に曝露したのだと確信していました。」

「私は研究の結果にとても関心を持っています。私は1996年、35歳の時に乳ガンと診断され、2000年に39歳の時に再び乳ガンと診断されました。BRCA1あるいはBRCA2遺伝子［注：遺伝性乳ガン・卵巣ガン症候群の検査で重要な遺伝子］を持っているかどうか検査してもらいましたが、結論は出ませんでした。……家族に乳ガンの病歴のある人はいません。」

「姉のアン・リンは1995年にリンパ腫で亡くなりました。家族にはガンの病歴はないので、医師たちは彼女が環境要因によって病気になったのかもしれないと考えました。あなた方の記事を読んで、もしかすると放射性降下物によって引き起こされたのかもしれないと考えています。」

「私の最初の夫は1959年に生まれ、1989年に骨髄単球性白血病と診断され、大変悲しいことに3年間の闘病の後に亡くなりました。彼は頑健な体育会系でした。私たちは原因を探っています。……もしも原因が

あるとしたらですが。夫は3人の子を残して逝きました。」

「私は生まれてこのかたセントルイスに住んでいます。私は慢性リンパ性白血病にかかり、当時いつもよく聞かされていた牛乳中のストロンチウム90もしくはその他の核実験からの死の灰によるものではないかと疑ってきました。その研究には非常に関心があります。」

「私の一番上の姉は1990年に非ホジキンリンパ腫と診断され、1995年に亡くなりました。私たちの家族には他にもガンの患者がいます。私たちの家系に、リンパ腫に関係する遺伝的素因はないと聞きました。ですから、環境によるのではないかと疑っています。」

「私は1951年にセントルイスで生まれました。……『私は科学の発展のために歯を提供しました』と書いてある、歯の欠けた笑顔の少年の絵のついたバッジをもらったのを覚えています。1991年に私は左の扁桃腺の扁平上皮ガンと診断されました。……私の扁桃腺は60歳の喫煙者みたいだと言われましたが、これまでずっとタバコもお酒もやっていません。私は長年、むしろこれは『環境』によるものではないかと疑ってきました。」

他にもガンにはなっていないものの、放射性降下物によって健康を侵されたかもしれないと疑う人たちからの手紙が届いている。

「あなた方が計画している調査を支援したいと思います。私には説明のつかない自己免疫疾患の問題があります。いつか関連が見つかるかもしれません。」

「私の姉妹は甲状腺に深刻な問題があり、5年ほど前に切除しました。家族には他にはだれも問題がありません。彼女の健康問題はあなた方が調べている問題と関係があるかもしれません。」

「私には橋本甲状腺炎*10がありますが、これは体が甲状腺を異物と認識して攻撃を始めるものです。……私はこれがストロンチウム90と関係があるかもしれないと疑っています。」

　いまさら驚くべきことではないが、RPHPがまだどのように研究を進めるかも合意していなかった時から、これから始める健康調査に対して批判の声があがった。長年RPHPに批判的だった物理学者デード・メラーは、すぐさま攻撃してきた。「彼らの結論ははじめから決まっている。彼らは目的を達成するためなら手段を選ばないだろう」と公言した。ブルックヘブン国立研究所に勤務している物理学者ステファン・ムッソリーノはこう述べた。「彼らの目的はよく分かっている。核と名のつくものはなんだって嫌いなんだ。」

　しかしこれら批判者たちの声は、セントルイス研究の乳歯提供者たちの広範な支持によって圧倒された。追跡調査にも資金カンパが寄せられることはほぼ確実に思われた。その何年か前にグールドはこのテーマの最初の著書『死にいたる虚構（*Deadly Deceit*）』*11の出版に際し、セントルイスの慈善団体で進歩的な事業に寄付をするデア・クリーク財団から支援を受けた。RPHPはセントルイス研究の乳歯提供者のサンプルの研究を提案して、デア・クリーク財団に助成金を申請した。40年前の研究の指導者だった多くの人々が、グールドを支持する手紙を送った。

　ある日マンガーノはデア・クリーク財団からの電話を受けた。財団は新聞でセントルイスの歯の発見の記事を読んでおり、強い印象を受けていた。し

---

* 10　橋本甲状腺炎（慢性甲状腺炎。橋本病）は自己免疫疾患として認識された世界で最初の病気であった。この病気は九州帝国大学医学部内科の橋本策（1881～1934年）がゲッチンゲン大学留学中の1912年にドイツの医学雑誌に報告した。なお、日本の原爆症認定においても橋本甲状腺炎（甲状腺機能低下症）の認定事例がある。『にんげんをかえせ　原爆症裁判傍聴日誌』長谷川千秋（かもがわ出版2010年）91頁参照。厚労省は、自己免疫性以外の甲状腺機能低下症（加齢性を除く）のみを認定するという立場である。

* 11　*Deadly Deceit* の原著は1990年。邦訳は前掲謝辞訳注 * 4 に示した『死にいたる虚構』である。

28　第1章　埋もれた宝　セントルイスの乳歯がみつかる

かし何かがデア・クリーク財団を思い悩ませていた。当時の研究の指導者だったワシントン大学の元生物学教授、バリー・コモナーは、古い乳歯のなかのストロンチウム 90 から健康リスクを評価する可能性については懐疑的だった。「これを疫学的関連性の検証に用いるのは非常に危うい」と、80 歳代なかばながら現役の研究者であるコモナーは述べた。「RPHP の善意は分かるが、私は今回の研究にはかかわりたくない。」

　コモナーが歯は RPHP に提供されるべきだと提案したことを考慮すれば、このコメントは不可解だった。さらにその何年か前、コモナーは歯のなかのストロンチウム 90 を研究することによって、核実験の放射性降下物による小児ガンリスクを評価する研究の必要性を熱心に論じていたが、ハロルド・ローゼンタールによって、研究室で使える機材ではそのような研究は不可能だと言われただけだった。RPHP の誰もコモナーの真意を説明できなかった。デア・クリーク財団からの電話からまもなくして財団は、申請を却下した。RPHP は、他にもセントルイスとその他の場所で数件の研究助成金の申請をしたが、いずれも却下された。主な理由はそのような研究は妥当性がないというものだった。大気圏内核実験は 1963 年の部分的核実験禁止条約の締結によって終わったからだという。

　しかし実際は、この問題は数十年後のいまも未解決なのである。核爆弾の放射性降下物に曝された 1 億 4000 万人のアメリカ人がまだ生きているからだ。彼らのほとんど全員に、ガンで苦しむ家族または友人がおり、多くの人々はまだその原因を知らないのである。

　米国政府は 1997 年まで、核爆弾の放射性降下物はひとりのアメリカ人にも害を与えていないと主張していたが、この年に国立ガン研究所はある報告書[*12]を出した（その報告書の研究は 15 年前に開始され 5 年前に完了したものだっ

＊12　NIH（国立衛生研究所）の 1997 年 7 月 25 日のニュースリリース「NCI Completes Nationwide Study of Radioactive Fallout from 1950s Nuclear Tests」（国立ガン研究所が 1950 年代の核実験からの放射性降下物の全米規模研究を完了）を参照されたい。
　　URL：http://www.nih.gov/news/pr/jul97/nci-25.htm

たが、米エネルギー省長官の机のなかに置かれたままだった)。この 10 万ページの膨大な研究は、エネルギー省の職員ロバート・アルバレス[*13]によって公表を請求された。報告書では、1950 年代と 1960 年代のネバダ核実験からのヨウ素 131 による全アメリカ人の被曝線量を、居住地、生年月日、性別、牛乳飲用習慣に応じて推定していた。

　その内容はショッキングなものだった。ヨウ素 131[*14]による被曝線量は、何年か前の政府の推定よりも 100 倍以上大きなものだった。アイダホ州とモンタナ州のいくつかの郡では、西海岸や南西部砂漠地域のような核実験被害の少ない地域に比べると、数百倍の被曝を受けていた。報告書による推定は、ネバダ核実験場からのヨウ素 131 への被曝だけからも 1 万 1000 人から 21 万 2000 人のアメリカ人が甲状腺ガンになったというものである。この報告書は画期的なものであったが、何十種類もの他の放射性核種に関しては言及されておらず、また太平洋での米国の核実験やシベリアでのソ連の核実験の影響も検証していない。

　一部の人は、1997 年公表の研究がさらなる分析への跳躍台になると期待したが、まさにその反対のことが起こった。翌年、医学研究所の専門家パネルが、どのアメリカ人が核実験によってガンになったかを確認する適切な方法はないと報告した。パネルはまた、放射性降下物によって引き起こされた甲状腺ガンの数は、おそらく国立ガン研究所の推定幅の下限 1 万 1000 人の

[*13]　ロバート・アルバレスはエネルギー省顧問を経て政策研究センター研究員。2011 年福島原発事故の「子ども 20 ミリシーベルト」について 4 月 29 日に「日本の子どもたちは今、1 時間につき自然放射線量の 165 倍、米国環境保護庁 (EPA) によってアメリカ国民に許容されている基準の 133 倍の放射線の被曝が許容されている」と批判した。
　TUP 速報 911 号「こどもの日を手放しでは祝えない放射線の恐怖」
　http://www.nikkanberita.com/index.cgi?cat=source&id=200510180730052
　http://newsfromsw19.seesaa.net/article/199361688.html

[*14]　ヨウ素 131 は半減期 8 日。スリーマイル島原発事故 (1979 年) でもチェルノブイリ原発事故 (1986 年) でも JCO 臨界事故 (1999 年) でも、初期の被曝の主因のひとつと見られる。他方、ヨウ素 129 は半減期 1570 万年と長寿命であり、東海再処理工場周辺ですでに汚染が報告されている。福島原発事故についても子どもたちにヨウ素剤を服用させるべきであったとの指摘があり、今後 10 年以上の経過観察が必要である。なお三春町では、町の判断で 3 月 15 日に 40 歳未満の町民に安定ヨウ素剤を配布、服用を勧めた (『DAYS JAPAN』2011 年 9 月号)。

ほうだろう、甲状腺ガンは死亡率が低い、と述べ、1997年研究のインパクトを和らげようとした。「その言葉を私の兄に言ってくれ」と連邦上院議員トム・ハーキンは反撃した。ハーキン議員の兄はこの病気で死んでいたのである。

米国の厚生省（DHHS）は2003年にある研究報告書を出したが、その結論は、過去半世紀で少なくとも1万1000人のガン死亡が核爆弾の放射性降下物によって引き起こされたというものだった。何千万人ものアメリカ人が放射性降下物にさらされ、そのなかにはアメリカとソ連の核実験からの放射性降下物がヒロシマ原爆4万発分に達した核実験最盛期に生まれたベビーブーマー世代も含まれていることを考慮すると、この数字は小さすぎると思われる。

最後の一撃は2005年にやってきた。この年、ユタ大学のジョセフ・ライオン博士による核爆弾の放射性降下物の影響についての研究に対する連邦政府の研究助成金が打ち切られたのである。冷戦が終結して長年が経過したあとでさえ、米国政府は核実験放射性降下物の健康影響の問題からあわてて逃げ出したのである。核兵器実験と原子炉の稼動双方からの放射性降下物がアメリカ人に何をもたらしたかは、よく強調された「誰にも分からない」問題として見過ごされている。

セントルイスの乳歯はこの疑問に答える絶好のチャンスを提供している。アメリカ人の体内への放射性降下物の蓄積を確認するのに、これ以上正確な方法はたぶん他にないだろう。確かに、同様の規模のサンプルは明らかに他には存在しない。そして研究が終了してから40年近くを経過しており、死亡した歯の提供者の死亡記録と生きている提供者の健康歴を確認することが可能なので、こうした研究を行なうにはいまが最良のタイミングである。

セントルイスの乳歯の発見にかかわる最近の出来事によってもたらされた興奮は、半世紀続いてきた探求の道のりをさらに発展させることとなった。科学者も市民もどれだけ多くの核兵器および原子炉由来の人工放射能が人体

に入ったか、それらがどれだけ健康を害したかを理解したがっている。多くのことは達成されたが、まだやるべきことは多い。この知識の探求の道のりこそが、本書に描かれている。

第 2 章

ガンの犠牲者は治療だけでなく原因究明を求めている

　アグネス・レイノルズは息子のジョンを見つめた。思春期まぢかの少年は夕食の準備ができたよと母に何度も呼ばれたのを無視して、コネティカット州ハートフォード近郊の自宅の裏庭で遊んでいた。ここ 2、3 年いつものことではあるが、アグネスの思考は、夕食からジョンに起こったことへと漂っていった。

　1991 年の終わりに、アグネスと夫のギルバートは、ついに親になるのだと喜んでいた。そして驚いたことに、健康な双子の赤ちゃん、ジョンとマイケルがこの世界にやってきた。双子の親になるのは大変なことだった。アグネスは自分のエネルギーすべてが彼らの世話に吸い込まれるのを感じた。彼女は看護師として長時間の集中した仕事に慣れていたのだが、双子の世話はさらに疲れ果てるものだった。もっとも、それ以上の満足をもたらしてくれるものだったが。

　彼女は 1996 年のイースター祭[*1]を思い出していた。ジョンは夕食のあと嘔吐し、不機嫌で青ざめた様子だった。彼女は気になったが、食中毒にすぎないかもしれないとあまり心配しなかった。しかし問題は消えなかった。発熱、吐き気、嘔吐が続いた。レイノルズ家のかかりつけの医者は少年を診て、精密検査を提案し、アグネスは事態が深刻なものだと分かった。

　ガンの専門医が白血病の診断を下したことは、両親にとっては想定内では

＊1　イースターはキリスト教の復活祭。「復活祭は基本的に『春分の日の後の最初の満月の次の日曜日』に祝われるため、年によって日付が変わる移動祝日である。2010 年の復活祭は西方教会も東方教会も同日であり 4 月 4 日であるが、年によっては東西教会で復活祭を祝う日は異なる事も多い」（ウィキペディア「復活祭」）。

あったが、やはりショックであった。血液のガンである。直ちにジョンに化学療法が始められた。3年にわたる試練が始まったが、その治療は病気と同じくらい辛いものだった。幸運なことに、ガンはまもなく寛解（一時的な回復）へと向かった。治療が終わったあと、ジョンは普通の生活を送ることができ、いまでは活発なティーンエイジャーである。しかしジョンも家族も病気がいつ再発するか分からないことを知っているので、それをチェックするために定期的な検査を受けている。

　化学療法が終わりジョンは健康を取り戻したが、アグネスの頭からは疑問が消え去らない。なぜこの病気になったのか。なぜジョンなのか。なぜ今なのか。彼女は息子を白血病になりやすくする明確なリスク因子を知らない。彼女は医師たちに質問をぶつけ始めたが、まだ何も浮かび上がってこない。彼女はインターネットで探し始め、小児ガンの原因についてはまだあまり分かっていないことを知った。

　彼女は原因についての多くの理論を見つけたが、もっとも一般的なものは、放射線被曝によるという説だった。これは胎児、乳児、子どもが放射線に対してもっとも敏感であるという前提にもとづいており、それは看護師のキャリアのなかで知っていたことだった。彼女は長年のあいだ、医師たちが妊婦の腹部に、胎児の大きさや子宮のなかでの胎位を知るため、ルーチン検査としてX線をあててきたことを知った。誕生前に母がX線をあてられた子どもたちは小児ガンを発症しやすいことが研究[*2]によって示されたあと、この慣行はやめられ、放射線を出さない超音波検査に切り替えられた。

　ネット・サーフィンするなかで、アグネスは「放射線と公衆衛生プロジェクト（RPHP）」というグループに行き当たった。これは放射線被曝とガン、特に小児ガンの関係を調べている健康調査のグループである。彼女は興味をおぼえた。彼女はこのグループが乳歯を集めており、その放射能レベルを測定していることを知った。さらに、このグループはガンにかかった子どもた

[*2] 本書の謝辞で言及されているアリス・スチュアートの1950年代の業績などが重要である。

ちの歯の寄付を求めていた。アグネスは、このグループに電話をかけた。

　ジェーン・ファーストは奇跡が起こることを安易に信じる人ではなかった。彼女は訓練を受け経験を積んだ看護師で、金融の専門家と結婚しており、ふたりの幼い男の子の実践的な母親だった。健康のことになると、彼女は教えられたことを信じ、良い健康習慣を実践していた。タバコを吸わず、過剰な飲酒もせず、良い食事を摂り、適度な運動もしている。自分と息子たちのために定期的に医師の健康診断を受けている。

　しかし 1992 年 1 月、彼女は奇跡を起こそうと躍起になっていた。彼女の次男コリーが、おかしいのだ。「息子のおなかは硬かった。異常に硬くなっていたのです」と回想する。わずか二日後、彼女と夫のジョエルはニュージャージー州の自宅の近くの病院の緊急治療室に立ち、CT スキャン[*3] の画像を見つめながら、このわずか生後 19 カ月の赤ちゃんがガンであるという信じられない告知を聞いていた。

　病気はコリーの肝臓と肺にあり[*4]、非常に進行していたので、医師たちは腫瘍を縮小させるために直ちに化学療法を始め、それから組織を除去するために外科手術をしなければならなかった。彼の症状が好転するチャンスは大きくないと医師たちは言った。奇跡を待つしかないとも。

　化学療法はコリーにとって厳しい試練であることが分かった。彼はたえず痛み、脱力感、吐き気、眠気を感じていた。3 カ月のあいだ、ジェーンは病院に 24 時間息子とともにいて、息子のかたわらを離れることができなかった。腫瘍は縮小し、外科手術は成功した。さらに 4 クールの化学療法ののち、ガンは寛解し、コリーは帰宅できた。コリーはいまや元気な高校生で、聴覚

[*3]　CAT スキャン（computerized axial tomography scan）は、コンピュータ X 線体軸断層撮影法。体内の領域を様々な角度から撮影した一連の詳細な画像で、X 線撮影機と連動したコンピュータで作成する。コンピュータ断層撮影法、CT スキャンとも呼ばれる。（weblio 辞書）

[*4]　この年齢だから転移ではなく、重複ガン（二カ所以上に原発性のガン）ではないだろうか。

が不自由で、激しいスポーツができないことを除くと、かつて病気であったことを示す兆候はない。八カ月の試練は奇跡的な結果をもたらした。

1992年の悪夢のような日々のあいだ、ジェーンはコリーの治療に集中しなければならなかった。しかしひとたびガンが治まってコリーが普通の生活を再開すると、彼女はなぜなのかと疑い始めた。「私たちは何も間違ったことはしなかった」。彼女とジョエルは、素晴らしく健康的な習慣を持つ、健康な人間だ。ジェーンは様々な小児ガンのプログラムにボランティアとして参加することで、コリーに病気を乗り越えさせてくれた病院と医師たちに感謝の意を示した。

こうしたプログラムのひとつは「明日の子どもたちの基金」で、ニュージャージー州ハッケンサックにあるハッケンサック大学メディカルセンターに本拠をおいていた。ある日ジェーンはディアドラ・イムスから手紙をもらった。彼女はその病院で「小児腫瘍学のための環境センター」を運営していた。ディアドラは若い女性で、ラジオのパーソナリティであり、長いあいだ「明日の子どもたちの基金」にかかわっていたドン・イムスと結婚していた。その手紙は基金の各メンバーに送られたもので、乳歯の放射性物質を測定する研究について説明しており、子どもの歯の提供を呼びかけていた。

ジェーンはその研究のことも、それを行なっている「放射線と公衆衛生プロジェクト（RPHP）」についても聞いたことがなかった。しかしまもなく彼女は息子のコリーがハッケンサックでの記者会見でしゃべり、そこでニュージャージー州のジェームズ・マクグリーベイ知事が州議会からこの研究を資金助成するために2万5000ドルがRPHPに提供されるだろうと発表するのを見守ることになった。コリーが記者たちに歯をかざして見せている間、ジェーンは奇跡にかけた望みに、いまや原因究明にかける望みがともなっていることを自覚した。

ガンはアメリカではあまりにもありふれているが、子どもでは比較的まれである。20世紀半ばまでは、それはまさに奇異とも言える出来事だった。小

児ガンを専門にする医師は少なく、子どものガンの症状を見抜くことのできる小児科医はわずかしかいなかった。治療法もほとんどなかったので、ガンになった子どもたちは、大抵亡くなった。

ガンの子どもたちを救う努力は、第二次大戦後の年月に強化され、病院と医学研究への多額の連邦資金が、ガンの治療法を含む新しい治療法を開発しようとする科学者たちを助けた。もうひとつの理由は小児ガン発生率の急増だったかもしれない。1937年から1950年までにガンで死ぬアメリカの10歳以下の子どもたちの数は、1361人から2778人に増加したが、これは死亡率でいうと53％の増加であった。死亡の半分は白血病によるものであった。

しかし20世紀後半に小児ガン治療の顕著な改善があった。それには外科手術、化学療法、放射線療法（あるタイプの放射線はガン細胞を殺すので、ガン治療を助ける）が含まれる。より多くの子どもたちがガンを生き延び、成人期に入った。今日では、小児の死亡率は1950年の約3分の1にすぎない。

治療のおかげで子どもたちが生きているとしても、現実はそんなに明るくはない。治療はしばしば何カ月も、ときには何年も続く厳しい試練であり、多くの副作用をともなう。ガンを克服した人は他の身体的問題に侵されやすい。彼らは発達障害を生じやすいし、学業の時間も他の子どもたちより短い。そしてもちろん、ガンがいつの日か再発するかもしれないという恐怖は、子どもとその愛する家族が人生の残りを通じてつきあっていかねばならないものである。現在、大人と子どもをあわせて約25万人のアメリカ人が小児ガンを克服した人である。

さらに、ガンの子どもの治療費用はとても高額になりつつあり、健康保険料の削減が、長期化にともなって治療を経済的に困難にしている。2003年の新聞記事でニューヨーク市の有名なコロンビア・プレズビテリアン・メディカルセンターが小児ガンのプログラムで50万ドルの赤字に直面しており、財政再建のために内科医、看護師、その他のスタッフを解雇しそうだということが分かった。

ガン死亡率とはちがって、ガン発生率や診断率は近年減少してはいない。コネティカット州は他の州よりはるかに先駆けて1935年、すべての症例についての州規模のガン登録を始めた。1930年代後半に比べて、現在の小児ガンの発生率は2倍近くになった。一部の人々はこの増加のほとんどは、診断方法の改善によるものだと主張している。しかしほとんどの人は、小児ガンは実際に増加していると信じている。毎年19歳以下のアメリカの子どもたち約1万3000人がガンと診断されている。

　小児ガンをよりよく治療するための長期にわたる努力がある一方で、病気の原因の理解についてはずっとわずかな関心しか寄せられてこなかった。原因を究明するための基金は削減され、そのような研究はたいてい大学の医療専門家が自分たちの勤務時間を使って行なう。子どもたちがガンになる理由は、大人とは大いに異なる。喫煙、ある種の食品の摂取、アルコール消費のような個人的生活習慣は、子どもたちにとっての要因ではなく、原因の理解をより難しくしている。

　しかし長い間、次のふたつの理由から科学者たちは様々なタイプの放射線被曝が人間、特に子どもたちにガンを引き起こすと考えてきた。第一に、いかなるタイプの放射線も人体の細胞を殺すか、傷つける。胎児、乳児、子どもは非常に早く成長しているので、その細胞は早い速度で分裂する。小さな体のなかで傷つけられた細胞は、（他の傷つけられた細胞へと）ずっと早く複製されるだろう。それがガンへと導かれることがある。第二に、人間が放射線にさらされ、細胞が傷つけられたとき、体の免疫系は損傷を修復しようとする。胎児、乳児、子どもの免疫系はまだ十分に発達していないので、細胞が健康な状態に戻る可能性はより少ない。

　何年も前から、医師たちは子どもたちがX線から受けるリスクに気付いていた。歯科医師たちは、通常は幼い子どもたちのX線写真は撮らない。たとえX線装置が昔よりも低線量の放射線しか出さないとしても、健康リスクにかかわるからである。医師たちは絶対に必要な場合を除いて、子どもたちの

CTスキャンは撮ろうとしない。

　ときには苦い経験を通して、科学者たちは放射線被曝から子どもへの発ガンリスクについて苦労しながら学んだ。1950年代に英国の内科医アリス・スチュアート[*5]は、妊婦が腹部へのX線を受けたとき、その子どもが10歳までにガンで死ぬリスクは2倍になることを発見した。当時、何千人もの女性たちに診断のためにX線をかけた医師たちは、被曝線量が非常に低いので害はないだろうと考えていた。当然、スチュアートの研究は産科医、放射線科医、その他の科学者から罵声を浴びた。彼女の研究は多くの人々によって価値を否定された。しかしスチュアートとその他の人々の追跡研究により、このような低線量でさえ小児ガンを引き起こすことが確認された。誕生前の腹部X線の撮影は1970年代に停止された。

　X線は1900年ころに初めて使われたが、別のタイプの放射線が50年近く後に開発された。核分裂である[*6]。科学者たちはウラン原子が実験室で分裂するとき、非常に大きなエネルギーが発生することを発見した。分裂過程は核分裂と呼ばれた。核分裂過程をより洗練させることが、世界最初の原子爆弾の開発につながった。米国は日本の都市、広島と長崎に原爆を投下して、すさまじい破壊をもたらし、第二次大戦を終結させた。

　原爆は世界に電離放射線を出す新しい放射性核種をもたらした。電離放射線とは、分裂するウランが電子あるいはイオンをはじき出して新しい不安定な放射性核種を作り出すので、そう名づけられた。分裂過程は100種類以上の核種［注：核分裂生成物］を作り出したが、その多くは自然界には存在しな

[*5]　アリス・スチュアート（1906～2002年）は英国の医師であり疫学者であると共に世界で初めて低線量被曝によるガンの危険性に警鐘を鳴らした学者。1986年、オルタナティブなノーベル賞といわれるライトライブリフッド賞をカナダのロザリー・バーテル博士と共に同時受賞。1997年欧州放射線リスク委員会初代議長に選ばれる。伝記に下記がある。
　　The Woman Who Knew Too Much : Alice Stewart and the Secrets of Radiation. Gayle Jacoba Greene. University of Michigan Press. 2001.

[*6]　レントゲンによるX線の発見は1895年。ハーン、シュトラスマン、マイトナーによる核分裂の発見は1938～39年。

いものだった。これらの核種には、セシウム137、ヨウ素131、プルトニウム239、ストロンチウム90が含まれる[*7]。

　原爆は1945年以降、実戦に使用されたことはないが、核実験という名のもと、多くの爆弾が人の住まない地域で核実験として炸裂した。米国は1946〜62年に、マーシャル諸島とラスベガスから北へ約70マイル（112km）のネバダ核実験場で206回の大気圏内核実験を行なった。米国の核実験は放射能として広島原爆1万発分をまきちらし、さらにソ連は3万発分をまきちらした。

　これらの核実験はそれぞれ100種類以上の核分裂生成物で満たされた巨大なきのこ雲をつくりだした。そうした核種の一部は実験場の近くの地上に降下した。しかし雲の大半は成層圏へと舞い上がり、強いほうの風向きに沿って移動した。風は一般に西から東へ吹くので［注：偏西風］、放射性降下物は米国の本土全体へと広がった。放射性降下物は成層圏にとどまり、その後雨や雪が地上へと洗い落として人体を汚染した。その一部は呼吸で体内に入った。また一部は貯水池や井戸に流入し、飲料水として使われた。また一部は牝牛が食べる草を汚染したあと牛乳に入って消費された。さらに一部は、野菜、魚、肉に入って消費された。

　放射性降下物の雲のなかのそれぞれの核種は、時間がたつと崩壊する。いくつかの核種は早く崩壊し、別のものはゆっくりと崩壊する。崩壊の速度は半減期によって測られるが、これは核種の量［注：原子数］が当初の半分になるのに要する時間である。いくつかの核種の半減期を右の表2－1に示した。プルトニウム239のような核種は非常に長い半減期をもつので、環境のなかに事実上永久にとどまる[*8]と言ってよい。

[*7]　このうちセシウム137、ヨウ素131、ストロンチウム90は核分裂生成物であり、プルトニウム239はウラン238の中性子捕獲によって生成する。

[*8]　2の10乗は1000に近いので半減期の10倍を経過すると約1000分の1になるから、汚染がほぼなくなるとみなすことが多い。プルトニウム239なら24万年である。劣化ウラン（ウラン238の半減期は45億年）なら、文字通り永久（赤色巨星と化した太陽に地球がおそらく破壊されるまで）である。

表2-1 放射性核種の半減期

半減期の短いもの		半減期の長いもの	
ストロンチウム 89	50.5 日	ストロンチウム 90	28.7 年
ヨウ素 131	8.0 日	ヨウ素 129	1570 万年
セシウム 134	2.0 日	セシウム 137	30.0 年
キセノン 133	5.3 日	プルトニウム 239	2 万 4400 年

　大気圏内核実験は1963年まで続けられ、この年にそれを禁止する条約［注：部分的核実験禁止条約］が採択された（これについてはあとで詳述する）。その後、核実験は地下で続けられた。米国はネバダ核実験場で900回以上行なった。これら核実験は同じ放射性核種の混合物を放出するが、大気への放出量ははるかに抑制され、人体に入る量は大気圏内核実験よりずっと少ない。1992年以来、世界中で核実験はほとんど行なわれなくなった[*9]。

　核兵器以外の発生源に見出される核分裂生成物の混合物は、ほとんどが原子炉からのものである[*10]。初期の原子炉は核兵器製造のためであったが、その後の原子炉は発電用であった［注：他に研究用原子炉や原潜、原子力空母などがある］。放射能のほとんどは原子炉建屋内に閉じ込められる。核種の混合物は危険であり、兵器や電気をつくったあとは役に立たないので、核廃棄物として保管されなければならない。米国の多くの原発には膨大な量の核廃棄物が存在する。

　しかし原子炉事業者の放射能を閉じ込めようとする努力にもかかわらず、放射能の一部は大気中へ逃れる。ちょうど核実験のあとと同様に、それは人間によって呼吸され、飲食物として摂取される。核実験は何年も前に地下にもぐり、そののちにすべて停止されたが、原子炉はまだ動いている。1998年以来、米国の発電用原子炉の総数は104基にとどまっており、65カ所の原

---

*9 　つまり臨界前核実験（未臨界核実験）に移行した。
*10 　平常運転で施設当たりの放出放射能は、もちろん原子炉より核燃料再処理工場のほうが多い。

発立地点にある（いくつかの立地点には複数の原子炉がある）。すべての核兵器工場は1991年までに操業を停止した。

　過去半世紀のあいだ、これらの放射性核種が、特に子どもたちにガンを引き起こすかどうかについての論争が白熱した。それは単なる科学論争ではなく、政治的論争でもあった。核実験プログラムは多くの人がソ連との核戦争が避けられないと信じていたときに、米国の兵器庫を増強するために行なわれた。原子炉は民間の電力会社にとって、何十億ドルものビジネスであった。利益が大変大きかったので、放射線の健康問題をめぐる論争になることが避けられなかった。

　論争は研究の限界によってさらに激化した。放射線がガンを引き起こすことを研究者はどうやって疑問の余地なく証明できるのか。答は容易ではない。ある人がガンになるかどうかは多くの因子が左右する。肺ガンになるヘビースモーカーは確かにタバコによって害を受けるが、遺伝的素因、職場や生活環境から吸入される化学物質、その他の因子も発病に寄与する。原因を証明するハードルは高いので、論争は避けられない。

　しかし研究者たちは放射線のような環境中の毒物がガンを引き起こすことを証明する多くの道具を持っている。核兵器と原子炉の時代の前でさえ、科学者たちは小児ガンが放射線被曝によって引き起こされることを発見していた。動物実験により放射線が若齢の個体に対して特に害があることが示された。さらに病気を治療するためにX線を受けた乳幼児の研究で、乳幼児は子どもよりずっとガンになりやすいことが明らかにされた。スチュアートの診断用X線の研究は、低線量でさえ乳幼児と子どもが病気になることを示した。

　米国は共和制である。理論的にはもし多数の人々がある政策を支持したら、国の指導者もそれを支持するだろう。さらに、国は民主制でもある。市民は政策に直接関与でき、政策に影響を与えることができる。小児ガンと放射線被曝のあいだにつながりがあるかどうかを理解するための探求において、

科学エリートだけでなく民衆からも多くの貢献がありうるのだ。

　　20世紀後半にはいくつかの問題に関心が集まるようになった。
　・ガンになる子どもの増加
　・核兵器をめぐる政治
　・原発をめぐる政治
　・原因を証明する科学研究の限界
　・研究政策に影響を与える市民の能力

第Ⅱ部 核実験の放射性降下物

第 3 章

冷戦が市民と科学者を団結させた

　第二次大戦が終わり、世界は荒廃した年月を経て、長らく待たれていた冷却期間に入った。米国では何百万人の兵士が家に帰り、戦争前の生活を取り戻した。徴兵は終わった。日本への原爆投下を命じたハリー・S・トルーマン大統領[*1]は、米国の核兵器開発計画を維持したが、そのスピードは比較的落ち着いたものだった。終戦直後の 5 年間に、5 回の核実験が南太平洋で実施された。ドイツと日本が戦争に敗れたため、米国をおびやかす敵国はなくなった。

　しかしこの束の間の休息ののちに、新たな脅威があらわれた。それは共産主義だった。1949 年中ごろから 1950 年中ごろまでに、いくつかの新しい出来事が米国を冷戦と呼ばれる新種の戦争に引きずり込んだのである。毛沢東が率いる共産主義勢力が中国を制圧した。北朝鮮の共産軍が南に侵攻し、そして米国も朝鮮戦争に参戦することになる。おそらくこれらの新しい出来事のなかでもっとも大きな衝撃を与えたのは、ソビエト連邦が自前の原子爆弾の爆発実験に成功したという声明だったろう。それは米国の核計画から盗んだ技術によるものであった。

　モスクワの指導者ヨシフ・スターリンに率いられた露骨なほどに攻撃的な政治体制に対抗するため、トルーマンはいくつかの決定を下した。そのひとつは一層核実験を強化し、米本土により近いところで実験するということだった。いくつかの候補地が検討され、その結果、ネバダ核実験場に決定された。この地区は実際、すでに爆撃と砲撃の演習場として使われている政府

[*1]　トルーマンの原爆投下命令文書が見つからないので、口頭だったのではないかと推測されている。荒井信一『空爆の歴史』(岩波新書 2008 年) を参照。

所有地の一部だった。それは荒涼とした人里離れた砂漠地帯で、砂漠に生きるごくわずかの野生動物だけが生命の存在を示していた。トルーマンの参謀たちがその地を選んだのは、人が住んでいないからであり、風が主に東方へ、つまり人口の多いカリフォルニア州沿岸部とは逆方向に吹くからであった。

　ネバダでの最初の核実験はエーブルというコードネームで1951年1月27日早朝5時44分に行なわれた。政府高官たちはネバダ州を実験場に選んだことに満足していたが、エーブルのあとに見たものには、動揺を隠せなかった。幅300マイル［注：480km］の立ち上る放射能の雲が素早く動き始めて米国を東へと横切った。27日の午後には、その雲は爆心地から1400マイル［注：2240km］離れたセントルイスの上空に届いていた。29日の朝には、北東部の吹雪によって放射性降下物となって地上に降りそそぎ、科学者たちはガイガーカウンターが激しく鳴ったと報告している。以後10日間、エーブルに続き4回の核実験が実施され、核軍拡競争が公式に始まったのであった。

　1950年代をとおして、米国は核兵器の強大な兵器庫を作り上げることに膨大な力を注ぎ、核実験を盛んに行なった。1958年までに米国の行なった206回のほとんどは大気圏内核実験で、ソ連の53回や英国の21回をはるかに上回った。ドワイト・D・アイゼンハワー大統領をはじめ米国政府の指導者たちは、核兵器開発競争で優位に立つ必要性を語り、核計画を成功させると宣言した。

　アメリカ人の核実験への反応は複雑なものだった。最初は、人々は、比較的冷静だった。核計画の新しさと、繰り返される核爆発のスペクタクルに、人々は畏怖の念を抱き、大きな見ものだったのだ。核実験はどれも事前に予告され、その多くはテレビ中継された。さらに、政府の政策を信頼するという文化は揺るぎないものだった。政府と特に軍部へは、大いなる尊敬の念が寄せられていた。なぜなら軍が米国を第二次世界大戦の勝利へ導いたからである。アイゼンハワーやダグラス・マッカーサーのような軍の指揮官たちは国民的英雄だった。もし政府指導者が核実験はソ連の脅威に対抗するために必要なのだと述べたなら、ほとんどの人はその通りだと思っただろう。そし

てもし政府指導者が核計画は安全に遂行されたと述べたなら、それも人々の間で真実となったであろう。

　核実験場の近くに住む人々、ユタ州南部の住民の物語は驚くべきものだった。多くの人々は数百マイル離れたところからでも、核爆発の様子を肉眼で見ることができたのだ。彼らは、核爆発にともなう轟音を聞き、大地が音を立てるのを感じることさえできたのである。しかし市民たちはなにごともなかったかのようにいつも通りの生活を続けた。祖国への愛と共産主義への恐怖が、社会を覆っていたので、安全性への疑問がそこに入り込む余地はなかったのだ。ある住民はのちに次のように回想している。

　　「大きなピンク色の雲が、一日以上も私たちの上空に止まっていました。……私たちはその下で歩き回り、呼吸し、服を洗濯し、干していたのです。当時、乾燥機を持っている人はほとんどいませんでした。おさない子どもたちは雪を食べることもありました。あの年ごろの子どもは雪が好きなのはご存じでしょう。彼らは外に飛び出して雪を食べるんですよ。それが将来命にかかわるなんてことを知らずにね。」

　メディアの報道も政府の意向を反映するものだった。軍部が様々な核実験を行なう際には報道陣を招いてその模様を撮影させ、報道させた。その内容は一般に核爆発とそのあとの放射性降下物の雲に関するものだった。保守的なモルモン教徒が多数を占めるユタ州からのリポートは、他のどの州よりも放射性降下物により汚染されていたというのに、批判的な視点はまったくなかった。

　しかしユタ州だけでなく全米で、多くの人が心の底では心配していた。政府高官は直ちに行動を起こした。1950年に共産主義と核の脅威が政策課題としてとりあげられると、連邦政府の民間防衛局は「机の下に身を伏せよう」と題する小学生を対象とした9分間の白黒アニメを制作した[*2]。バートという名の亀のキャラクターが子どもたちに、核攻撃を受けたときはどうすれば

＊2　米国政府の「民間防衛」構想については、高橋博子『封印されたヒロシマ・ナガサキ　米核実験と民間防衛計画』(凱風社 2008年) を参照。

よいかをにこやかに語りかけるのである。児童がすべきことはただ「机の下に身を伏せよう」とするだけだ。つまり机の下にもぐり顔を伏せ、胎児のような恰好で丸くなり、頭に手を置き、強力な爆発で飛び散る物から頭を守るのだ。「机の下に身を伏せよう」という文字がスクリーンを流れていくのにあわせ、女声コーラスがこの決まり文句を繰り返す。

このフィルムは1950年代、1960年代を通じて、多くの教室で上映された。後年、当時アニメを見たベビーブーム世代の子どもたちは笑いながらこのアニメを思い出し、核兵器は社会を簡単に破壊してしまうし、「机の下に身を伏せ」ても放射性降下物が空気、食物、水に入るのを防ぐことはできないのは知っていたよ、と語る。ある人は次のように回想する。

「私は子どもの頃、原爆の悪夢を見ていたものです。漠然としているけれど恐ろしいものでした。学校で私たちは訓練として『机の下に身を伏せよう』というプロパガンダを実行し、『閃光』などに関する説明を受けました。私たちは小さな子どもですよ。私たちが何を考えると彼らは思ったのでしょうか？　彼らは明らかに考えていませんでしたよ。そのよい例が、子どもの私にとってとても恐ろしかったことは、『原爆』が、私が学校の外にいるときに落ちてきたらどうしようということでした。私の6歳の頭では、世界で唯一の安全な場所は学校の机の下だけだったのですから。」

人々の不安を静めようと政府は試みたが、それまであった絶対的な信頼感は、懐疑と疑問へと変わっていった。皮肉なことにユタ州で、原爆に対する疑問の声が最初にあがった。1953年3月24日の午後にナンシーというコードネームの原爆がネバダの砂漠で爆発した[*3]。この爆弾は核出力24キロトンで、それまでで最大級のひとつだった。放射性降下物は全米に広がる前に、ユタ州南東部でそのかなりの量が堆積した。

---

*3　ウィキペディアの「アップショット・ノットホール作戦」を参照。ここでもアトミックソルジャー（核実験従軍兵士）が参加した。

実験場にもっとも近い住民たちはユタ州のふたつの郡、アイアンとワシントンにいた（実験場のあるネバダ州東部にはほとんど住民がいない）。ここにはもともとパイユート・インディアン［注：北米先住民の部族］が住んでいたが、その後スペインの植民地になり、モルモン教徒は1850年代にここに定住し始めた。核実験のころまでには、約2万人がこのふたつの郡に住んでいた。温暖な気候と岩だらけの山ゆえに、農業（ほとんど羊の放牧）がこの地域の主な経済活動になった。

　1953年の春、核実験「ナンシー」の少しあとから、羊と子羊が放牧地で突然死に始めた。数週間のうちに犠牲となった羊は4000頭を超え、その多くに放射線被曝に特徴的な皮膚の火傷のようなものがみられた。ここに至って初めて地域の農民たちは、原爆の放射性降下物が地域社会に被害をもたらしているのではないかと疑い始めた。当然、原子力委員会（AEC）の委員たちが調査を行なった。彼らは多くの羊の甲状腺が破壊されているのを発見した。そして甲状腺で高濃度のヨウ素131が検出された。ヨウ素131は甲状腺に大変有害なものである。また羊の消化器管も放射能濃度は高かった。
　しかし原子力委員会はこれらの知見を公表しなかった。公聴会では驚くべきことに羊に不自然な火傷が見つかったことを認めず、公式報告書では、羊の大量死は栄養不良が原因であると結論づけた。地域の市民はいまや危機感をつのらせ、原子力委員会を相手に訴訟を起こすに至った。そして裁判は何十年も続いた。核実験への信頼は、はじけ飛んでしまった。

　ユタ州南西部の小さな町に住む市民が様々な物語を語り始めた。パロワン町のフランキー・ベントレー夫人は次のように回想する。

　　「1960年に私たちは十代の若者を4人、白血病で失いました。パロワン地域で初めてのことでした。……小さなコミュニティではみんなの生活がお互いに親密にかかわっていたので、私たちは皆の苦しみを共有しました。私たちは精神的に傷を負い、それは長く続くでしょう。」

　人々が疑問を感じ始めると、メディアが伝えるようになった。新聞は米国

のどこで放射性降下物が降っているか、ときには空気中や牛乳中の検出濃度まで伝え始めた。政治家たちも問題を提起しだした。もっとも積極的に発言したのはアドレー・スティーブンソン*4だった。1956年にスティーブンソンは民主党の大統領候補だった。しかし人気の高い現職アイゼンハワーに大きな差をつけられていた。スティーブンソンはアイゼンハワーとの違いを際立たせるために核問題に飛びついた。彼は放射性降下物の危険性に言及し、水爆（より強力なタイプの核兵器）実験に公然と反対した。彼のスピーチは多くのアメリカ人にいまや信じられていることをまとめたものだった。

　「大型核爆弾が炸裂するたびに、大量の放射性物質が大気中に放出される。そして世界のあらゆる高度の気流に注がれるのだ。それはやがて塵や雨に混じって大地に降り注ぐ。
　私は人騒がせなことを言いたくないし、現在の放射能レベルが危険であると断言しているのでもない。科学者たちはこの脅威がどれだけ危険なのか正確には知らないが、もし核実験を続けるなら脅威が増大するであろうということは知っている。」

スティーブンソンは放射性降下物を初めて国民的議論の場に上げた。いまやアメリカ人は放射性降下物の脅威を理解しているのだから、疑問に答えなければならない。どれだけ多くの放射性降下物が環境に浸透しつつあるのか。どれほど多くの放射性物質が実際に人体に入っているのか。放射性降下物は人々、特に若者を傷つけているのか。

1950年代半ばには、原爆に由来する放射線の健康影響についての研究はほとんど話題にならなかった。最初の報告は広島・長崎の被爆者についてのものだった［注：広島・長崎は「被爆」、核実験、劣化ウラン弾、原発、医療は「被曝」と表記する］。被爆から数年後に、彼らは統計学的な期待値より高い頻度でガンになるようになった。実際、日本での白血病は1946年から1950年

---

*4　アドレー・ユーイング・スティーブンソン2世（1900～1965年）は、「討論と弁説に熟達したことで有名なアメリカの政治家。2度大統領選で敗北した（1952年と1956年）。ケネディ政権下では国連大使を務めた」（ウィキペディア「アドレー・スティーブンソン」）。

代初頭にかけて50％増大した。しかしその他には何もなかった。

　米国の核実験の初期段階では、どれだけの放射能が大気、水、食物を汚染したかを測定するシステムはなかった。科学者たちによるそれぞれ独自に行なった測定結果が環境中の放射能レベルの増大を示していたが、核実験が続けられていたので、よりよいシステムが必要だった。地域の保健部局にはこうした測定を行なうための機材と専門知識が欠けていた。これは連邦政府が解決すべき問題だった。

　1956年の大統領選挙戦、放射性降下物の蓄積、そして市民からの要求の高まりなどによってアイゼンハワー政権は環境中の核実験放射性降下物を測定するシステムを構築した。翌春、米国公衆衛生局のシステムが稼働し、米国の5つの都市をカバーしたが、1958年には9都市になり、1960年には60都市になった。大気、水、牛乳の測定結果が月例報告に入れらるようになった。

　特に関心が持たれたのは牛乳だった。乳幼児と子どもは成長期には大量の牛乳を飲む必要があるからだ。ヨウ素131、ストロンチウム89、ストロンチウム90、セシウム137、放射性カルシウム、放射性カリウムが測定され、その結果は驚くべきものだった。早く崩壊する放射性核種は核実験の行なわれた月に急増し、一カ月か二カ月でゼロに戻った。ゆっくり崩壊する放射性核種の濃度は徐々に増大した。

　当初の公衆衛生局の計画に含まれた9都市のなかで、最高レベルはセントルイスで、アトランタがそれに続いた。ソルトレークシティは核実験場にもっとも近かったが、中西部と南東部の諸都市よりも雨量がはるかに少なかったので、牛乳中の放射能も同様に少なかった。もっとも低い濃度は非常に乾燥したテキサス州オースチンと、ネバダ実験場の西（風上）に位置していたカリフォルニア州サクラメントだった。9都市すべてからの測定値が得られるようになって、最初の1958年8〜12月の牛乳のストロンチウム90の平均濃度は、大きな差異を示している（表3-1。生乳1リットル当たりのストロン

チウム90のピコキュリー数で示してある)。

表3-1 牛乳中のストロンチウム90測定値（1958年）

都市	牛乳中のストロンチウム90 （ピコキュリー／リットル）
セントルイス	15.48
アトランタ	11.02
シンシナチ	10.06
スポーケン	8.84
シカゴ	7.72
ニューヨークシティ	7.02
ソルトレークシティ	4.72
サクラメント	4.46
オースチン	3.74

訳注：旧単位と新単位の換算は、1ベクレル＝27ピコキュリー。

　公衆衛生局は職務上の義務としてデータの収集を続けたが、他のことはほとんどなにもしなかった。公表された数値は広く伝えられることも出版物になることもなかった。さらに重要なことは、測定結果には常に、この濃度は非常に低いので人間に害を与えることはないという政府によるお墨付き［注：安全宣言］があったことである。実際に有害かどうかを研究したわけではないし、そうした研究に資金助成したわけでもないのにである。しかし多くの人々は政府の言い分を信じはしなかった。彼らは食品中の放射性降下物の濃度が上昇しつつあることを知っており、政府の対応に納得ゆかなかった。
　どれだけ多くの放射性降下物がアメリカ人の体内に蓄積しつつあるかを追跡する計画の開始も遅かった。科学者たちは当時利用できる機材を用いて低線量放射線を検出できるかどうかについて、確信をもっていなかった。しかしネバダで核実験が始まってからちょうど2年後の1953年7月に、カリフォルニアのランドコーポレーション*5での会議に参加した科学者たちは、

＊5　ランドコーポレーション（ランド研究所）は「1946年にアメリカ陸軍航空軍が、軍の戦略立案と研究を目的とした ランド計画 Project RAND として設立したのが始まりである。設立当初はダグラス・エアクラフトとの契約にもとづくもので、1946年5月に「実験周回宇宙船の予備設計」（タイトルは *Preliminary Design of an Experimental World-Circling Spaceship* となっているが、人工衛星の基礎研究である）を公表した。1948年5月、Project RAND は ダグラス社から分離され、独立NPOとなった。その後、軍事関連の戦略研究から民生分野の公共政策・経済予測や分析、様々

動物体内の放射性降下物濃度の正確な測定が可能であると示すことができた。科学者たちは人体内の放射性降下物を測定する世界規模の計画を開始することに合意した。彼らは人の骨のなかのストロンチウム90に焦点をあてることにも合意に達した。

ストロンチウムはカルシウムに似た金属であり、最初に発見されたのは18世紀だった[*6]。ストロンチウムには放射能を帯びていない同位体［注：安定同位体、安定核種］があり、自然界に何万年も存在してきた。この元素は水素、酸素、カルシウムほど知られてはいない。しかし1940年代にすべてが変わった。このときウランの核分裂で数種類の新しいストロンチウムの放射性同位体が生まれた。ストロンチウム89とストロンチウム87は半減期が短く、早く崩壊する。しかしストロンチウム90は別である。

ストロンチウム90の物理的半減期は28.7年であり、それは人体の外、牛乳、水、抜け落ちた乳歯などのなかで崩壊し、当初の量の半分が28.7年後も残っていることを意味する。ストロンチウム90は他のすべてのストロンチウム同位体と同様にカルシウムに似た性質を持っている。呼吸や食物連鎖を通じて体内に入ると、人体はそれをカルシウムだと思ってしまう。胃に到達するとすぐに、ストロンチウム90は血流に入り、それから骨と歯に付着する。その一部は尿を通じて排泄される。

いかなる放射性物質も、陶磁器店の中に入れられた野生の雄牛のようなものである。ほとんどの化学物質と違って不安定であり、細胞へ突進し、外側の細胞膜を破壊し、内部の細胞核に打撃を与える。細胞への損傷としては、細胞そのものを殺してしまうこともある。もしも細胞が死ななかったとした

なコンサルティングへと分野を広げたものの、2004年の年報にあるように「ランド研究所の研究の半分に国家安全保障問題が関係している」など未だ軍事戦略の研究機関としての性格を色濃く残している」(ウィキペディア「ランド研究所」)。

[*6] ストロンチウムとカルシウムは、ともに元素の周期律表でアルカリ土類金属に属する。ストロンチウムの鉱石は1787年に発見され、1808年に金属として単離された。天然にある同位体のうちストロンチウム84、ストロンチウム86、ストロンチウム88は安定であり、ストロンチウム87は放射性である。核分裂で生じるストロンチウム89、ストロンチウム90などは放射性である。

ら、損傷を修復できることもあるが、修復できないこともある。損傷を受けた細胞は分裂して、さらに損傷した細胞をつくり、突然変異やガンになる確率も増大する。

ストロンチウム 90 は細胞に入ると、有害なベータ線を放出する。ベータ線は歯と骨を傷つけ、骨髄にも浸透する。崩壊すると、娘核種となるが、それはイットリウム 90 と呼ばれる核種である[*7]。イットリウム 90 も放射性で、のどの奥側に位置する下垂体に入る。

前述したように、ストロンチウム 90 は原爆が爆発したり原子炉が運転されたりしたときに生じる 100 種類以上の核種のなかのひとつにすぎず、核種それぞれに健康を害するリスクがある。それぞれが放射性であり、ガンを起こしうるからである。中には骨や歯よりもっと敏感な臓器、例えば肺に入る核種もある。中にはストロンチウム 90 よりもずっと大量に放出される核種もある。中にはストロンチウム 90 より長く環境に残るものもある。例えばプルトニウム 239 の半減期は 2 万 4100 年である。

しかし核実験の初期のころから、ストロンチウム 90 は他のどの核種よりも科学者と市民に憂慮されていた。それにはいくつかの理由がある。ストロンチウム 90 は比較的ゆっくりと崩壊し、ほとんどの放射性核種より長く環境と人体に残る。食物中のストロンチウム 90 の約半分は、子どもの成長にもっとも重要な食品である牛乳から来る。

しかしたぶんストロンチウム 90 が心配される最大の理由は、それが骨髄に浸透する能力だろう。骨髄のなかでは白血球が形成され、この白血球が免

[*7] ストロンチウム 90 がベータ崩壊すると、娘核種としてイットリウム 90 ができる。イットリウム 90 は肺機能に悪影響を及ぼし、特に妊娠後期の胎児の場合、脳下垂体に作用して肺胞の形成を不完全なものにし、呼吸疾患による突然死の原因になることがあるという。(『赤ん坊をおそう放射能』(スターングラス著、新泉社 1982 年より)。イットリウム 90 は、核分裂直後はほとんど存在しないが、時間の経過とともに量が増し、1 カ月後には放射平衡が成立して、ストロンチウム 90 とイットリウム 90 の放射能強度は等しくなる。(原子力資料情報室ホームページ http://cnic.jp/modules/radioactivity/index.php/8.html より)

疫系による防御の基盤となる。もしもこれらの細胞がストロンチウム90によって傷害を受けるならば、体は自己をうまく治癒できないだろう。したがってストロンチウム90は骨髄のガンだけでなく、すべてのガン、そして喘息、アレルギー、耳炎、そして一般的な風邪を含むその他の免疫関連疾患のリスク因子でもある。

連邦政府は、ニューヨークにあるコロンビア大学の研究者たちに、米国においてだけでなく、世界中でどれだけ多くの放射性降下物が人体に蓄積しているのかを検証するという作業を行なうよう要請した。ストロンチウム90が動物の骨に低濃度で検出されることを知っていたので、コロンビア大学のチームは死亡した人の肋骨の収集を始めた。当初のネットワークには16の場所を含んでおり、米国の4都市とプエルトリコが入っていた。肋骨は、放射性物質測定の専門家によって運営される特別な実験室で分析された。

1956年末までに、このグループは500本以上の骨を検査し、雑誌『サイエンス』に論文を発表した。その知見は彼らの疑問点を正確に確認した。

——ストロンチウム90は世界中の人の体に入った。
——ネバダと太平洋の核実験から大量の放射性降下物を受けた北米の人々は、欧州や南米の人々よりもストロンチウム90の濃度が高かった。
——乳幼児と子どもは大人よりもストロンチウム90の濃度がはるかに高かった。
——核実験が継続する中、骨中のストロンチウム90の濃度は上昇した。

体内の放射性降下物が蓄積するにつれ、それを憂慮したグループは、骨のサンプルの収集を続け、1960年代に数本の論文を発表した。しかし彼らの仕事を通じて、コロンビア大学のチームは骨のなかのストロンチウム90の量は「許容限界」よりずっと少なく、許容量の1%かそれ以下であり、人に健康リスクを与えることはないと主張した。それは政府高官によって何度も繰り返されたお決まりの科白であった。

これらの論文を除くと、政府のプロジェクトは比較的秘密保持がなされていた。しかしずっと後の1990年代になって、この極秘研究にもまた、倫理的視点が大きく欠落していたことが分かった。原子力委員会は死亡者の近親者から了承を得ないまま、遺体を切開して骨を取り出し、ストロンチウム90を分析していたのである。会議の記録では、研究者たちが自分たちの倫理的、そして法的な違反をよく認識していたが、研究をより有意義なものとするために、たくさん骨を集めることに力点をおいていたことを示している。1955年に、原子力委員会とシカゴ大学の研究者ウィラード・リビー[*8]は骨のサンプルについて次のようにコメントした。

　　「どうやって骨を入手したらいいか分からないが、最重要課題であることを強調しておく。特に若年層の骨を集めることはね。人のサンプルを揃えることがもっとも重要だ。死体泥棒のうまい方法を知っている人がいたら、真に国家に奉仕することになるだろう。」

　原子力委員会の骨研究プログラムについての論文がマスコミに出るすぐ前に、アドレー・スティーブンソンは核実験停止を求める選挙演説を行なった。スティーブンソンのスピーチの一部は放射性降下物の危険性についてのもので、彼は特にストロンチウム90が特別な毒物だと強調していた。最近まで一握りの科学者しか知らなかったこの学術用語が、いまや家庭の日常語となった。

　　「この放射性降下物と呼ばれるもののなかにストロンチウム90という物質があり、これは世界でもっとも恐ろしい毒物です。小さじ1杯を全人類に等しく分配すると、すべての人の骨に危険なレベルの放射能が入ります。高濃度では骨のガンを引き起こし、妊娠、出産、乳幼児が成長

[*8]　ウィラード・フランク・リビー（1908〜1980年）は米国の化学者。カリフォルニア大学バークレー校卒。「炭素14を用いた放射性炭素年代測定法を開発した功績で知られ、1960年のノーベル化学賞受賞者となった。……第二次世界大戦中はコロラド大学に在籍してマンハッタン計画［注：原爆開発］に参加。ウラン238を濃縮するための気体拡散法の開発に重要な役割を果たした」（ウィキペディア「ウィラード・リビー」）。

する過程に危険な影響を及ぼします。」

　スティーブンソンは人々の健康に影響するに十分な量のストロンチウム 90 が摂取されたかどうかについては、発言しようとしなかった。しかしスティーブンソンより先へ行く人も出てきた。ロチェスター大学の骨の放射線被曝についての専門家で生化学者のウィリアム・ニューマンは、許容限界の 1% 未満と言う代わりに、アメリカの子どもたちは骨のなかに限界の 10% を蓄積するだろうと述べた。もしも核実験が続けられるなら、そのレベルはもっと高くなるだろうとも。ニューマンはまた、放射線の「許容限界」の概念を批判した。そうした限界を評価すること自体難しいからだ。

　セントルイスのワシントン大学医学部のエヴァーツ・グラハム博士は、1956 年秋にスティーブンソンへの手紙で次のように主張した。

　　「アイゼンハワー政権が知っている科学的事実は、放射性降下物ストロンチウム 90 が及ぼす人間の生命への危険が『無視できるほど小さい』という政権の公式見解が誤りであることを明らかにしています。……現在のストロンチウム 90 のレベルは深刻な規模の公衆衛生上の問題です。」

　スティーブンソンは選挙に負けはしたが、ストロンチウム 90 はアメリカ市民の監視網から消えることはなかった。その反対に人々の憂慮は大きくなり、政治家は多くの国民の懸念に応え始めた。ヒューバート・ハンフリー上院議員[*9]は、ウイスコンシン州とイリノイ州の土壌のストロンチウム 90 濃度は、過去 2 年のあいだに 4 倍になったと農民に伝えた。アヴェリル・ハリマン知事[*10]は、ニューヨーク州のストロンチウム 90 レベルは通常より 10 〜 60 倍高いと述べたが、この主張は後になって環境と人体の数値によって裏付けられた。

---

*9　ヒューバート・ハンフリー上院議員（1911 〜 1978 年）は米国の政治家。ジョンソン政権の副大統領などをつとめた。
*10　ウィリアム・アヴェレル・ハリマン（1891 〜 1986 年）は民主党の政治家。トルーマン政権の商務長官、ニューヨーク州知事などをつとめた。

核兵器についての恐怖は 1957 年にはさらに大きく取り上げられた。その年、ネバダ核実験場で最大の放射能が放出された。7 月にネバダで最大の核実験「フード」［注：ちんぴら、ごろつきの意味］が実施され、これは広島型原爆 5 発分の威力があった。翌月には「スモーキー」［注：「煙を出す」という意味］という核実験があった。これも広島原爆よりはるかに強力だったが、これは核兵器の標的の「奪取」をシミュレーションするために、爆発後まもなく兵士が爆心地近くに送り込まれた実験のひとつだった[*11]。

約 250 人の兵士が核爆発から数分後、爆心地から 100 ヤード［注：92 メートル］以内に移動した。しかしこの核実験は非常にまずかった。科学者たちは爆発力の計算に加え、風向きの予測も間違ってしまった。兵士たちは「ホットスポット」［注：濃厚汚染地域］に入り、本来は急いで退避しなければならなかったが、高線量の放射線を浴びた後の退避は行なわれなかったのだ。兵士のひとりは次のように回想している。

> 「強烈な熱線だった。制服に火がついてしまうみたいに感じた。……別の方向から近づいた科学者たちは機器を回収することをあきらめなければならなかった。強い放射能のためだ。放射線が消えるまで機器は数日間現場に残された。」

何年ものちに、これらの兵士のうち異常に多くの人がガンにかかり、損害賠償を求めて長い裁判を闘わなければならなかった。スモーキー核実験のあと、アメリカ人の食事中の放射性降下物は空前の高い濃度になった。

核兵器についてアメリカの世論を喚起させた 1957 年のもうひとつの出来事は、ネヴィル・シュートの小説『渚にて』の出版だった[*12]。英国の小説家

[*11] 核実験従軍兵士については『アトミックソルジャー』ハワード・L・ローゼンバーグ、中尾ハジメ、アイリーン・スミス訳（社会思想社 1982 年）、『被曝国アメリカ：放射線災害の恐るべき実態』ハーヴィ・ワッサーマン他、茂木正子訳（早川書房 1983 年）、『ヒバクシャ・イン・USA』春名幹男（岩波新書 1985 年）などを参照。

[*12] 邦訳は『渚にて』ネヴィル・シュート、木下秀夫訳（文芸春秋新社 1958 年）『渚

シュートは第一次大戦、第二次大戦に従軍し、次の戦争は核兵器によってはるかに破壊的なものになるのではないかと心配していた。この小説は一連の核兵器によりオーストラリアを除く世界中の生命が死に絶えた世界を舞台としており、放射性降下物が着々と忍び寄り、生命を汚染し死に至らしめるのを見守る数人の人々の絶望的な最後の日々を描いている。この小説はベストセラーとなり、1959 年にはグレゴリー・ペックとエヴァ・ガードナーの主演で映画になった。

1957 年には科学者たちも、かつてないほど核実験停止を求めて立ち上がった。数人の世界的に著名な科学者たちが核戦争と放射性降下物を公然と非難した。そのひとりがアルベルト・シュヴァイツァー博士で、内科医、ノーベル平和賞受賞者であり、アフリカの貧しい地域に病院と診療所を建てて尽力したことでもっともよく知られている[*13]。4月に82歳のシュヴァイツァーは、ノルウェーから「良心の宣言」を放送し、核実験停止への願望を述べて、放射性降下物についての憂慮を次のように表明した。

「(放射性降下物について) 収集された物質をかんがみると、まだ全容を導き出すには至っていないが、核爆発から生じる放射性物質がすでに人類に軽視すべからざる危険をもたらしており、さらなる核爆発はこの危険をただならぬ程度にまで高めるという結論を導き出すことができる。」

シュヴァイツァーはストロンチウム 90 を「特に危険なもの」「放射性の塵

にて：人類最後の日』ネビル・シュート、井上勇訳（東京創元新社・創元 SF 文庫、1965 年）。独訳、仏訳などの他に、エスペラント訳 *Sur la Bordo* (trad. Kenneth G. Linton. Aŭstralia Esperanto-Asocio. 1983) もある。映画『渚にて (On the beach)』はスタンリー・クレイマー監督 1959 年、135 分、出演はグレゴリー・ペック、エヴァ・ガードナー、フレッド・アステアほか。ネヴィル・シュート（1899 ～ 1960 年）は英国の航空エンジニア・作家。『渚にて』は 19 番目の小説。

* 13　アルベルト・シュヴァイツァー（1875 ～ 1965 年）は、ドイツ領時代のアルザスに生まれたフランスの神学者・哲学者・医師・オルガニスト・音楽学者。アルザス人なので主にドイツ語で著作。アフリカのガボンのランバレネで医療と伝道に従事。1952 年ノーベル平和賞。白水社から選集、著作集刊行。1957 年の反核の「良心宣言」の邦訳は白水社の選集、著作集に収録されていない。

のなかに大量に含まれるもの」として言及した。彼はまた、子どもたちが特に危険にさらされていると警告して次のように述べた。

　「これらの細胞への致命的な損傷は子孫への深刻なダメージをもたらす。それは死産という形で、また新生児の精神的あるいは身体的障害という形であらわれるだろう。」

　彼はいま生きている人間だけでなく子孫への危険についても警告した。さらにまた「もっとも弱い内部被曝でさえ子孫への有害な影響を及ぼしうる」と警告した。これにより、許容限界以下の被曝は無害だと説明し続ける政府関係者とシュヴァイツァーのあいだには、対立関係が生まれることになった。

　1957年に立ち上がったもうひとりの世界的に著名な科学者は、ライナス・ポーリングだった[*14]。シュヴァイツァーと同様に、ポーリングもノーベル賞受賞者で、それまでは政治問題に積極的にかかわったことはなかった。5月にポーリングは「科学者の核実験アピール」を提出して核実験の停止を求め、自ら尽力して科学者9000人の賛同署名を集めた。ポーリングは1958年1月15日に請願書を国連に届けた。数年後［注：1962年］にノーベル平和賞［注：化学賞に続く二度目の受賞］を受賞したとき、彼は子どもたちへの放射性降下物のダメージについて警告を発し、核爆弾の放射性降下物は遺伝的損傷を引き起こして「将来世代に深刻な欠陥のある子どもの数を増やすだろう」と述べた。

　ポーリングと他の人々の努力が最終的に米国とソ連の指導者たちを追い詰めた。1958年秋、両国は核実験の一時停止に合意した。それは進歩だったが、地球上の生命を破壊できる力をもつ米ソの不安定な共存下での一時的な停止にすぎなかった。

　市民と科学者が放射性降下物の問題について憂慮していたので、両グループが力をあわせることには意味があった。科学者と市民の連携はセントルイ

＊14　ライナス・ポーリングについては謝辞の訳注＊1を参照。

スで現実になった。ワシントン大学の多くの教員がすでに核実験の継続に公然と反対していた。そのなかには物理学者ジョン・ファウラー、病理学者ウォルター・バウアー、生物学者バリー・コモナー[*15]もいた。彼らは1958年の始めに放射性降下物についての情報を収集し、公衆に伝えるのに科学者と市民のグループが必要だと判断した。

3人の教授が、セントルイスの卓越した著名人で地域の婦人有権者同盟の会長をつとめてきた、エドナ・ゲルホーンにアプローチした。1958年3月23日の会合で、次のような声明が出され、「セントルイス都市圏核情報市民委員会（以下、セントルイス委員会）」が誕生した。

「私たちは核実験、核戦争、その他の核エネルギー利用[*16]の結果についての情報を集め、普及するために『セントルイス委員会』の結成を決心した。これら生命にかかわる問題について、健全な公共政策の発展に効果的に貢献できるよう、市民が科学的情報を身につけるためである。」

運営委員が指名され、セントルイス委員会は目標に向けた組織化と会員募集の作業を始めた。

---

*15　バリー・コモナーについては謝辞の訳注*15を参照。
*16　米国の最初の原子力潜水艦ノーチラスの就航は1954年、最初の商業原発シッピングポートの操業開始は1957年であるが、ここで念頭におかれていたかどうかは分からない。

第4章

初期における核実験からの死の灰とセントルイス乳歯調査

　「セントルイス委員会」は、核実験問題に市民の関心を集めるため迅速に行動に移した。『核情報』というニュースレターを発行し、それを普及した。会員募集に力を入れ、1958年末までに400人になった。科学の専門家による解説を支えるため事務局をつくり、様々な核関連の主要な論点について市民に広く知らせ、説明した。

　健康、特に子どもたちの健康へのリスクが、同委員会の発信する主要なテーマであった。しかし科学者たちは自分たちが抽象的な科学的事象を扱っており、信頼できるデータが欠けていることを自覚していた。1958年のセントルイス委員会が行なった牛乳中のストロンチウム90濃度に関するセントルイス酪農協議会の委託研究では、牛乳のデータだけでは、健康リスクを評価するには不十分であると結論づけていたのである。

　ほぼ同じころに、科学雑誌に掲載された論文に斬新なアイデアが提示されていた。ワシントンの国立衛生研究所に勤務していた生物学者ハーマン・カルカー博士が、放射性降下物が人体にどのくらい蓄積するかを追跡する手法として、世界中の乳歯の放射能を測定することを提案していた。『ネイチャー』の1958年8月2日号の論文で、カルカーは自身の提案理由を次のように述べている。

　　「あらゆる国の公的な保健機関が……乳歯の大規模な収集を行なうべきである。……そして乳歯の放射能を測定することを要請したい……そのような国際乳歯放射線調査によってあらゆる人たちのうちで、もっとも放射能の影響を受けやすい人々、すなわち子どもたちの受ける放射線

の量と種類について重要な情報を得ることが可能となるだろう。」

　カルカーは若者や成人よりも、子どもたちが放射性ストロンチウムやセシウムをより多く体内に取り込むとさえ述べていた。彼はストロンチウム90が研究対象に適した核種であること、そしてストロンチウム90が子どもたちに特に有害であるということをよく知っていたのだ。彼の提案から数年後、彼はセントルイス委員会のニュースレターに「ストロンチウム90は無害な汚染物質ではない。被曝が続けば骨のガンや白血病になる可能性がある」と書いている。

　カルカーの抱いていた展望は、単に科学研究をするということではなく、大規模な市民参加のもとに研究するということであった。

　　「そのような調査は……家族と科学者のあいだに誠意と積極性をもった相互協力をもたらすだろう。同時に、このようなプロジェクトは原子力発電の拡大という憂慮すべき背景の中で、社会的な手ごたえと人々の活発な面を導き出すであろう。」

　乳歯の調査を求めるカルカーの論文が発表されるとすぐに、アルフレッド・シュワルツは、この論文に注目した。シュワルツはワシントン大学の小児科医であり、セントルイス委員会の副会長に就いていたがそのアイデアを聞いてすぐにひざを打った。政府はすでに骨のストロンチウム90に関する研究を行なっているが、骨を収集するのは非常に難しいことだ。死体解剖のときにしか収集の機会はないし、家族の許可が必要である。歯を収集するのはそれよりも簡単である。6歳から13歳までの間で乳歯が抜けたときに寄付してもらえばいいからである。シュワルツは、セントルイス委員会が取り組むのに申し分のないプロジェクトだと考え、セントルイス委員会の他のリーダーたちにこのアイデアを提案した。

　シュワルツと同僚たちは乳歯の研究が、人体中の放射性降下物の濃度上昇を記録するうえで重要であることを認識した。彼らはまたあらゆる研究も直

ちに始められなければならないことを理解した。ネバダ核実験が 1951 年に始まったので、核実験の前に生まれた子どもたちはすでに 8 歳になっていた。乳歯が抜け始める子どももいるはずだからである（科学者たちは乳歯の中のストロンチウム 90 のほとんど全部が誕生の直前直後に吸収されたものであることを知っていた）。研究用試料のなかに相当数の「核実験前の」乳歯（1951 年より前に生まれた子どもの乳歯）が基準値［注：対照群］として含まれることが、放射性降下物の真の蓄積を測るためには重要である。

　シュワルツの影響を強く受けたひとりは、ワシントン大学の生物学教授でセントルイス委員会の創設者である、バリー・コモナーであった。セントルイス委員会の運営委員会は 1958 年 12 月 10 日の会合において、全会一致で、同委員会が乳歯調査に取り組むべきだというコモナーの提案を承認した。コモナーは記者会見用資料を作成し、それは 11 日後の『セントルイス・ポスト・ディスパッチ』紙に掲載された。公式に「乳歯調査 (BTS)」と名づけられた研究が進められたのである。

　セントルイス委員会の科学者たちが乳歯調査のほとんどで指導的役割を果たしたが、彼らの最初の課題は市民の大きな協力を必要とするもの、すなわち乳歯の収集だった。しかし歯を収集する前に、セントルイス委員会はそれぞれの歯の提供者からどのような情報を得る必要があるかを決めなければならなかった。同委員会の科学者たちは、大量のデータを集めることもできただろうが、もっとも重要な情報だけに絞り込むことにした。彼らは両親と歯科医師たちが簡単に記入できる書式が好ましいと考えた。情報は 3 インチ × 5 インチ［注：7.5cm × 12.5cm］の用紙におさまることが望ましかった。最終的には次の事項が乳歯に添えるカードに記載されることになった。

　子どもの氏名
　両親の氏名
　両親の住所
　両親の電話番号
　子どもの性別

生年月日
その乳歯が抜けた年
妊娠後期6カ月に母親が住んでいた都市と州の名
1歳までに子どもが住んでいた場所
母乳を与えた月数
粉ミルクを与えた月数
粉ミルクの種類
1歳までに与えた他の形態のミルク
歯のタイプ（門歯、犬歯、第一臼歯、第二臼歯）
その歯は虫歯だったか？
その歯は治療されたか（詰め物を含むか）？
歯根も含まれるか？

　両親からの問い合わせに対応するため、カードにはセントルイス委員会の住所と電話番号も記載されている。さらに「乳歯調査は、セントルイス都市圏核情報委員会がスポンサーとなり、ワシントン大学セントルイス校歯学部の協力のもとに行なわれています」という説明もつけてあった。

　これらの項目を選択したことについては、次のような医学的および統計学的な理由もあった。

　——子どもは現住所によってではなく、母親の胎内にいる間、および1歳までにどこに住んでいたかによる地理的グループ分けが必要とされる。
　——ストロンチウム90の上昇傾向は生年（さらには月）ごとに分けて分析される必要がある。
　——門歯、犬歯、臼歯は別々に分析されなければならない。
　——母乳栄養児の歯は粉ミルク栄養児の歯と別々に分析されなければならない。科学者たちは、どちらの群がストロンチウム90をより多く体内に蓄積するかという知見を重視している。

　さらに、委員会は子どもについての上記の情報を記入したカードに添付す

るもう一枚の3インチ×5インチの用紙を考えた。この第二のカードには乳歯調査の概要とストロンチウム 90 の説明が次のように記述されていた。

「ストロンチウム 90 は、水爆と原爆の放射性降下物に含まれる放射性物質です。食品中での濃度が上昇し、育ち盛りの子どもたちの骨と歯に蓄積されてきました。あなたに送っていただいた歯のストロンチウム 90 を分析することによって、この放射性物質の人体蓄積についてさらに多くのことが研究でき、結果は公表する予定です。様々な分析に十分な試料を確保するために歯は保管される必要があり、個別の歯に関する報告は作成されません。あらゆる年齢のお子さんたちの乳歯、そしてそれぞれのお子さんの乳歯をできるだけたくさんお送りください。」

このカードの一番下には、太字で次のメッセージが印刷されていた。「歯を送って記念のバッジをもらいましょう」。その隣に歯が抜けている少年の絵が描かれていた。歯を受け取ると、セントルイス委員会のスタッフがそれぞれの子どもに「私は科学の発展のために歯を提供しました」という言葉で囲まれた中に少年の絵が描かれたバッジを送ったのである。

歯を送るに際して両親は、歯をちり紙か綿の布に包み、カードをテープで留めるように指示されていた。二枚のカードは折りたたんで、印刷してある委員会の住所に送ることができるようになっていた。

予算はわずかなものだったが、セントルイス委員会の指導者たちは単なる研究に終わらせず、科学的に意義あるものにしようと決意していた。彼らは最初の年で5万本の乳歯を収集するという大胆な目標を設定し、歯の提供を求める大がかりな情宣活動にただちに着手した。1960年までに委員会は100万枚のカードを印刷した。

多くのカードが用意できても、人々が歯を提供してくれるという保証はなかったが、この問題に取り組むこと自体が、たぶんセントルイス乳歯調査の最大の財産であり、科学的プロジェクトを支援する市民の活動のみごとなあ

らわれであった。初期の努力は地味なものだった。セントルイス女性後援会が1959年1月、2月、3月に最初の3000本の歯を収集し、分類した。

セントルイス委員会は女性後援会のさらに先を進んだ。指導者たちは様々なグループの市民の自負心に訴え、核実験停止を求める派手な抗議は抑制し、メッセージをできるだけ非政治的なものにとどめた。メッセージは「どれだけ多くの放射性降下物が子どもたちの体に入っているかを見つけよう」というようなものだった。うまく交流できたグループには次のようなものがある。

　　セントルイス市と郡の公立学校
　　セントルイスのカトリック系学校
　　合同教会の女性たち
　　カトリック女性協議会
　　ユダヤ教女性協議会
　　女子青年連盟
　　セントルイス歯科医師会
　　セントルイス公立図書館連合
　　セントルイス市衛生局歯科診療所

学校と歯科医師は特に重要だった。セントルイス市とその近郊には150万人近くが住んでいたので、数十万人の子どもたちが地域の学校に通学していた。多くの場合セントルイス委員会は学校の最高責任者に面会し、児童・生徒たちが3インチ×5インチのカードとこの計画の内容を説明するパンフレットを一緒に家に持ち帰って両親に見せてもらえるように依頼したのである。最初の成功によって歯の試料が集まっただけでなく、さらなる成功を呼んだ。歯科医師たちも歯を収集する重要な経路だった。歯科医師たちは診療所にパンフレットとカードをおき、親たちはそれを目にして持ち帰った。

乳歯調査を運営したイボンヌ・ローガンは、この研究を広く知らせた。1964年に歯を集めるための斬新な方法のいくつかを次のように述べている。

「半年毎の歯の収集作戦のあいだ、調査の必要性を広く知らせるために、ラジオとテレビによる公共サービスの時間枠が充分に提供されました。またレイモンド・タッカー市長が歯の調査週間を宣言しました。昨年12月には、ベールを被った預言者の女王と恒例のミス・セントルイスが、子ども病院のパーティで調査の5周年を祝ってくれました。また、中に子どもが入れるほどの大きな歯の模型が百貨店に展示されたのです。」

研究の監督者でありローガンの前任者であった、ルイーズ・ライス博士は、研究を成功させるためのボランティアの役割を次のように評価した。

「どのような科学団体も歯の収集という仕事をうまくできるとはいえません。これはとても骨の折れる仕事です。これほど大きな、市民参加に依存する調査研究は、史上他に例を見ません。幸いなことに、私たちには何人かのボランティアがいます。私たちは彼らみんなを必要としています。」

『科学者と市民』と題されたセントルイス委員会のニュースレターには、委員会がどのようにテレビという比較的新しいメディアを用いて親たちに歯の提供を呼びかけたかが次のように描かれている。

「歯の妖精は夜中に子どもたちが寝静まっているとき静かにやってきたものだが、いまでは真昼間にあらわれて、宣伝のためのスポットライトも歓迎する。彼女はセントルイスのテレビに定期的にあらわれて、スポット広告で子どもたちに乳歯調査のために歯を送るように促している。」

収集プログラムは大きな成功をおさめた。1959年末までに約1万4500本の歯が集められ、これは当初の目標には及ばなかったものの大きな数字だった。1961年末までにこの数は7万を超えた。

何年も後になって、多くの親や子どもたちが次のように回想している。

「私は乳歯の寄付を通じて子どもとして参加したことに、懐かしい思い出をもっております。……ホタルの光を放つ尾を集めたことと、科学の発展へ貢献するために私の乳歯を送ったことは、私の子ども時代で決して忘れられない思い出です。たぶんこの人生初期の経験があったから、私はこの 15 年間、医学研究の分野で働いてきたのだと思います。」

「私は 1954 年にセントルイスに生まれました。セントルイス市長とともに乳歯に関係のあるプロジェクトを推進するために地元のニュースに出たという、完全とは言えませんが、鮮やかな記憶があります。私はまだとても幼く、学齢前の 4 歳だったと思いますが、そのイベントのことを長いあいだ覚えていることができるほどにはなっていました。私の推測が正しければ、それは 1958 年か 1959 年のことです。」

「私は『乳歯作戦クラブ』のメンバーでした。科学の発展のために私の歯を提供しました。私はそのカードを持っていましたが、1980 年に財布を盗まれたときに一緒になくなりました。今でも残念です。」

「1960 年代の始めごろに、私の息子が科学の発展のために自分の歯を提供しました。私がそれをはっきりと覚えている理由は、バッジが洗濯機で流されてしまい、息子が悲しみに打ちひしがれたからです。私は当時の担当者に連絡をとりましたが、担当者は『悲しみの心を癒すために』と書いたメモを添えて別のバッジを送ってくれました。」

「私は『歯の妖精』に宛てて、歯を科学の発展のために寄付してしまったので、妖精にあげる歯がないという手紙を書いたことを覚えています。」

「私の母、スー・レオナードはバッジの上に小さな少年の絵を描きました。……原画のいくつかは、スミソニアン博物館群のひとつに展示さ

れています。私は自分の歯を提供したことを覚えています。巨大な歯の模型も覚えています。それは家にありました。何という思い出でしょう！」

「私は『あなたの歯を科学の発展のために提供しよう』というスローガンを覚えています。小学生のとき、私はこの研究を宣伝するポスターコンテストで表彰されました！」

「私の学校で知っているみんながセントルイス乳歯調査に歯を寄付しました。……最近の同窓会で多くの出席した仲間の間で話題になりました。」

「1967年か1968年に、乳歯調査についての特集番組で私のことが取り上げられました。知らない少女と私が、セントルイス市役所のオフィスでアルフォンソ・セルバンテス市長に会いました。私たちは、『私は科学の発展のために歯を提供しました』と彫りこまれたバッジをシャツとセーターにピンでとめた市長と一緒に夕方のニュースに出演しました。私は市長室が送ってくれた写真をいまも持っています。」

「妹と私は『歯の妖精』が受け取るはずの乳歯を、歯科医なんかに渡してしまったことに対して母にかんかんに怒ったことを思い出して笑いました。あの時の歯が役に立ってくれて嬉しいです。」[*1]

「私は5万本目の歯を提供した少女です。私は『キャプテン・イレブン』というテレビショーに出演し、私とプロジェクトについて書かれた新聞記事に自分の写真が出たことを覚えています。そのときは本当に興奮しました。母はいまも私が受け取った大きな青いリボンを持っています。」

[*1] 西洋では、抜けた乳歯を枕の下に入れて寝ると、翌朝歯の妖精がそれをコインあるいはプレゼントに交換してくれるという言い伝えがある。（ウィキペディア「歯の妖精」から抜粋）

歯の情報が完全かつ正確であることを確認する作業は、ほとんどボランティアが行なった。しかし歯科医師のみが個々の歯が乳歯か臼歯か、虫歯かどうかを判別できた。セントルイス委員会は、地元のふたつの歯科大学院の研究科長と州と地域の歯科医師会の会長がプロジェクトの顧問になれるように取り計らうことで、地域の歯科医師たちを巻き込んだ。研究科長と歯科医師会長が、ボランティアでカードの情報の確認をするように歯科医師たちに促した。

　セントルイス委員会が直面した次の問題は、だれが実際に乳歯のストロンチウム90を分析するかを決めることだった。これは容易な仕事ではなく、どの研究室もこの種の仕事の経験はなかった。セントルイス委員会の指導者たちは、私立の研究所に予備調査をしたが、返答は非常に高価になるだろうというものだった。セントルイス委員会が払える額よりずっと高いというのである。手始めに、セントルイス委員会はニュージャージー州にある研究所のアイソトープス株式会社に最初の歯の検査の協力を得た。この会社がセントルイス委員会の財政不足を補うために消費者同盟（CU）から3000ドルの助成金を受けていたからである[2]。

　その検査は単純な作業ではないことが分かった。歯の調整が最初の段階であったが、それには3週間を要した。歯のタイプ（門歯など、虫歯の有無）、生まれた月、住所、栄養の種類（母乳か粉ミルク）に応じてグループに分けられた。こうして例えば「1951年1月セントルイス生まれの粉ミルク栄養児の門歯」のようなカテゴリーに分けられた。研究所の職員が注意深く、虫歯や詰め物、歯根などを除去した。虫歯が進行しているものは対象から除外した。

　それから同時に何本の歯を検査するかという問題があった。歯を1本ずつ検査できればいいには違いないが、それは不可能だった。ストロンチウム90

---

[2]　消費者同盟（CU）は米国の代表的な消費者団体。1936年にコルストン・ウォーン博士らが設立。
　　http://www.consumersunion.org/

の測定に用いられた当時の機械は乳歯 1 本に含まれるような微量を検出できなかった。研究所の職員は、25 〜 90 本の歯をまとめてひとつのグループとして検査する必要があると判断した。その結果検査システムは作動し、研究室では最初の結果を得ることができた。

　この間に、セントルイス委員会の指導者たちはワシントン大学歯学部を説得し、大量の歯を計測する機械の開発がはじまった。歯学部の主任研究者はハロルド・ローゼンタール博士だった。ローゼンタールはニュージャージー州生まれの、放射性物質を専門とする生化学者で、このプロジェクトの特別な役割を理解する経験豊富な研究者だった。「私たちはただ、核実験を停止させるための情報を提示したかったのです」。ローゼンタールは数年後に回想している。歯に含まれるストロンチウム 90 を計測する機械を開発するため、彼はシカゴ郊外のアルゴンヌ国立研究所[*3]に支援を要請した。同研究所は鋼板を用いた大きな装置をつくったが、それは比較的低線量の放射線を検出できた。

　ローゼンタールが研究の技術的部分の構築を進めている間、バリー・コモナーはそれを支える資金集めに相当な努力をつぎ込んでいた。研究の初期に彼はミズーリ州とイリノイ州の白血病協会から 1 万ドルの資金を得て、またセントルイス委員会に新たに参加した会員の会費が研究に投じられたが、さらに多くの資金が必要だった。彼は研究が統計的に有意なものとなるためには、セントルイスの 5 〜 13 歳の児童・生徒の約 10％から抜けた乳歯を集める必要があると見積もっていた。これは量としては大変なもので、これを可能とする財源はひとつしかなかった。連邦政府の資金である。1959 年にコモナーと同僚たちはワシントンの国立歯学研究所を説得して、今後の 5 年間で 19 万 7454 ドルの支出を約束させた。他にも資金が必要だったが、この分は大きかった。乳歯調査はいまや正式に進められることとなった。

[*3]　アルゴンヌ国立研究所は米国の国立研究所で、1946 年設立。現在はエネルギー省が所管。原子力の「平和利用」などを研究。2011 年 3 月 11 日の福島第一原発事故でクローズアップされた沸騰水型軽水炉（BWR）の基本設計もこの研究所による。日本の原発の草創期にも技術者がここで研修を受けた。
　http://www.anl.gov/

1959年、1960年、1961年は、乳歯調査にとって特に画期的な年だった。何千本もの乳歯が寄付された。セントルイス委員会のボランティアがセントルイス中を回って歯の寄付を求めた。地域メディアだけでなく全米規模のメディアにも特集記事が出た。『ニューズウィーク』1960年4月25日号は、研究の進行状況を伝えた。そして時間が経つにつれ、多くの人が知ることを望むようになった。結果はどうなったのか、と。

　歯の検査結果が揃ってくると、セントルイス委員会の指導者たちはそれを公表することを希望した。しかし彼らが十分な数の乳歯が集まるまで公表を差し控えたのは賢明なことだった。彼らは結果を、一般メディアを通じて公表するのではなく、学術雑誌に発表することにした。雑誌論文はその分野の専門家による審査［注：査読］を通過しなければならないので、そうした雑誌での公表は研究の信頼性を大きく高める。軍部が大量の核兵器を配備しようと熱心だったので、歯の研究が攻撃されるのは間違いなく、委員会のメンバーは嵐を乗り切るために強力な研究成果を提示しなければならないことを知っていた。

　委員会の指導者たちは、多くの歯の測定が完了するまで論文にまとめるのを控えた。目標を高いところに置いたので、彼らは結果を雑誌『サイエンス』に投稿することに決めた。この米国の雑誌は百年以上の歴史があり、英国の『ネイチャー』と並んで世界でもっとも権威ある自然科学の学術雑誌だった。ルイーズ・ライス博士が論文執筆を担当することになった。

　ライスはセントルイスで開業する内科医だった。彼女と夫であり同じく医師のエリックは、核兵器の放射性降下物問題に大きな関心を持ち、両人ともセントルイス委員会の非常に活動的なメンバーだった。ルイーズは最初の3年間、ボランティア的な立場で乳歯調査を指導し、エリックは1959年に増加する放射性降下物の危険性について連邦議会で証言した。彼女は後に次のように回想している。

「歯の調査における私の役割は特別なものでした。私は医学博士の学位を持ち、内科医学会の評議員だったので研究の立ち上げを頼まれました。私は大きな政治的混乱と偏執病の時代に、科学的事業としてのこのプロジェクトの正当性を保健省とふたつの歯学部が承認しなければならず、彼らに働きかけることを期待されました。

　私はデータ収集に必要な書類を企画しました。……また私は町中の教会グループや PTA と討論し、それからテレビに出演しました。」

　彼女は草稿を作成して『サイエンス』の編集部に送り、それから回答を待つ間の長く不安に満ちた日々を過ごした。セントルイス委員会とセントルイスの多くの人々が喜んだことに、回答は掲載を認めるものだった。乳歯調査が始まってから 3 年を経過した 1961 年 11 月 24 日、『サイエンス』に論文は掲載された[*4]。それはアイソトープス株式会社で測定された 1335 本の乳歯の結果にもとづく研究成果だった。ライスは細心の注意を払った。彼女は確実なデータの歯だけを対象とするように心がけた。母親が妊娠中および子どもが生後 1 年までセントルイスに住んでいた、1951 〜 1954 年生まれの子どもの門歯のみが測定された。

　ライスは少なくとも 1 カ月母乳育児された子どもたちは、粉ミルクのみの子どもたちよりも歯の中のストロンチウム 90 が少ないことに気付いた。彼女はまた、死産の子どもたち 43 人分の骨格から歯と骨について同様の先行研究があることを知り、ストロンチウム 90 が歯と骨に均一に蓄積されていること、したがって乳歯は単なる歯ではなく、全身のストロンチウム 90 の指標としてふさわしいことに気付いた。

　しかし大きなニュースは乳歯のストロンチウム 90 が、年を経るごとに急速に増加していることだった。1951 年（ネバダ核実験が始まった年）から 1954 年に至るまで、ストロンチウム 90 の平均濃度が毎年上昇し、1954 年の濃度は 1951 年の 4 倍近くにまでなった。非常に多くの歯が測定されたので、結

---

*4　論文のタイトル、巻、号、頁については本書巻末の文献リストを参照。

果は統計的に高度に有意なものだった。論文でライスは研究結果を抑制した調子で次のように記述した。「経年的な上昇傾向は食品中のストロンチウム濃度の増大と相関している可能性がある」と。彼女はまた、ストロンチウム90とその他の放射性降下物によってアメリカの子どもたちがガンに罹るリスクがあることにも言及しなかった。

セントルイスの人工乳栄養児の乳歯（門歯）の平均ストロンチウム90濃度を、カルシウム1ｇ当たりのピコキュリー数でみると次の表4-1のとおりである。

表4-1　セントルイスの乳歯（人工乳栄養児の門歯）のカルシウム１ｇ当たりストロンチウム90のピコキュリー値

生年	ストロンチウム90平均値 （ピコキュリー数／カルシウム１ｇ）
1951年後半	0.188
1952年後半	0.196
1953年後半	0.350
1954年後半	0.588

訳注：旧単位と新単位の換算は、1ベクレル＝27ピコキュリー。

しかしいまや重大事が明るみに出たのである。セントルイス委員会は、核実験の放射性降下物がアメリカ人の体内に蓄積しつつあるという動かぬ証拠を得たのだ。ライスの論文が掲載されてからちょうど1年経ったとき、ローゼンタールは『サイエンス』に別の論文を発表したが、これは歯の数値を新しくしたもので、乳歯のストロンチウム90の平均値は1958年には1951年より7倍も高いことを示していた。当然、多くの人々は1960年代初頭に生まれた子どもたちではどのような数値になっているかに関心を持ち始めた。

セントルイス委員会は大きな成功を享受したが、反論が来なかったわけではない。核実験のような政治的に敏感な分野では、中傷する人が大勢いる。彼らの意見は強力である。アメリカの核実験計画を批判する人は誰であれ、国家安全保障を妨害し、ソ連との核戦争への準備を脆弱なものにするという具合だ。エスカレートして、核実験に反対する者は共産主義のシンパなのだ

とさえ言う者もいた。国家は共産主義者がアメリカ社会に浸透しているという、1950年代のヒステリックな反共主義の時代に入り、ジョセフ・マッカーシー上院議員[*5]は、当初この告発に成功したが、後に大いに誇張されたものであることが分かった。

共産主義者が核実験に反対するグループに浸透しているという偏執病は、米連邦議会上院小委員会まで行き渡り、そこで1960年10月にある報告書が用意された。その文書は様々な労働組合、宗教団体、権利擁護団体とともに、セントルイス委員会が共産主義者を支持する組織であると名指しした。セントルイス委員会は、たとえ核実験に公然と反対する団体と緊密に連携してきたにしても、そのことによる利益団体というよりもむしろ、常に情報の提供者となるように努力してきた。しかし名指しで攻撃されて、セントルイス委員会の指導者たちは防戦に努めなければならなかった。

次の春に同様の告発はさらに鋭くなり、上院の小委員会は、ライナス・ポーリングに矛先を向けた。彼が核実験停止の請願書の配布で、誰の支援を受けたかを明らかにするのを拒否したからである。ポーリングの著書『ノーモア・ウォー』[*6]がワシントン大学の4人の教員（マーティン・ケーマン、レズリー・ダン、フィリップ・モリソン、オズワルド・ヴェブレン）に言及していたので、小委員会はこれらの人々を次の容疑で告発した。

> 「自らの活動において共産主義者と非共産主義者の間に一線を画することをしない、またはできない容疑、およびポーリング博士のように共産主義者の前線組織に一貫して参加していた容疑。」

右翼団体はその春、ワシントン大学のキャンパスでピケをはり、セントルイス委員会の活動を大いに支持してきたコミュニティを分断した。容疑はまったく立証されないので、セントルイス委員会は仕事を継続したが、この告

[*5] ジョセフ・マッカーシー上院議員（1908～57年、共和党）
http://en.wikipedia.org/wiki/Joseph_McCarthy
[*6] 邦訳は『ノーモア・ウォー』ライナス・ポーリング、丹羽小弥太訳（講談社、1959年）。原著は1958年。

発はグループの諸活動に暗い影を落とした。

　乳歯調査は共産主義の陰謀だという告発に対抗するために、彼らは多くの努力をした。1960 年 4 月、セントルイス市長が、「歯の調査週間」を宣言した。数年後、地元の記者がこのプロジェクトについての短い映像をつくった。コミュニティの組織者イボンヌ・ローガンが、乳歯調査の統括者としてルイーズ・ライスの後任に座り、経験を活かしてさらに多くの歯を集めた。

　1960 年代初頭での大きな悩みの種は、連邦政府の多額の研究助成金が打ち切られたあと、いかにして研究を支え続けるかであった。コモナーは引き続き 5 万 2496 ドルの獲得に成功し、1960 年代後半の歯の測定までずっと使われることになった。また 5 万ドルの別の助成金がセントルイスのダンフォース財団から獲得できた。会員数は急増し、1960 年代なかばまでに 900 人に達し、会費の大部分はプロジェクトに投入された。これらの資金集めの成功もあったが、乳歯調査はなお数百人のボランティアに大きく依存していた。

　集めた歯の総数も急増し、測定結果は学術雑誌に掲載され、長期的研究のための十分な資金も確保され、乳歯調査は 1960 年代初頭に多くのことが達成された。しかし喜んでいる場合ではなかった。彼らの研究及び核実験に関連するあらゆる活動を、非常に重く位置づける出来事が世界で起きていたからである。

第5章

乳歯調査が冷戦さなかの政策に影響を及ぼす

　米国とソ連が1958年秋に核実験停止に合意したとき、多くのアメリカ人は安堵した。核実験の執拗な継続、核戦争に対する憂慮、放射性降下物の蓄積がアメリカ人に犠牲を強いていた。1958年という年は特に試練の年だった。合計79発の米国の核兵器が炸裂したが、これは1年間に行なわれた実験数としては過去最高である。いくつかはネバダ砂漠の地下で実験されたが、大半は大気圏内だったのだ。

　核実験停止は容易ではなかった。多くの人は、まだソビエト共産主義を脅威と見ており、核戦争が起こるに違いないと思っていた。しかしいくつかの明るい点もあった。ふたつの超大国の交渉担当者たちは、核実験の恒久的停止について議論し始めたのだ。そしておそらくもっとも重要なことは、核実験停止によって放射線のレベルが下がったことだ。ヨウ素131、ストロンチウム89、バリウム140のような急速に崩壊する核種は、牛乳から完全に消えた[*1]。

　半減期の長い核種は、1958年の核実験による放射性降下物が雨で地上の環境中に洗い落とされると増加したが、核実験の一時停止が続くとそれらも減少するようになった。セントルイスで牛乳中のストロンチウム90の平均値は、1959年末から1961年末にかけて3分の1に減少した（表5-1）。牛乳中のセシウム137は3分の2にまで減少した。後に、乳歯調査の結果もこれらの測定値を裏付けた。

＊1　半減期はヨウ素131が8日、ストロンチウム89が50日、バリウム140が13日。半減期の10倍を経過すると約1000分の1になる。

表5-1　セントルイスの生乳中のストロンチウム90平均値（各年の下半期）生乳リットル当たりのピコキュリー数、月例測定から

年	測定値
1957	8.73
1958	16.02
1959	20.52
1960	15.05
1961	13.60

訳注：旧単位と新単位の換算は、1ピコキュリー＝1/27ベクレル。

　そのほかの原子力に関連した展開で、アメリカ人が少し満足したのは、「原子力の平和利用」の到来であった[*2]。原子力の最初は軍事利用であったが、放射性核種には別の用途もあった。いくつかの核種は医学において病気の診断と治療に用いられた。1960年代初頭までには、これらは医師たちによってさらに日常的に使われるようになった。もうひとつの平和利用は発電であった。連邦政府の奨励により、米国では1963年夏までに11基の原子力発電所が稼働していたが、そのなかにはシカゴ、デトロイト、ニューヨーク、ピッツバーグに近い4基も含まれており、さらに何十基もの建設計画があった。

　核実験の一時停止は、多くの人々に歓迎されたが、容易なことではなかった。そして短期間の停止に終わった。米国はソ連上空に高空を飛ぶ一連のスパイ偵察機を送り込んでいた。冷戦緩和の一例として、アイゼンハワー政権はソ連にこれらのスパイ偵察機の飛行は停止すると確約した。しかし軍部は停止前に少々の追加情報を求め、U-2として知られるスパイ偵察機を送り続けた[*3]。最後に計画された飛行のひとつで、空軍パイロット、フランシス・ゲリー・パワーズは、1960年5月1日にパキスタンを飛び立ち、ノルウェ

[*2]　1953年12月の国連総会でアイゼンハワー大統領は「原子力の平和利用」を強調した。

[*3]　「オリジナルのU-2はCIA資金により、ロッキードが開発した高高度スパイ偵察機である。1955年8月4日、1号機が進空したのに続いて計55機生産され、冷戦時代から現代に至るまで、アメリカの国防施策にとって貴重な情報源となった」（ウィキペディア「U-2（航空機）」）。

ーに向かった。ソ連上空の高度6万8000フィート［注：約2万400メートル］で、パワーズの飛行機は急落し始めた（故障なのか撃墜なのかは、いまなお不明である）。彼は落下傘で脱出し、ソ連の捕虜となった。結局パワーズは捕虜交換で米国に戻ったが、ソ連の指導者たちは米国に激怒したのであった。

　さらなる難題が持ち上がろうとしていた。パワーズがソ連の刑務所で悲惨な生活をおくっていた頃、キューバの新しい指導者フィデル・カストロはワシントン政府にとって大きな悩みの種になりつつあった。共産主義者、カストロは、ソ連への忠誠を宣言し、キューバを西半球で唯一の親ソ国家とした。アイゼンハワーの顧問たちはソ連が、フロリダからわずか90マイル［注：約144km］のキューバに基地をつくるのではないかと恐れた。これは他の西側諸国での共産主義革命を誘発することになるかもしれないし、さらに悪いことには、ソ連の核兵器がまさしくアメリカの裏庭に配備されるかもしれないということを意味していた。

　アイゼンハワーのもとで中央情報局（CIA）は、カストロを排除するためにキューバ侵攻を計画し始めた。1961年1月にジョン・F・ケネディが大統領に就任したとき、彼はこの謀略について聞かされたが、それを止めようとはしなかった。侵攻は春に実行され、完全な失敗に終わった*4。カストロが権力を堅持しただけでなく、ソ連の指導者たちはこの事件を米国によるさらなる敵対行為だと受け取った。冷戦における猶予期間はそのとき終わったのである。ケネディとソ連の指導者ニキータ・フルシチョフのトップ会談がウィーンで行なわれたが、事態の改善には至らなかった。ソ連は1961年9月1日に核実験を再開し、ケネディにも核実験を再開する以外の選択肢はなかった。

　ソ連の核実験は多くの人を驚かせたが、それは3年間のモラトリアムを終わらせたからだけでなく、莫大な威力のためでもあった。シベリアの奥地で行なわれたソ連の核実験のひとつは、TNT火薬に換算して5000万トン（50メガトン）であった。これに比べるとヒロシマ原爆の威力は15000トン（15

---

*4　いわゆる「ピッグス湾事件」である。

キロトン）にすぎなかった。ソ連の核兵器［注：水爆］のほうが3000倍以上も強力だったのだ。この実験およびその他のソ連の核実験による放射性降下物は地球全体を巡った。

　アメリカもこれに応じて、ネバダと南太平洋の両実験場で核実験をすさまじい勢いで行なった。1962年には、過去最高の98回の核実験が行なわれた。ネバダでの核実験のほとんどは地下で行なわれたが、南太平洋での核実験はすべて大気圏内であった。核実験が異常な激しさをもって続けられると、環境中の放射能は再び上昇した。早く崩壊する［注：半減期の短い］核種が水と食物中に戻ってきた。そして半減期の長い核種は記録的な高レベルとなり、1961年末から1962年末にかけて3倍になった。

　実験再開の直後に、市民たちは行動に移った。ワシントンD.C.の児童書のイラストレーター、ダグマー・ウイルソンは、核実験の再開に心を痛めた。三児の母だったウイルソンは友人たちに呼びかけて、1961年9月21日に「平和のための女性ストライキ」を結成した。このグループは核実験に反対して1日ストライキを素早く計画し、PTA、婦人有権者同盟、その他の女性団体にこの言葉を広げた。

　信じがたいことだが、このグループが非常に早く行動したので、ちょうど6週間後の11月1日には、米国60都市でこのグループが組織したデモ行進に推定10万人が参加した。ホワイトハウスや国連ビルのような場所で、着飾った女性たち（乳母車を押していた女性も大勢いた）が「子どもたちの成長を守れ」「毒のないきれいな牛乳を」などのプラカードをかかげて行進した。彼らの主張は明確である。ストロンチウム90をわが子の牛乳から取り除けということだ。抗議は続けられ、「平和のための女性ストライキ」は共産主義者の隠れみの組織だ、という連邦議会による根拠のない誹謗中傷も乗り越えた。彼女たちの活動は平和的なものだった。1962年4月のニューヨークで行なわれた数多くの抗議のひとつは、次のように1960年代を通じて続くデモ行進の原型となったのである。

「数千の平和運動家及び活動家が、昨日、ケネディ大統領に対して大気圏内核実験の再開決定を撤回するよう求めて、国連ビルに向かって行進した。……学生、事務員、作家、画家、俳優、クエーカー教徒、少数のビート族の若者[*5]、多くの主婦が参加した。乳母車を押して行進した人もいた。……若い男がギターをかき鳴らし、若者たちが穏やかに平和の歌を歌ったが、次のような歌詞もあった。「おお主よ、私の心の深いところで、私は信じている」……群衆のなかの若者や女性の多くは、平和のシンボルである青と黄色の花をつけていた。」

核実験に反対する人々はその信念を音楽にも託した。当時人気のあった歌は、フォークシンガーで作家のマルビナ・レイノルズの「雨を汚したのは誰」[*6]で、彼女は環境中のストロンチウム90の報告に触発されてこの歌をつくったのである。歌詞は次のとおりである。

「雨を汚したのは誰」歌：ジョーン・バエズ

あたり一面に　小雨が降りそそぐ
その妙なる響きに　草は頭をもたげる
ほんの少しの雨　ほんの少しの雨
あの人たちは　雨に何をしたのか

雨の中に立っていた　小さな男の子

[*5] 「『ビート・ジェネレーション』という語は、1948年前後に『ニューヨークのアンダーグラウンド社会で生きる非違法者の若者たち』を総称する語として生まれた。……最盛期にはジャック・ケルアックやアレン・ギンズバーグそしてウィリアム・バロウズを初めとする『ビート・ジェネレーション』の作家たちは多くの若者達、特にヒッピーから熱狂的な支持を受け、やがて世界中で広く知られるようになった」（ウィキペディア「ビート・ジェネレーション」）

[*6] 「雨を汚したのは誰」は作詞・作曲：マルビナ・レイノルズ、歌：ジョーン・バエズで、ベトナム枯葉作戦の被害者を描いた坂田雅子監督の映画「花はどこへいった」（シグロ2007年）の挿入歌にもなっている。
　　http://cine.co.jp/hana-doko/staff.html
　　マルビナ・レイノルズ（1900～1978年）は米国サンフランシスコ生まれのフォーク・ブルースのシンガーソングライターで社会活動家。
　　http://en.wikipedia.org/wiki/Malvina_Reynolds

優しい雨は　何年も降り続いた
　　　いつか草は枯れ　男の子も消えた
　　　とめどない涙の様に　雨は降り続く
　　　あの人たちは　雨に何をしたのか
　　　　　　［注：以上は坂田雅子監督映画「花はどこへいった」シグロ 2007年、より。］

　　　空からの小さなそよ風
　　　そよ風がすぎるとき　木の葉が音を立てる
　　　真ん中に煙をいだく　小さなそよ風
　　　あの人たちは　雨に何をしたのか
　　　　　　作詞・作曲：マルビナ・レイノルズ、©1962. Schroder Music Co.

　デモ行進をもってしても、核実験は続けられ、冷戦の緊張は高まり、1962年10月にそれはピークに達した。米国のスパイ偵察機が、キューバに建設中のソ連のミサイル基地を撮影したのだ。これらの基地から発射された核兵器は、アメリカのすべての主要都市を容易に攻撃できるだろう。ケネディはキューバ周辺海域の海軍による封鎖を宣言し、ソ連にミサイル基地の撤去を要求した。世界が核戦争の瀬戸際で揺れ動いた数日間ののち、米ソに合意がなされ、ミサイル基地は撤去された。核のホロコースト［注：大量虐殺］が回避され、世界は安堵の胸をなでおろした。

　ケネディは大統領になる前から核実験禁止の支持者だった。核実験再開とキューバミサイル危機とに彼は大いに悩まされた。ケネディの科学顧問ジェローム・ウィズナーは、ある雨の日、窓の外を眺めるケネディ大統領と交わした会話を次のように回想している。会話は放射性降下物をめぐるものだった。

　「私は彼に、放射能は雨によって雲から洗い落とされるのだと、そして雨によって大地にもたらされるのだと言いました。彼は窓の外を見ながら『あの雨のなかにも混じっているということかね』と言いました。私は『そうです』と答えました。そして彼は窓の外を見ていましたが、

とても悲しそうでした。しばらく何も言いませんでした。」

　キューバ危機のあと、ケネディは交渉団に核実験禁止の重大な必要性について指示した。数カ月間、米国、ソ連、英国のあいだで、地上および水中のすべての核実験の停止を求める合意が達成された。この条約の批准を求める米連邦上院への提言のなかで、ケネディは国民に向かって核兵器の放射性降下物が子どもたちの健康に及ぼす恐ろしい現実について、次のように語った。

　「この条約は世界を放射性降下物の危険から解放へ向かうためのひとつのステップになるにちがいない。……核兵器保有国による際限のない実験が続き、汚染を制御する技術に乏しい他の国も核実験に参加するならば、私たちみなが呼吸する大気の汚染は増大するだろう。

　そのときでさえ、骨にガンができ、白血病にかかり、肺ガンになる子どもや孫の数は、統計学的には自然発生の健康障害と比べて少ないかもしれない。しかし、これは自然に起こる健康障害ではなく、統計学上の問題でもない。たったひとりの子どもの生命の喪失であっても、また我々の死後に生まれるたったひとりの子どもの先天性異常であっても、我々全員が憂慮すべき問題なのだ。我々の子どもや孫たちは、我々が無関心で済ますことのできる単なる統計学的数字ではない。」

　上院の採決では80対19という大きな差で条約を支持し、ケネディは署名したが、それは彼が暗殺されるわずか1カ月前のことであった。中国とフランスは1980年まで大気圏内核実験を続けたが、実験の数は以前よりもはるかに少なくなった。大規模核実験の時代は終わり、世界は安堵した。ケネディの後任の大統領リンドン・ジョンソンは、おそらくは世界に対する最大の脅威がこの条約によってどれほど小さくなったかを次のように説明した。

　「私たちは核実験禁止条約を放棄できないし、しないだろう……というのはこの合意が署名され、実験が停止され、恐ろしいストロンチウム89とヨウ素131が環境から消えたからである。ストロンチウム90とセ

シウム137もすでに1年以内に半減した。これらは専門的な話だが、要するに私たちは再び安全に呼吸できるようになったのだ。」

しかしすでに被害は及んでいた。1960年代初頭の核実験の通り雨からの放射能は成層圏に達し、雨となって環境に降り注いだ。ゆっくり崩壊する核種は、完全に大地に達するまでに数年を要し、食物連鎖中の濃度は着実に上がり、1964年の春にピークに達した。この期間に、牛乳中のストロンチウム90の平均値は1961年の春より3倍高くなった。セシウム137の濃度は10倍近くも高くなった。新しい核実験は行なわれなかったので、濃度はそのあと減り始めたが、ごくゆっくりでしかなかった。

1950年代と1960年代初期は繁栄の時代であり、ベビーブーマーたちの健康は歴史上アメリカ人の子ども世代の中で最良だ、という通念は事実ではない。公衆衛生の専門家は沈黙しているが、大気圏内核実験の年に次のようなことが起こった。

——長年急速に低下してきた乳児死亡率が、1950年から1965年までの米国では13％しか減少せず、これは20世紀の歴史のなかで最悪の記録である。1952年、1957年、1958年、1962年という、いずれも大規模核実験の年には、死亡率が実際に前年よりも上がっている。

——全米の低出生体重児発生率が1950年から1966年までに白人で2％、非白人で35％上昇した。正常体重5.5ポンド（2500ｇ）未満で生まれた赤ちゃんは、早産の結果であることが多い。

——胎児死亡あるいは死産の発生率は、1950年から1964年までに14％しか下がらなかった。20世紀において、1950年から1964年を除いた前後における期間ではもっと急速に下がっていた。

——先天性異常の登録はこの期間なされていないが、米国での5〜14歳の子どもたちの先天性異常による死亡率は1950年から1960年までに

53％増大した。

　この乳幼児と子どもの悪化を示す健康記録は、ガンでも同様にみられた。1960年代初頭に小児ガン発生率は史上最高になった。全国で19歳以下の子どもたちのガン死亡率は、1937〜38年には10万人当たり5.7人であったが、1962〜63年には40％増加して10万人当たり8.0人となった。同時期、信頼できるガン登録のある唯一の州コネティカット州での発生率は、90％という驚くべき増加率を示している（10万人当たり8.0人から15.3人に増加）。一世代前には毎年約2600人の子どもたちがガンで死亡していたが、この数字はいまや5700人になった。

　小児ガンのすべての症例は、ほとんどの場合、当人にとってだけでなく友人や家族にとっても苦悩に満ちたものである。小児ガンのなかでは白血病がもっともよくみられ、死亡の半分近くを占める。白血病は骨髄組織のなかの白血球の病気である。それは1845年に初めて医師によって発見されたが、1世紀以上ののちでも事実上死の宣告を意味している。ほとんどの子どもたちは診断後数カ月しか生きることができなかったからである。この病気を早期発見する方法も治療する方法もなかった。子どもたちは一見関連があるようにみえない多くの症状を示すのが通例である。発熱、頻繁な感染、貧血、呼吸困難、通常とは異なるあざや出血、骨と関節の痛み、リンパ節の腫れ、食欲低下などである。ジョージ・W・ブッシュ（2001〜2009年大統領）の妹ロビンも白血病の犠牲者であった。1952年2月、3歳のときに診断された。当時の最高水準の治療を受けた甲斐もなく、ちょうど8カ月後に死亡した。

　小児ガンの状況が非常に悪化したので、医学界の指導者たちは何とかしようと迅速に結集した。ボストン小児病院の病理専門医シドニー・ファーバー博士は、ガンになった子どもたちのための無料診療所を設立した。障害児の自立を支援する団体である「バラエティクラブ」のボストン支部は、ファーバーの運動のことを聞き、診療所に助成するために小児ガン研究財団を設立した。ファーバーと財団は1948年5月22日に「正直に答えなければ報いを受ける」というラジオ番組で無料診療所への支援を訴えたが、この番組では

ボストンのとある病院に場面を移し、ガンになった幼い少年、カール・アイナー・グスタフソンを紹介した。ファーバーは少年のプライバシーを守るために、番組では少年をジミーという仮名で紹介し、それが思いがけず後に有名となるジミー基金の名の由来となった。番組の司会者であったラルフ・エドワーズはジミーのためだけではなく、小児ガンのすべての患者のために全米に訴えた。

「みなさん、ジミーはガンの告知を受けていません。私たちは彼の写真は使いませんし、フルネームも言いませんので、ジミーは知らないままでしょう。」

その番組は大変な成功を収めた。多くのアメリカ人が電報を打ち、また基金に寄付をしたのである。ボストン・ブレーブス［注：野球チームアトランタ・ブレーブスの前身］のメンバーたちがグスタフソンを訪ね、［注：ボストン］レッド・ソックスのスター選手テッド・ウィリアムズもまもなく基金に献金した。グスタフソンは胃ガンであったが、回復して普通の生活を取り戻し、のちにはトラックドライバーの職を得て、家族も持った。

他の人々も小児ガンの脅威をくいとめるための運動に加わった。望みの薄い願望のための守護聖人である聖ジュード・タデウス[*7]に祈った、テレビ界のスター、ダニー・トーマスはこの病気に深くかかわることになった。レバノン出身のトーマスは、1957年に研究と治療のための資金集めを助成するレバノン・シリア系アメリカ人慈善協会を設立した。

5年後、トーマスはメンフィスに聖ジュード子ども研究病院の開業を支援したが、これはいまもなお米国でもっとも卓越した小児ガンの医療センターである。

[*7] 聖ジュード・タデウスは「次のような事柄・人々に対する守護聖人です。絶望的なシチュエーション、不可能な事柄、忘れられた事件、病院、病院勤務者、医者・医師・ドクター、看護士・看護婦・ナース」という情報が「アロマオイルとお香の店 KaoriManiya」サイトにある。http://kaorimaniya.com/?pid=5200673

若者への化学療法の先駆的な研究に尽力し、製薬会社と連邦政府の医学研究支援の増大に先駆的な役を果たした医師もいた。ファーバーとその他の人々の尽力により小児白血病の最初の新薬が1950年代半ばに導入された。それらの薬は子どもの平均余命をわずか3〜6カ月延ばしただけであったが、それは治療への始まりでもあった。

　しかし、ガンの子どもたちを治療しようとする大規模な努力に見合うほど、ガンの原因の理解に努力がつぎこまれたわけではなかった。医学および公衆衛生学の世界で広がり始めたいくつかの理論のなかで、もっとも一般的な原因は放射線被曝であった。いくつかの研究成果が発表され、放射線がヒトに、特に子どもにガンを引き起こすことは以前より明確になった。

　妊婦の骨盤X線撮影についてのアリス・スチュアートの最初の研究成果は1956年に発表された。スチュアートは英国の内科医で、小児白血病の増加をもたらす要因を探す仕事を分担し、調査の結果、妊娠中に骨盤X線撮影を受けた女性は、その子どもが10歳までにガンで死ぬリスクが2倍近くになることを発見した。その知見は驚くべきものだったが、スチュアートにとっては明確だった。

　　「私たちは早くも最初の35の症例からそれを見つけることができました。『産科X線検査を受けましたか』という問診でイエスというケースが、生きている子どもの3倍にのぼったのです。診断X線は非常に低い線量であり、照射時間も短かったので、その放射線被曝は安全とみなされ、また繰り返し撮影されることもなかったのです。しかし小児ガン死亡をほとんど倍増させるにはそれで十分だったのです。……私たちの誰も出生前のこのわずかな線量のX線が小児ガンの発症に強力な影響を持とうとは、思いもよらなかったのです。」

　スチュアートは権威ある医学雑誌『ランセット（*Lancet*）』に研究成果を発表したが、多くの専門家の反応は非常に否定的なものであり、彼女は後年次のように回想している。

「反発が起こり、雰囲気が一変しました。あたかも私が誰かの痛いところを突いてしまったかのようでした。医療専門家たちは私の研究を好みませんでした。産科医たちの私への圧力はすさまじいものでした。――『なぜあえてX線が危険だなどと言うのか』と。彼らは自分たちの仕事に私が横やりを入れたかのような目で私を見ました。放射線科医は奇妙にも意見が分かれましたが、大多数は私が彼らの仕事の邪魔をしていると受け止めました。――彼らは人々がX線撮影を受けるのをやめるのではないかと恐れたのです。」

スチュアートへの怒りは、彼女が1958年にさらに詳細な論文を発表してからも続いた。しかし1962年に妊婦へのX線撮影が有害だと思わなかった人々は大きな挫折を感じた。その年に、ハーバード大学の公衆衛生学教授ブライアン・マクマホン[*8]は『国立ガン研究所雑誌（*Journal of National Cancer Institute*）』に論文を発表した。マクマホンの研究はスチュアートが見つけたことを裏付けており、彼の研究はさらに包括的なものだった。彼はニューヨークとニューイングランドの37病院で1947〜1954年に生まれた70万人以上の子どもの記録を調べた。

1963年の別の研究発表が、さらにスチュアートを支持した。ウェスティングハウス社の物理学者、アーネスト・スターングラスが雑誌『サイエンス』に論文を書き、スチュアートとマクマホンの仕事を再評価したのである。スターングラスはすべての小児ガンのうち5〜10％が核兵器と原子炉からではなく、自然放射線、つまり大気、岩石、土壌のなかに見出される物質によるものだと結論した。

1966年、国立ガン研究所は出生前のX線の影響についての研究を発表した。研究所はニューヨーク州、ボルチモア、ミネアポリス、セントポールで大規模な研究を行なった。その科学者たちは、妊婦へのX線が子どもへのガ

[*8] ブライアン・マクマホン（1923〜2007年）は米国の医学者。
http://en.wikipedia.org/wiki/Brian_MacMahon

ンリスクを増大させるだけでなく、受精前の父または母へのX線もまたリスクを増大させることを発見した。妊婦への骨盤X線撮影をやめさせる流れがいまや勢いを得た。医師たちは妊婦の約8%に対してX線検査を続けていたが、誰もガンリスクについての警告がスチュアートの単なる偏見だとは言えなかった。

X線の子どもへの健康リスクについての研究は、核兵器の放射性降下物についての研究よりずっと先に進んでいた。広島と長崎で被爆した日本人については研究がゆっくりと始まったが、より多くの情報が利用できるようになった。原爆が投下されてから20年近くがたち、被爆者たちは日本の一般人口よりもガンやその他の病気の発生率が大きいことを示す医学論文が増えていった。

核実験の放射性降下物にさらされた人々へのリスクについての研究は、1960年代初頭まではほとんどみられなかった。ソ連によって合計219回という多くの核実験が行なわれたが、これは米国の206回よりわずかに多かった。抑圧的なソ連政府は、健康影響を理解しようとするすべての試みを抑えこんだ。ソ連よりずっと自由な社会だった米国でも、状況は大きくは違わなかった。核兵器で満たされた冷戦をまだ闘っていた政府高官たちは、彼らのプログラムが国民を傷つけていることを認めようとしないのだ。この路線こそすべてを物語っていた。放射性降下物について警告し、核実験禁止条約を支持する人々でさえ、一線を越えて核実験がアメリカ人を傷つけてきたことを認めようとはしなかった。核実験禁止条約が上院によって批准される直前の1963年の記者発表で、ケネディ大統領は放射性降下物の被害についての疑問を回避した。

> 「大統領閣下、この関連で、ユタ州の科学者たちはユタ州の2歳未満の子どもたちが1カ月より短いあいだに、政府がいう年間安全レベルの2〜28倍も多くの放射性ヨウ素131にさらされたと発表しました。政府は危険の可能性を調べるためにこの子どもたちを検診する計画はお持ちですか?」

「はい、放射性ヨウ素についての報告は見まして憂慮しております。ただご存じのように、その報告は全員一致ではなく、若干の論争があります。さらに、国民を誤解に導いてはならないと思いますが、設定された基準を超えると深刻な影響が生じるという証拠はありません。しかしもちろん憂慮の種ですから、核実験は続けないほうがいいでしょう。ともかく調べてみます。今のところ子どもたちの健康が侵されたとは考えておりません。これらの問題はさらなる調査を要しますが、でももちろん核実験禁止は望ましいことです。」

原子力委員会は、核実験の放射性降下物が人にガンを引き起こすことを示唆する情報を隠しているとして告発された政府機関である。1960年代初頭原子力委員会は、ユタ州の風下地域の住民が健康被害を受けた、という内部の数人の科学者による報告を隠蔽した。(この情報は、ウォーターゲート事件[*9]のあとで政府の説明責任を求めるために制定された法律のひとつである、情報自由法のもとでの請求を受けて1979年にようやく公表された。)

自身の研究が隠蔽された原子力委員会の科学者のひとりはハロルド・ナップ博士であった。獣医師であるナップ博士は、原子力委員会の職業安全部長との会話を次のように回想している。

「私が彼に放射線量がどれだけ高いかを説明すると、部長はこう言った。『ともかく私たちは国民に安全だと言ってきたのだ。いまさら話を変えるわけにはいかない。われわれ自身が窮地に陥ってしまうからね。』」

核実験の放射性降下物の被害を調べたもうひとりの原子力委員会の科学者は、エドワード・ワイスだった。1965年にワイスはユタ州南西部の白血病死亡についての内部報告を作成した。ワイスはワシントン郡とアイアン郡で

[*9] ウォーターゲート事件は、1972年の民主党事務所不法侵入や捜査妨害などでニクソン大統領が1974年に辞職したスキャンダル。

の6人の白血病死亡の集団発生を見い出したのである。これは全米平均よりも何倍も高いものだった。原子力委員会はワイスの報告を公表しなかった。

　原子力委員会の隠蔽工作は、政府のあらゆる部門に及んだ。毎年何百万ドルもの医学研究助成金を出す国立衛生研究所（NIH）は、核実験の放射性降下物の健康影響についての研究には資金助成しないし奨励もしないことを決めた。政府の助成金に大きく依存する諸大学の医学研究部門は、事を荒立てないようにこの研究テーマを追求しない道を選んだ。十分な資金助成がないので、研究を行なうことはできず、医学雑誌には何も発表されなかった。ようやく沈黙が破られたのは1967年10月のことで、このときワイスが『アメリカ公衆衛生学雑誌（*American Journal of Public Health*）』に論文を発表した。彼は1958〜1962年にユタ州の子どもたちに14の甲状腺ガンの症例が見つかったが、これは全米平均の3倍であることを発見した。10年前にネバダでの核実験が始まったとき、州内では小児甲状腺ガンと診断されたのは1例だけだった。甲状腺ガンは、核実験の放射性雲のなかの有害な核種のひとつである放射性ヨウ素の影響を強く受けるのである。

　しかし政府が妨害し、科学界もすぐに腰をあげなかったので、増加する小児ガンの脅威を背景に、人々は回答を求め続けた。ユタ州の放射性降下物の雲の通り道に近かったり、直下だったりした地域の住民の間でうわさが広がった。セントルイスの乳歯調査のグループも住民たちの憂慮を共有していた。1960年に『ニューズウィーク』に掲載されたこの研究についての記事のなかでは、歯の収集と検査が進行するにつれて多くの人が聞きたがっていた質問を次のように示している。

　　「しかしストロンチウム90のレベルが高かったときに成長した子どもたちはどうなったのか。彼らはガンになりやすいのか。誰も確信をもって答えることはできないが、セントルイスの『乳歯作戦』は科学者たちが答を見つけるための方法のひとつである。」

第6章

セントルイス乳歯調査とその後の展開

　1960年代の初頭となかばは、「乳歯調査」にとってエキサイティングな時期であった。セントルイス市デルマー街にあるセントルイス委員会の小さな事務所で受け取る歯の数は急増し、1964年6月までには15万本という信じられない数に達した。ボランティアたちが歯の収集への支援を求めて市の全域で活動した。科学者たちは、核実験の放射性降下物のリスクと乳歯調査の重要性について、複数のコミュニティのグループと多くの対話をした。キューバをめぐる米ソ対立のような政治的展開、核実験の再開、核実験禁止の呼びかけが、研究継続の動機づけに拍車をかけた。

　ワシントン大学の実験室は、乳歯のストロンチウム90の測定に全力をあげた。実験室の責任者であったハロルド・ローゼンタールは、正確で意味のある結果を出すための測定手順の設定という不可欠な仕事を担っていた。彼は最初に、困難ではあったが正しい決定を行なった。個別の歯のストロンチウム90は計測できないので、両親は自分の子どもの放射線負荷を知ることはできないだろう。その代わりに歯はひとかたまりのグループごとに同時に測定される。より多くのエナメル質があれば正確な結果が得られるからだ。

　「私たちは門歯20本のひとかたまり、臼歯4本のひとかたまりを計測し、各誕生年につき、15のかたまりを計測した」。ローゼンタールは後年に回想している。「私たちは各年の各タイプの歯について代表的なサンプルを用いた」と説明した。歯のタイプ（門歯、犬歯、臼歯）、生まれた月、虫歯の有無、妊娠中と生後1年までの住所、母乳育児の有無に応じて歯を分類した。ひとつのひとかたまりは例えば、「1957年1月セントルイス生まれの母乳育児経験なしの子どもの門歯20本（虫歯なし）」から成っていた。

「機械では同時に 5 つか 6 つのかたまりを測ることができた」とローゼンタールは述べた。「それぞれのサンプルの測定には長い時間がかかる。1 カ月くらいだろうか」。彼は回想する。歯の測定をしたあと、ローゼンタールと同僚たちは、手順も結果もきちんと行なわれていたことを確認するため結果を吟味した。

結果を得るためにはふたつの科学的計算が必要だった。第一に、機械でストロンチウム 90 の濃度を測らなければならない。これは重量の問題ではない。放射能は崩壊のレベルで測られるからだ。ワシントン大学の機械は特別なタイプのガイガーカウンターのように作動し、この結果を生みだす。測定はピコキュリーで測る。1 ピコキュリーは 1 キュリーの 1 兆分の 1 である[*1]。

さらに、実験室では各かたまりの歯のカルシウムの量を測定する必要があった。これは歯の重量測定のより基本的な一部であり、カルシウムの量は g で測定された。ストロンチウムとカルシウムの比を得るためにふたつの測定値が用いられた[*2]。

ルイーズ・ライスが歯の研究結果についての最初の医学論文を書いた。ライスが 1962 年にセントルイス委員会を離れたあとは、ローゼンタールがその仕事を引き継いだ。研究の信頼性のために医学論文がいかに重要かを知っていたので、ライスは 1960 年代の残る期間に 12 本以上の論文を書いた。研究結果が核実験禁止条約[*3]をめぐる論争に影響を与えうることを知ってい

[*1] 1910 年にラジウム 1 g の崩壊数が 1 キュリーと定義された。1953 年に 3.7×10^{10} 壊変／秒と再定義された。そのため、ラジウム 1 g が厳密に 1 キュリーではなくなった。現在（国際標準としては 1975 年以降、日本の法律では 1989 年以降）では放射能の単位としてキュリーではなくベクレルが使われる。1 キュリーは 3.7×10^{10} ベクレルに等しい。1 秒間にひとつの原子核が崩壊して放射線を放つ放射能の量が 1 ベクレルである。単位の名称はもちろんキュリー夫妻とアンリ・ベクレルに由来する。とりあえずウィキペディアの「キュリー」「ベクレル」「放射能」などを参照。1 ベクレル= 27 ピコキュリー である。
[*2] 歯のカルシウム 1 g 当たりのストロンチウム 90 のピコキュリー数が算出された。現在であれば、歯のカルシウム 1 g 当たりのストロンチウム 90 のベクレル数を出すことになるだろう。
[*3] 核実験禁止条約は次のふたつである。

たので、彼女は時間を無駄にしなかった。

　1963 年春、ライスは雑誌『サイエンス』に研究の最新結果を論文として発表した。彼女は虫歯なし母乳経験なしの 1951 年（[注：ネバダ] 核実験開始の年）セントルイス生まれの子どもの乳歯において、カルシウム 1 g 当たりのストロンチウム 90 が平均 0.30 ピコキュリーであることを示した。この数値は核実験が重ねられるとともに着実に上昇し、1957 年生まれの子どもでは 2.56 になった。これは 1951 年生まれの子どもの 8 倍以上である!!!　最近の核実験再開で牛乳中の放射能レベルが上昇した事実は、1960 年代初頭生まれの子どもたちのレベルがさらに高いであろうということを意味する。これは不快な話であるが、セントルイス委員会の指導者たちはその事実を市民に伝えなければならなかった。

　1964 年 8 月、ローゼンタールは別の論文を雑誌『ネイチャー』に発表した。彼には報告すべき朗報が少しあった。特に少なくとも 6 カ月の母乳育児を受けた子どもは、母乳育児が 1.5 週未満（あるいはゼロ）の子どもに比べてストロンチウム 90 の平均レベルが 40％近く低かったのである。母乳育児の子どもは粉ミルクの子どもに比べてストロンチウム 90 の体内取り込みが少ないという、多くの科学者の信じていたことが支持されたのだ。

　しかしローゼンタールは予想されていた悪いニュースもまた報告せねばならなかった。ワシントン大学のチームは乳歯が抜けるには、子どもが少なくとも 6 歳になるまで待たねばならなかった。だから 1961～62 年の大規模核実験の暗い時代に生まれた子どもの歯の結果については 1970 年近くまで得られないだろう。そのためチームは死産した胎児の顎の骨と歯芽を計測するプログラムをつくった。これなら放射線負荷についての情報を直ちに得ら

　　　部分的核実験禁止条約（PTBT）1963 年採択。同年発効。大気圏内・宇宙空間・水中における核実験を禁止。以降は地下核実験の時代となる。中国・フランスの大気圏内核実験もまもなく終結。
　　　包括的核実験禁止条約（CTBT）1996 年採択。2011 年 10 月現在も未発効。1996 年以降は米ロなどの「臨界前核実験」の時代となった。インドは 2 回目の核実験。パキスタン核実験。北朝鮮は核実験に失敗。

れるからである。確かに胎児の骨と歯のストロンチウム 90 の平均レベルは、1961 年から 1963 年にかけて倍増し、それは牛乳中のストロンチウム 90 レベルの倍増を反映していた。科学者と市民のもっとも恐れていたことは証明されつつあった。

　セントルイス乳歯調査が続いているあいだ、大気圏内核実験禁止の合意へ向けての政治的動きが起こりつつあった。米国、ソ連、英国の交渉担当者が条約で合意したあと、米国議会上院がそれを批准せねばならなかった。1963 年 8 月、上院の委員会が専門家の証言を聞いた。彼らの一部は条約に反対であり、そのなかには有名な物理学者エドワード・テラー[*4]も含まれていた。テラーはナチス時代にハンガリーから難民となり、熱烈な冷戦の支持者であった。テラーは放射性降下物が乳幼児と子どもに対して有害であるという考えを次のように冷笑した。

　　「現在のレベルでの世界規模の放射性降下物には危険はありません。真の危険は母親が赤ん坊に牛乳を与えるのをためらうようになることです。それが、この問題にかかわる他の何よりも大きなダメージとなるでしょう。」

　しかし条約を支持する科学者たちも証言に呼ばれた。セントルイスの医師でセントルイス委員会の共同創設者であったエリック・ライスは、放射性降下物の健康リスクについて力強い声明を行なった。

　　「原子力委員会によって公表されたのと同じモニタリングデータにもとづく私たちの分析では、ネバダ核実験場での核実験の結果として、多くの地域住民、特にネバダ、ユタ、アイダホ、そしておそらく米本土に散らばる多くのコミュニティの人々が、非常に強く放射性降下物にさらされたので、地域で生産された牛乳を飲む子どもたちに医学的に許容で

[*4]　エドワード・テラー（1908 ～ 2003 年）は物理学者。ハンガリー出身。ユダヤ系。マンハッタン計画に参画。米国の水爆の父。スタンリー・キューブリック監督の映画『ドクター・ストレンジラブ（博士の異常な愛情）』(1963 年)のモデルとされる。

きない危害を与えたと思われます。」

　ライスは牛乳とその他の汚染した食品が、実際にアメリカの子どもたちの体内に入り急速に蓄積しつつあると述べ、その証拠として乳歯調査の結果をあげた。証言が終わってまもなく、上院は投票で核実験禁止条約を支持し、ケネディ大統領が署名した。歯の研究を計画し実施した多くの人々の希望が実現した。おそらく20世紀のもっとも重要な条約のひとつの実現に、乳歯調査は重要な貢献を果たした。

　条約が通過したのは一部には核戦争の恐怖のためであるが、人間を害する放射性降下物への心配も明らかに最前線にあった。コモナーはこの問題についての意見を次のように述べた。

　　「1963年に、アメリカ上院で核実験停止条約があまりにもあっさりと賛成されたことに、少なからぬ人が驚かされた。議会を傍聴した人のなかには、このことは、多くの主婦や母親からたくさんの手紙を受け取ったことが影響した可能性に注目した人もいた。母親たちは、単純に条約が成立することを望んだだけでなく、放射性降下物による医学的な被害を削減することに役立つ科学的な根拠を引用することができたからである」［注：『科学と人類の生存』バリー・コモナー、安部喜也・半谷高久訳（講談社、1971年）。

　核実験禁止条約によって、セントルイス委員会の主要な目標が事実上消滅した。一部の人はこのグループの活動を続ける必要はないと考え、会員数は1965年までに450人に減少した。その2年後、セントルイス委員会の指導者たちはグループの名前を「環境情報委員会」に変えて投票を行ない、より幅広い環境問題に取り組むことにした。

　条約は通過したが、歯の研究は1960年代のあいだ続けられた。1967年までに収集された歯は25万本に達した。ローゼンタールの実験室は、いまや実験結果の産出に熟練するようになった。米国公衆衛生局とダンフォース財

団、およびその他の研究助成金からの総額10万ドルを超える資金助成と相変わらず熱心なボランティアグループのおかげで、セントルイス委員会は作業を続けた。

セントルイスの歯の研究が非常に有名になったので、他の分野のプログラムも開始された。ローゼンタールの実験室は、様々な地域からの歯を受取り計測したが、セントルイスが全米でもストロンチウム90のレベルがもっとも高い地域のひとつであることが分かった。他方、カリフォルニアのレベルはセントルイスのちょうど半分あまりであった。それはネバダからの主要な風向きが東へ向かい、一般には西方のカリフォルニアから離れる形で吹くためだ。

表6-1　1957年生まれで粉ミルク栄養児の門歯（乳歯）のストロンチウム90平均値（カルシウム1g当たり）

地域	ストロンチウム90平均値 （ピコキュリー数）
東テキサスおよびニューオーリンズ	3.43
セントルイス	2.79
インディアナポリスおよびシカゴ	2.77
ミシガン	2.47
トロント	1.96
カリフォルニア	1.53

訳注：旧単位と新単位の換算は、1ベクレル＝27ピコキュリー。

セントルイスの研究は、世界中で他の歯のプロジェクトの火付け役となった。チェコスロバキア、デンマーク、イングランドとウェールズ、フィンランド、ファロー諸島、グリーンランド、イタリア、ノルウェーの科学者たち全員が、セントルイスの委員会が発見したことを見いだした。核実験の続行にともない、乳歯のストロンチウム90の濃度は急速に上昇したのである。フィンランドでの研究は大規模なもののひとつで、1960年から1970年までに5400本の乳歯が集められた。フィンランド歯科医師会、宗教団体、教師、歯科医師の協力を得て、ヘルシンキ大学歯学研究所が歯を集めた。時間とともにストロンチウム90の平均値の鋭い上昇がみられただけでなく、ローゼン

タールの実験室で得られた知見と同様に、門歯は臼歯に比べて濃度が低いことも分かった。

1969年にワシントン州リッチランドのハンフォード核兵器工場で開かれた放射線生物学シンポジウムで、ローゼンタールは研究の最終結果を発表した。確かにセントルイス乳歯のストロンチウム90の平均値は、モラトリアム期間の例外を除き、1950年以来毎年上昇した。ピークは1964年生まれのセントルイスの子どもたちだった。カルシウム1g当たりのストロンチウム90の平均濃度のピコキュリー数は、門歯と臼歯でそれぞれ9.0と14.6であった。1951年生まれのピコキュリー数では両者とも1.0を下回っていた。これは1964年生まれの子どもたちには、核実験開始以前に生まれた子どもたちに比べて少なくとも20倍、多い場合は80倍の放射線被曝の負荷がかかっていることを示している。

ローゼンタールの論文は、核実験期間のあいだ胎児の骨のストロンチウム90の急速な上昇を示すことにより、さらなる悪いニュースを伝えていた。しかしいくつかの朗報もあった。核実験禁止条約が発効したあと、骨に検出されるストロンチウム90の数値は毎年減少していったのである。4年前に比べて、1968年後半の死亡胎児におけるストロンチウム90は半分以下であった。核実験が行なわれないと子どもの身体と健康へのダメージは小さくなることを意味する。

いまや大気圏内核実験は終わったので、環境と身体の放射能の測定値は急速に減少していった。早く崩壊する核種（半減期8日のヨウ素131など）はほとんどなくなった。ストロンチウム90（半減期28.7年）のような半減期の長い核種はまだ存在するが、量的には急速に減少しつつある。一般に、1963〜1964年のピーク時から1960年代末までにレベルは約50%減少した。

1. セントルイスの死亡胎児の下顎骨のストロンチウム90平均値は、1964年末から1968年末までに6.0から2.7（カルシウム1g当たりのストロンチウム90のピコキュリー数）に減少した。

2. 米国の0～4歳の子どもの骨のストロンチウム90平均値は、1964年から1971年までに4.25から2.01（カルシウム1g当たりのストロンチウム90のピコキュリー数）に減少した。

3. ニューヨーク市の成人の骨のストロンチウム90平均値は、1965年から1974年までに2.2から1.0（カルシウム1g当たりのストロンチウム90のピコキュリー数）に減少した（サンフランシスコでは1.2から0.6に減少）。

4. おおむね全米平均に近い、米国の9都市のストロンチウム90平均値は、1964年から1970年までに24から6（ミルク1リットル当たりのストロンチウム90のピコキュリー数）に減少した。

1968年の半ばと後期に全米で放射能のレベルが減少するにつれ、アメリカの子どもたちの病気発生率と死亡率にも、奇妙に類似した減少がみられた。1964年以降、乳児死亡率は毎年急速に下がり、1950年以前と同様のところまでいった。5.5ポンド［注：2500g］未満の低出生体重児と死産の比率も同様に急減した。

表6-2　核実験中と停止後の5歳前小児ガンの症例数
（コネティカット州）

核実験中	
年	症例数
1962	60
1963	58
1964	53

核実験停止後	
年	症例数
1965	38
1966	43
1967	43
1968	30

子どものガンも、発生率（新たに診断される症例）、死亡率ともに急減した。コネティカットは依然として信頼できるガン登録をしている唯一の州であるが、核実験停止後に急速な減少が起こっている。最大幅の減少が起こったのは5歳前にガンと診断された最年少の年齢階級である。1962年には同州の5歳前の小児ガンは、60症例で過去最高であったが、1968年までに半分の30症例に下がった（表6-2）。発生率は、ネバダ核実験の放射性降下物が食品と人体に入る前の水準に戻ったのである。

　小児ガンの発生率が下がり、治療法は急速に進歩したので、アメリカの子どもたちのガン死亡率も急速に下がった。1963年から1970年にかけて環境と人体の放射能レベルが減少するにつれて、死亡率も下がった。死亡率は10万人当たりで9.08人から6.85人へと25％も急減したのである。たとえ小児ガンの死亡率が20世紀の残りの期間に減少を続けるとしても、核実験停止後の急減はもっとも鋭い減少として記録されるだろうということが分かった。表6-3は1963年から2005年までの米国の0から9歳までの小児ガン死亡率の推移である。

表6-3　米国の小児ガン死亡率の推移

年	死亡数	10万人当たり死亡率
1963	3489	9.08
1965	3106	8.16
1970	2542	6.85
1975	1769	5.04
1980	1463	4.43
1985	1264	3.64
1990	1172	3.22
1995	1081	2.76
2000	1001	2.52
2005	937	2.35

　子どもを救う能力は、ガン研究産業の焦点のひとつとなった。現在生きている約25万人のアメリカ人が小児ガンの経験者である。

　1968年1月、乳歯プロジェクトはおそらくそれまでで最大の脅威といえ

るものに出会った。寒い冬の夜、デルマー街にある委員会の事務所で大きな火事が起こった。事実上すべての機材、家具、書籍が燃えた。しかし驚くべきことに、消防士たちは乳歯と情報カードの入った多くの箱を事務所の隣の路地に投げ出すことができたのである。知らせを受けて駆け付けたボランティアとスタッフは、冷水でダメージを受けずに済んだこれらの箱の中から、宝物である歯を救うことができた。何枚かのカードは燃えたので捨てなければならなかったが、驚くべきことに歯の80%以上、合計10万本以上が救われ、委員会の新しい事務所におさめられたのである。

1970年、公衆衛生局とダンフォース財団からの資金助成が止まった。歯のプロジェクトはまだセントルイス地域のなかで驚くほど大きな注目を浴びていたが、セントルイス委員会の指導者たちは研究を終結させる時期が来たと思った。すべての目的が達成された。多くの歯が測定された。大気圏内核実験中の人体へのストロンチウム90の蓄積が示された。実験終結後の急速な減少も示された。結果は医学雑誌と科学雑誌に発表された。

たぶんもっとも重要なことは、歯の研究が核実験禁止条約の通過に貢献したことであり、それによって数千人のアメリカ人の命が救われたかもしれないのだ。「私たちの多くがその創設者たちとともに乳歯調査のために働いた。核実験禁止条約の実現のため最善を尽くそうと思ってである」とローガンは説明する。ローゼンタールはさらに率直に言う。「われわれは成すべきことを成し遂げた」と彼は回想している。

1971年1月、セントルイス委員会は、ワシントン大学歯学部に研究を譲ったことを公にした。残っている歯は倉庫に貯蔵された。誰も正確に何本の歯が収集されたかは知らない。「約50万本だと思います」とセントルイス委員会の熱心なボランティアであったソフィー・グッドマンは述べた。セントルイス委員会のニュースレター『科学と市民』に公表された数によれば、より正確な見積もりは、30万本を少し上回るというものだ。

当然、セントルイス研究の終結により、米国では歯の放射能レベル測定の

プログラムが存在しない状態になった。環境中（大気、水、牛乳、土壌など）のレベルについての連邦政府と州政府の測定は続いたが、歯の研究を政府は取り上げなかった。核実験の終わりと全米での放射能の急減は、人間の健康への最大の人為的脅威を減少させたが、終わらせたわけではなかった。

政府職員は放射能をモニターする義務を緩和させた。1971年、子どもたちの骨のストロンチウム90を測定するプログラムは、10年の歳月にわたる3000の検体の調査をもって終わった。1982年には、ニューヨーク市とサンフランシスコ市の成人の骨の30年近い測定が終わった。米国はいまやどれだけの放射能が市民の体内に入っているかを理解する手段を持っていなかった。

多くの人は核実験禁止条約の成立を歯の研究のもっとも重要な目的だったと考えた。しかし他の疑問もあった。アメリカ人は放射性降下物によって害を受けたのか。放射線の被曝は子どもたちのガンの原因となったか。放射性降下物によってガン以外の健康問題は起こったのか。人についての新たな研究がなされねばならなかった。H・T・ブルメンタール博士（医学博士）は、セントルイス委員会ニュースレターの1964年の号の記事に、「動物実験データから人の状況へと情報を外挿［注：翻訳］する特定の方法がある」とコメントしている。ただし、これは長くて難しい仕事になるであろう[*5]。

このトピックはもちろんセントルイス委員会の内部でも討論された。「私たちは10〜15年間の健康追跡調査をしたかった」と1960年代初頭に研究を率いたイボンヌ・ローガンは述べた。「私たちは研究の価値は同じ子どもたちを15年後に追跡することによってのみ実証されると常に言ってきた」。コモナーはそれぞれの子どものストロンチウム90のレベルが分かるように、個別の歯の計測を望んだ。しかしローゼンタールは拒んだ。当時の技術では正確なストロンチウム90のレベルの測定は、歯をまとめて測ることによってのみ可能だったからだ。ローゼンタールの機械は1本の乳歯中の放射能の

[*5] 例えばマウスなどの動物実験では放射線被曝の次世代への影響は明らかであるが、広島・長崎の被爆二世においては、健康影響は不明である。

ような微量の正確な計測はできなかった。よってセントルイスの歯を用いた健康追跡調査はできなかったのである。

しかしそのような研究はより大きなサンプルを用いれば可能であった。骨のストロンチウム 90 の測定はたいてい顎の骨や脊椎骨で行なわれるので、それらは十分に大きい。1960 年代に少なくとも 3 件の「症例対照研究」が行なわれたことが分かった。この研究は病気を持つ人と持たない人とを比べたものである。3 つの研究はガンになっている人となっていない人の骨のストロンチウム 90 を計測していた。ひとつの研究は米国で行なわれ、他は日本とポーランドで行なわれた[*6]。

それぞれ医学雑誌に発表されたが、これらの研究から多くのことを学ぶことはできなかった。サンプル規模が小さく、子どもをほとんど含んでいなかった。最大規模の研究は日本の科学者によるもので、10 歳になる前に白血病で死んだ 6 人の子どもを含んでいた。彼らの上腕骨の平均ストロンチウム 90 レベルは白血病以外の病気で死んだ子どもたちよりも 46% 高かった。しかしこれらの研究ではまだ結論を引き出すには十分でなかった。

このように、放射性降下物がアメリカ人の健康を害したかどうかについての理解は得られないまま、大気圏内核実験の時代は終わった。核実験場の近くに住んでいてガンになったネバダとユタの住民でさえ、連邦政府から放射性降下物が原因であるという認定を得られなかった。この問題は少なくとも当面のあいだは放棄された。

セントルイス乳歯調査はいくつかの価値あるものを残した。そして科学界に重要な軌跡を残した。世界最大規模の体内放射線研究だったからである。

[*6] 本書巻末の文献リストの Sato and Sakka 1968 にあるように、この日本の症例対照研究は 1968 年に白血病について行なわれた。東北大学医学部放射線基礎医学教室の佐藤周子（さとうちかこ）博士と粟冠正利（さっかまさとし）教授、放射線医学総合研究所物理研究部の橋詰雅（はしづめただし）博士の共同研究の英語論文である。東北大学で病理解剖された白血病患者 43 人の骨のストロンチウム 90 濃度は、健康人より高かったが有意差はなかった。19 歳以下の患者では 20 歳以上の患者より濃度が高かった。

多くの国の科学者がその結果に注目し、同時に同様な研究を行なった。将来的には乳歯のストロンチウム90についての別の研究も真似て行なわれるであろう。

それは政治の領域にも重要な軌跡を残した。結果はセントルイスにおいてのみでなく、全米において、急速に蓄積する核実験の放射性降下物についての市民の教育に用いられた。最終的にそれは大気圏内核実験の停止をもたらすのに貢献した。研究が科学の要素が強いのか政治の要素が強いのか、については意見が分かれている。「私たちは科学に固執し、政治は除外しようとした」とライスは述べるが、ローゼンタールは言う。「私たちが行なったことは非常に政治的だった。」

調査はセントルイスのコミュニティの一部となっていた。2001年、研究開始から40年以上たったのち、ローゼンタールは「歯を寄付してもらった記念のバッジで研究のことを覚えている多くの人々と出会ってきた」と述べた。彼はワシントン大学での最近の会合で付け加えた。「数人の人々が11月中旬にワシントン大学の名誉教授の会合に私を訪ねてきて、自分の子どもたちが歯を寄付したと言っていました。」

しかし歯のプロジェクトはまた、科学知識の進歩と全般的な市民生活の向上のために、科学者が市民と共同するモデルをつくった。核の時代の前には科学知識は現在と比べると相対的に洗練されていなかった。しかし原子力を含むいくつかの領域で、大きな技術的進展がなされた。すべての人々の生活に影響を与えうる進展である。だから、人々がこの領域でかかわることが重要である。さもないと、科学エリートたちが市民に代わって決定を行なってしまうという危険性につながる。

ルイーズ・ライスは、科学の理解と知識の政策への転換において市民が演じる特別な役割について、誇らしげに指摘した。「組織された人々のグループが言葉だけではなく、科学的データをもって取り組むなら、政府に効果的に圧力をかけることができると知って私は感動しています」と彼女は1996

年に書いた。コモナーは自身の著書『科学と生存』[*7]において、この画期的な努力の価値をもっともうまく表現したかもしれない。

「科学者たちが、放射性降下物の問題について説明しようとしていることが世間に知れわたると、たちまち質問が殺到した。……どの講演会でも、さらなる講演会のリクエストがなされた。われわれ科学者の多くは、地域社会むけの講演のスケジュールを忙しくこなしていった。すなわち、PTA、ライオンズクラブ、ロータリークラブ、公開討論会、テレビインタビューなどである。……われわれの国および世界が、核実験、市民防衛、軍縮に関し、どんな政策にしたがうべきかを自分で決める場合に、おのおのの市民が知らなければならない情報を一般市民のために準備することが極めて必要性の高いものであることが分かった。

抜けた歯を捨てると歯の妖精がやってくるという昔からの言い伝えをあきらめて、乳歯を科学のために役立たせた子どもたちは、この場合、彼ら自身のよりよい将来のために、新しい科学的知識を発展させる手助けをしたのである」(『科学と人類の生存』バリー・コモナー、安部喜也・半谷高久訳、講談社、1971年)。

[*7] 邦訳は『科学と人類の生存　生態学者が警告する明日の世界』バリー・コモナー、安部喜也・半谷高久訳(講談社、1971年)

第Ⅲ部 原発の放出放射能

第7章

原発が放射線の健康影響への関心を再燃させる

　1953年、新大統領ドワイト・D・アイゼンハワーは彼の数人のアドバイザーに会った。市民の間で高まる核エネルギーに対する恐怖について、何かがなされなければならなかった。ソ連との核兵器競争は全速力で行なわれていた。人々は核兵器攻撃で何百万人ものアメリカ人が殺されることがありうると次第に気づくようになった。彼らはまたネバダと太平洋でのそれぞれの核実験で環境に有害な放射性降下物が広がり、呼吸と食物連鎖を通じて人体に入ってくることにも気づきつつあった。

　国民は核エネルギーが単なる戦争のための手段ではなく、もっと破壊的でない別の利用法があることを理解する必要があった。そうした利用法のひとつは核エネルギーで電気をつくることだった。科学者たちはウラン原子に中性子がぶつかって生じる大きな熱がタービンを通じて電気に変換できることを発見した。当時の電気のほとんどは、石炭の燃焼という大気汚染を起こすプロセスでつくられていたので、原子力がもうひとつの潜在的によりクリーンな選択肢であると思われた。

　1953年12月8日にアイゼンハワーは国連総会で演説して、米国は核分裂物質を次のことのために世界中に分配できると雄弁に訴えた。

　　「(核エネルギーは) 人類の平和の希求に資する利用目的で使われる方法を工夫することになるだろう。例えば、核エネルギーを農業や医療や、その他の平和的活動のニーズのために応用することを目的として、専門家たちを動員することになる。また、世界の電力が不足している地域で、あり余る電力を提供することもその特別な目的となる。そうした体制に

よって、核物質を供出する各国は、人類への脅威ではなく、そのニーズに貢献することに、国力の一部を捧げることになる。」
（「平和のための原子力（1953年）」駐日米国大使館HPより）

いまや「平和のための原子力」という言葉が流通するようになった。アイゼンハワーはすばやく動いて連邦議会に支援を求めた。1954年原子力法は電力会社に原子炉の開発を認めた。原爆に使われたのと同じウランが原子炉の燃料となった[*1]。連邦政府の原子力委員会はすべての原子炉に対する規制権限を与えられた。

原子力委員会は原子力の民間開発のための政府の代弁者となった。原子炉は原子力委員会のお気に入りだった。1954年の演説で、原子力委員会議長ルイス・ストラウスは「あまりに値段が安くて電気メーターで測れない」という言葉を使った。これは原子力についての象徴する言葉となった。もっとも原子力産業にとって、あとから悩みの種となるのであるが。

「私たちの子どもたちは『あまりに値段が安くてメーターで測れない』電気エネルギーを享受するだろう、そして周期的な地域の大飢饉は歴史上の出来事としてのみ知られるようになるだろう、海上も海底も空中も最小の危険と最大の速度でなんなく旅行できるようになるだろう、病気が克服され、老化の原因が理解できるようになるので、もっと長生きするようになるだろう。このような期待を抱くのも大それたことではなくなるだろう。これが平和の時代の予測である。」

政府は「原子力平和利用」を有力な支援者の一部に直接働きかけることも含め、推進のチアリーダーとなった。そのひとりはテレビ、映画、テーマパークの大立役者、ウォルト・ディズニー[*2]で、ディズニーは長く公共事業に

[*1] 原爆は高濃縮ウラン、発電用原子炉は天然ウランまたは低濃縮ウラン、原潜用原子炉は高濃縮ウランである。
[*2] ウォルト・ディズニー（1901～1966年）は米国の「アニメーター、プロデューサー、映画監督、脚本家、声優、実業家、エンターテイナー」。ミッキーマウス、ディズニーランド、反共主義、共和党支持などで知られる。日本では正力松太郎（1885

かかわった。政府職員はディズニーに会い、原子力が世界の人々に脅威となるのではなく恩恵を与えることをアメリカ人に伝えるために、彼のメディアをいかに活用するかを話し合った。1955 年 12 月のディズニーとのミーティングでは好意的な反応を得ることができ、原子力についてのアニメ制作が始まった。

ディズニーの顧問であったハインツ・ハーバー博士は、宇宙物理学者で第二次大戦中はナチスドイツの空軍に所属していた。ハーバーは米国海軍およびゼネラルダイナミクス社（原子力潜水艦をつくった）と協力し、『わが友、原子力』という新刊書にもとづく 60 分のアニメ作品を配信した。そのストーリーは漁師がびんのふたを開けるところから始まる。すると精霊のジニーがあらわれ、ジニーは漁師に自分を解放した者はだれでも殺すと言う[*3]。漁師はトリックを使ってジニーをびんに戻したあと、ジニーを再び解放したら、自分の願いを聞き入れてくれるようにジニーに説得する。原子力への伏線はあからさまである。映画の残りの部分では、原子力の潜在的な利用が描かれ、「クリーン」な原子炉がいつか「ダーティ」な石油・石炭発電所にとって代わるだろう、という予言も含まれる。原子炉と、農業、医学、家庭用品のようなその他の利用は、「原子力のジニーを友達にするチャンス」として描かれている。この映画は 1957 年 1 月に好奇心旺盛なアメリカ国民に公開された。

強引な広報にもかかわらず、原子炉をつくろうとする民間企業の期待された大波は来なかった。電力会社は、原子炉がウランを用いており、核兵器の爆発で生み出されるのと同じ 100 種類以上の放射性核種をつくりだすことを知っていた。彼らはこの放射能を原子炉のなかに閉じ込め、放出されないようにしなければならなかった。ブルックヘブン国立研究所の 1957 年のある研究は、放射能の大量放出が起これば何千人もが死ぬか病気になることを確

〜 1969 年、元警察官僚。読売新聞社主、国会議員、初代科学技術庁長官として原発を推進）などの役割が比較的近いかもしれない。有馬哲夫『原発・正力・CIA』（新潮新書 2008 年）などを参照。

[*3] 米国の小学生 2 人がつくった反核短編映画『魔法のランプのジニー』（2005 年）もこれを念頭においているのかもしれない。ジニーはイスラム神話の精霊。閉じこめられていたランプやびんから出してくれた人の願い事をかなえる精霊とされる。（アルク社ウェブサイト http://eow.alc.co.jp/genie/UTF-8/?ref=sa）

認した*4。被害自体がひどいだけでなく、損害賠償を求める訴訟がおそらく電力会社を破産させるだろう。

　再び救いの手をさしのべたのは政府であった。連邦議会は1957年にすばやくプライス・アンダーソン法を通過させた*5。この法律は大事故が起きたときの法的責任による会社の支払いを、たとえ実際の損害がはるかに上回るとしても6億ドル以下に制限していた。6億ドルを超える分については納税者の負担となるのである。

　この救済措置を得て、電力会社は原子炉を発注し始めた。最初に建設されたのはシッピングポート原発*6で、ピッツバーグの郊外であった。公式に着工するために、デンバーに滞在していたアイゼンハワー大統領は、原発建設の自動ショベルを動かすべく、魔法の杖でも使ったように難題をたちどころに解決した。シッピングポートの設計は海軍からウェスティングハウス社に提供され、海軍は同じ設計を原子力潜水艦に用いていた。原子炉は小さく、建設に二年しかかからなかった。1957年12月に原子炉は十分に試験がなされ、世界で最初に電気をつくった商業原子炉*7となった。

　続く年月に他の原発が操業を開始した。初期の原発のなかには、ピッツバーグの他に、シカゴ、ニューヨーク、デトロイトを含む、大都市の近くに立

---

*4　ブルックヘブン国立研究所の研究はいわゆる「WASH～740」である。武田徹『「核」論』(勁草書房2002年)143頁参照。武谷三男編『原子力発電』岩波新書1976年、瀬尾健『原発事故の恐怖』風媒社2000年を参照。日本の研究では1960年の科学技術庁の原子力産業会議への委託研究に相当する。数シーベルトの被曝による数百人から数万人の住民の急性死というのがこの最悪事態である。2011年の福島原発事故では、震災翌日の3月12日に日本政府は「ベント難航時の最悪事態」を想定していたことが共同通信の取材で5月に分かった(長崎新聞、西日本新聞2011年5月4日)。
*5　プライス・アンダーソン法を参考にした日本の原子力損害賠償法は1961年に成立した。前掲武田『「核」論』144頁参照。
*6　シッピングポート原発は1954年着工、1957年臨界、1958年営業運転開始、1982年廃炉。http://en.wikipedia.org/wiki/Shippingport_Atomic_Power_Station
*7　1956年に運転開始の英国コールダーホール原発(マグノックス炉)は発電と軍用プルトニウム生産の軍民両用なので、商業原子炉としては1957年のシッピングポートが最初なのであろう。世界最初の商業原発はソ連のオブニンスク(1954年)とも言われる。

地したものがあった。ただし実際、この初期の時代に計画された原子炉のうちで操業にこぎつけたのはごく一部である。いくつかの電力会社の原子炉操業計画はかなり乱暴なものだった。米国最大の都市で当時の人口が800万に近かったニューヨークでは、コンソリデーテッド・エジソン社の次のような多くの原子炉の標的となった。

　——マンハッタン中央部のセントラルパークの下の原子炉
　——マンハッタンに隣接するイーストリバーの中洲にあるルーズベルト島の地下の原子炉
　——マンハッタンに隣接するイーストリバーを超えてすぐのクイーンズ地区の原子炉
　——市の南部のコニー島沖のふたつの人工島に8基の原子炉

　コンソリデーテッド・エジソン社は、1962年にクイーンズのラベンスウッドという原子炉の建設を原子力委員会に公式に申請した。反応は強烈で、原発賛成の人たちからさえ反発があった。市民たちは組織して公聴会を開き、「なぜ1000万人の市民で安全の賭けをするのか」と言って抗議した。コンソリデーテッド・エジソン社が1964年、ついにその計画を撤回したとき、原子力委員会の前議長デヴィッド・リリエンソール[8]はその決定をほめたたえ、この決定は「全米で大都市への原子炉立地の将来に影響する」と述べた。確かに、現在までアメリカの大都市に原子炉が建てられたことはない[9]。

　1960年代には原子炉の建設に2〜3年を要しただけであった。規模が比較

---

[8]　デヴィッド・リリエンソール（1899〜1981年）は米国の高級官僚。テネシー渓谷開発計画（TVA）や原子力で活躍。邦訳に『原爆から生き残る道　変化・希望・爆弾』鹿島守之助訳（鹿島研究所出版会1965年）、『岐路にたつ原子力　平和利用と安全性をめざして』古川和男訳、監訳：西堀栄三郎（日本生産性本部1981年）などがある。
　　　http://en.wikipedia.org/wiki/David_E._Lilienthal

[9]　日本では1964年原子力委員会決定の「原子炉立地審査指針およびその適応に関する判断のめやすについて」で仮想事故について全身線量250ミリシーベルト、集団被曝線量2万人シーベルトを目安にすることになったので、「過疎地」への立地が原則となり、米国のような「大都市近郊立地をめぐる論争」は起こらなかった。前掲武田『核』論145〜148頁参照。最初の商業原発である東海原発は1966年臨界。

的小さかったからである。1970年の終わりまでに19基が操業に入り、さらに数百基の建設計画があった。リチャード・ニクソン大統領［注：任期1969～1974年］は、20世紀末までに米国で1000基の原子炉が操業しているだろうと予言した。

　しかしニクソンの予測は遠く及ばなかった[*10]。原子炉が大きくなるにつれて、規制と建設のプロセスは終わるまで長くかかるようになった。計画の発表と原子炉の完成までにしばしば10～15年を要するようになった。建設が予想より長引くと、建設コストも跳ね上がった。現在のドル価値でみると、原子炉1基の建設コストは20億ドルあるいはそれ以上である。原子炉プロジェクトに融資する銀行は発電開始まで何十年もかかり、収益からローンを返済するのに時間がかかるので苛立つようになった。

　急騰するコストの他に、原子炉のもうひとつの問題点は安全性である。1966年にミシガン州南東部のフェルミ原発1号で事故が起こった[*11]。原子炉の炉心の一部が溶融し、原子炉格納容器に大量の放射能がたまった。デトロイト・エジソン社は環境への放射能放出はなかったと主張したが、原子炉を4年間停止し、結局1972年に廃炉にした。1975年にアラバマ州北部のブラウンズフェリー原発で別の事故が起こった。気泡ゴムの漏れをふさいでいた労働者が、狭い空間をろうそくで照らしていたとき、間違って気泡ゴムに火をつけてしまった。燃え盛る火がプラントに広がり、ブラウンズフェリー原発の多くの安全システムが損傷を受けた。プラントは18カ月間止めて損傷を修理し、全システムの作動を確認した。やはり電力会社は原子炉から大気への放射能放出はなかったと主張した。

　これらの事故が市民への唯一の健康上の脅威というわけではなかった。原

---

* 10　米国の原発は1000基どころか、建設累計128基、ピーク時の運転111基、2011年現在の運転104基である。
* 11　1966年のフェルミ原発事故は高速増殖炉の事故なので特に重大であり、デトロイト壊滅の手前まで行ったともいわれる。最初の炉心溶融事故と言われる。『ドキュメント原子炉災害』ジョン・G・フラー、田窪雅文訳（時事通信社1978年）を参照。フラーの原著タイトルは *We Almost Lost Detroit* であった。
　　http://en.wikipedia.org/wiki/Nuclear_and_radiation_accidents

子炉は日常的に大気中へ放射能を放出する。その一部は事故だが、あるものは単に操業中の調整としての放出である。さまざまな安全上の機構によって放出される線量は減少する。ウラン原子の核分裂は原爆では制御されないが、原子炉では制御される。原子炉の炉心（燃料棒集合体）は圧力容器の中にあり、圧力容器の内面はクラッドという合金の被覆材で覆われている。圧力容器の外側に、格納容器がある。しかしそれでもなお、放射能を放出する必要がある。それぞれの原子炉には煙突のような排気筒があり、有害な放射能がそこを通る。さらに、原子炉のなかに放射性排水がたまり、定期的に外部へ放出されねばならない。

　このような事態に呼応して、原子力委員会は原子炉から放出される放射能と環境中の放射能の許容基準を設定した。それにより、電力会社はどれだけの放射能が放出され環境に入ったかを原発ごとに報告することが求められた。しかし規制に適合している限りは、それ以上の措置はとられなかった。これらの低い線量は無害とみなされ、健康調査は行なわれなかった。

　公衆衛生局は1950年代と1960年代には健康、特に乳幼児と子どもの健康についての統計は、現在収集しているものに比べるとほとんど持っていなかった。少ない指標のひとつは乳児死亡率、すなわち1歳までに死ぬ赤ちゃんの比率であった。子どもの98％は生き残り、核施設はしばしば農村部（大都市から30マイル［注：48km］）に位置していたので、最大量の放出放射能にさらされた乳児の間における死亡数は少ないことが多かった。

　ひとつの例外はニューヨーク州ピークスキルで、ここはニューヨーク市の郊外で人口1万9000人である＊12。ニューヨーク市中心部への原子炉立地承認に失敗したコンソリデーテッド・エジソン社はピークスキルの街の中心からちょうど2マイル［注：3.2km］のところにインディアンポイント原発の立地点を選んだ。この原子炉は1962年8月2日に操業を開始し、1963年1月1日にフル稼働となった。1960～62年（原子炉は建設中）と1963～65年

＊12　日本で言うと「全国で唯一県庁所在地にある原発」として知られる松江市の島根原発（1号機、2号機運転中、3号機建設中）が想起される。松江市の人口は約19万人。

116　第7章　原子炉が放射線の健康影響への関心を再燃させる

（原子炉は操業して放射能を放出）に死亡したピークスキルの乳児の数は、28人から49人へと72％上昇した。このショッキングな数字に州政府と市役所の保健当局は気付かなかった。

　乳児死亡率は放射線の健康リスクを追跡するひとつの方法である。しかし最良の方法は小児ガンである。残念ながら、原子炉が操業を開始してから専門的な研究は行なわれていない。さらに残念なことに、コネティカットは1960年代において信頼できるガン登録を有していた唯一の州であり、1970年代にアイオワ州が加わった。よって、放射能放出の開始以降に原発近くのより多くの子どもたちがガンになったかどうかについての徹底的な再評価は不可能である。しかしこれらの州からのわずかなデータはそうした事態が起こりつつあることを示唆している。

　コネティカットでハダムネック原発が1967年7月に操業を開始し、1970年10月にマイルストーン1号原発が続いた。1960年代の半ばと後期に核実験禁止条約がコネティカットその他の地域で放射性降下物を減少させたあと、小児ガン、特に白血病の発生率は減っていた。しかし事態は急激に変わった。5歳未満の小児の白血病の新しい症例数は1968年から1971年にかけて3倍以上も増えたのである。年間の症例数は7、10、17、25と上昇し、それからわずかに減って23となった。1971年の25はコネティカットで単年度に記録された症例数としては1964年を例外として過去最大である。

　2基の新しい原発が州全域で子どもに白血病を引き起こすことがありえるだろうか。コネティカットは小さな州であり、2基の原発はそれまでに建設されたなかでも最大規模であった。最初の原子炉の操業開始から33年後の1990年まで、誰もこの可能性を検証しなかった。この年エドワード・ケネディ上院議員[*13]が連邦政府に米国の原発の近くのガン発生率の調査を要求したのである。国立ガン研究所は、3巻の分厚いデータ集をつくることでケネ

＊13　エドワード・ケネディ上院議員（1932～2009年）は民主党の政治家。ケネディ大統領の弟。

ディに答えた*14。その報告書のほとんどはガンの発生ではなくガン死亡についてのデータを分析している。しかしコネティカットとアイオワにおけるガン発生についての情報は、原発の操業開始と地域の子どもたちのガンの強い結びつきを示している。

　原発の立地する郡における 0 〜 19 歳の子どもたちのガン発生率は、原子炉が操業する前は州の平均値よりも 10% 低かった。しかし操業後は州平均より 7% 高くなった。上昇は、白血病と他のあらゆるガンについて調査した 4 つの郡すべてで見られた。数百件のガン発生があったので、この増加は統計学的に有意である。

表7-1　原発操業開始にともなう小児ガンの増加

原子炉 [原発]	郡	操業前	操業開始後	州平均と比べた郡の発生率 (%) 操業前	操業開始後	変化
ハダムネック	コネティカット州ミドルセックス	1950 〜 67 年	1968 〜 84 年	-14	-3	+11
マイルストーン	コネティカット州ニューロンドン	1950 〜 70 年	1971 〜 84 年	-12	+1	+13
デュアンアーノルド	アイオワ州ベントン・リン	1969 〜 74 年	1973 〜 84 年	+7	+28	+21
フォートカルフーン	アイオワ州ハリソン	1969 〜 73 年	1974 〜 84 年	-47	+3	+50
総計				-10	+7	+17
白血病				+4	+26	+22
他のガン				-16	+2	+18

　2006 年に、ある医学雑誌の論文[15]が、国立ガン研究所の研究を取り上げ、

---

* 14　ジェイ・グールドらの『死にいたる虚構　国家による低線量放射線の隠蔽』肥田舜太郎・斉藤紀ほか訳（1994 年自費出版、PKO 法「雑則」を広める会 2008 年）、『低線量内部被曝の脅威　原子炉周辺の健康破壊と疫学的立証の記録』肥田舜太郎・斎藤紀・戸田清・竹野内真理訳（緑風出版 2011 年）はこの国立ガン研究所の研究を批判している。
* 15　Mangano J. J. A short latency between radiation exposure from nuclear plants and cancer in young children. *International Journal of Health Services*

原発近くに住む 10 歳未満の子どもの死亡数を検証した。この研究では明確なパターンが見られた。すなわち、原子炉の操業開始後の最初の 5 年のあいだ死亡率は全米平均にほぼ等しかった。しかし操業開始から 6 〜 10 年後の死亡率は異なっていた。原子炉近隣の小児ガン死亡率は全米平均より 20 ％ほど高かったのであり、これは 600 人近い死亡数に基づいている。より新しい原発近くの小児ガンの調査では 15 ％の上昇がみられた。原発周辺に住むアメリカ人は数千万人であり、この知見は衝撃的なものである。

政府と産業界が描いた原子力のバラ色の未来は 1970 年代に砕け散った。コストの大きな超過はすでに述べたが、フェルミ原発とブラウンズフェリー原発の事故と、活動家ラルフ・ネーダー[16]のような人々によって提起された安全性についての疑問が、電力会社には発注を、銀行には融資を躊躇させた。数百件の原発発注がキャンセルされた。1970 年代の発注は数件にとどまり、最後の発注は 1978 年であった。ニクソンが予想した 1000 基など到底無理であった。結局のところ 128 基が建設された。廃炉もあったため、操業中の原発の数は最高時で 111 基であり、1998 年以降は 104 基で続いている［注：2011 年現在も 104 基である］。2000 年代初頭現在で米国の電気の 20 ％が原子炉によって供給されている。

アメリカ人が原子炉に抱いた健康上の憂慮は、ペンシルバニア州サスケハンナ川のほとりの原発により大きな転換を迎えた。1979 年 3 月 28 日の早朝にスリーマイル島原発のメンテナンス労働者たちが原子炉 2 号機の配管の 1 本の詰まりに気づいたが、この原子炉は数カ月前に操業開始したばかりであった。このタイプの詰まりはよく見られる。

しかし次に起こったことは日常的なものではなかった。メンテナンス労働者は間違って冷却水を止めたが、冷却水は炉心を溶融から防ぐために常に必要なものであった。つまり冷却水なしでは炉心は溶融せざるをえない。次の

2006：36（1）：113-35.
[16]　ラルフ・ネーダー（1934 〜）は弁護士、市民運動家。邦訳は『消費者と公害』青木公・伊藤正孝訳（朝日新聞社 1973 年）など。

3日間は悪夢だった。産業界と政府の原子力関係者は事故と苦闘した。事故は最終的には収束されたが、炉心の半分がメルトダウンしたあとだった[*17]。この破壊された原子炉は永久に閉鎖された。

ペンシルバニア州の中央南部をパニックが襲った。役人たちが沈黙を守るあいだ、数千人の住民が自動車に飛び乗りこの地域を離れ、結局3月30日の朝（事故開始から48時間後）にリチャード・ソーンバーグ知事は［注：8キロ圏の］全妊婦と5歳未満の子どもの避難を勧告した。

放射能が大気中に出たが、その量は分からない。既存のモニタリング装置では、このような規模の事故は想定していなかったからである。原子力規制委員会（NRC）は14キュリーの放射性微粒子（半減期8日以上の放射性物質で、おそらく食品と人体にも入った）が放出されたと主張したが、それは事実上原子炉からの過去最大の放出であった。さらに9972キュリーの気体状の核分裂生成物と放射化生成物[*18]が大気中に放出されたが、これも記録的であった。一部の人はこれらのレベルは過小評価であり、放出量はずっと多かったと考えている。

スリーマイル島原発事故は人々の健康を害したか？　政府は事故のあいだ現地に駆け付けたジミー・カーター大統領をはじめとして、市民に「スリーマイル島では誰も死んでいない」と請け合った。いくつかの医学雑誌論文は、メルトダウンのせいでガンになるのは1人か2人にすぎないだろうと見積もった。他の論文は放射線の医学的影響を無視して、災害の心理学的影響

[*17] 核燃料が溶けて圧力容器の底にたまることをメルトダウン（炉心溶融）という。さらに圧力容器の底から漏れて格納容器内に出てくることをメルトスルー（溶融貫通）という。スリーマイル島ではメルトダウンは起こったがメルトスルーは起こらなかった。福島第一原子力発電所では1〜3号機においてメルトダウンに加えてメルトスルーが起こった可能性がある（2011年6月8日長崎新聞ほか）。沸騰水型（BWR）では制御棒を下から入れるが、加圧水型（PWR）では制御棒を上から入れる。BWRの圧力容器を下から見上げると、制御棒が「槍ぶすまのように刺さって」いる。接合部は衝撃や熱に弱い。だからBWRはPWRに比べて圧力容器の底が損傷しやすいと思われる。スリーマイル島はPWR、福島第一はBWRである。

[*18] ウランやプルトニウムの核分裂によって生じるのが核分裂生成物（放射性ヨウ素、放射性セシウム、放射性ストロンチウムなど）、中性子捕獲などにより生じるのが放射化生成物（コバルト60など）である。

の研究を選んだ。

しかしさまざまな話が報道された。市民は悪臭を感じた。乳幼児と高齢者は胃の調子が悪くなり、頭痛を感じた。異常に多くの地域の動物がガンになった。地域の作物の不作が報道された。

そして地域の住民についての統計数字が続いた[19]。子どもたちが最悪だった。

——原子炉が立地するドーファン郡では、1カ月未満の乳児の死亡率が1978年から1979年にかけて54％上昇した。

——事故後5年間において、原子炉から10マイル［注：16km］以内の15歳未満の子どものガン診断数は34から47に増えた。

——ドーファン、ランカスター、ヨーク郡での10歳未満の子どものガン死亡率は1970年代には全米平均より24％低かったのに、1980年代初頭には全米平均より29％高くなっていた。

スリーマイル島は、原子炉についてそれほど心配していなかった国民の目をさまさせた。ほとんど一晩のうちに、世論調査は原発を恐れるアメリカ人の急増を示した。人々の恐怖は事故についてのメディアの報道と当時の映画『チャイナ・シンドローム』[20]によって広がった。この映画はジェーン・フォンダ、ジャック・レモン、マイケル・ダグラス主演で原発事故を描いたものだった。抗議は急速に広がった。5月にはワシントンD.C.で原発の増設に反対する集会に6万5000人が集まり、同年にはニューヨークでの集会に20

---

[19] スリーマイル島原発事故によってガンが増えたことを指摘する論文に例えば下記がある。Wing S. Richardson D. Armstrong D. Crawford-Brown D. A reevaluation of cancer incidence near the Three Mile Island nuclear plant : the collision of evidence and assumptions. *Environmental Health Perspectives* 105 : 52-57（1997）

[20] 『チャイナ・シンドローム』（1979年）の公開は3月16日で、スリーマイル島原発事故は3月28日だった。ジェームズ・ブリッジ監督、ジェーン・フォンダほか出演。

万人が集まった。1970年代に急速に減少した原発の発注は完全に止まった。

スリーマイル島から少しあと、別のさらに深刻な原発事故が起こり、人々を原子炉の危険、特に子どもたちへの危険に目覚めさせた。1986年4月26日、チェルノブイリ原発の運転員たちは後に非常に無謀だと分かった実験を行なった。彼らは4号機の出力を意図的に下げ、その間発電機への蒸気の流れを止め、数回の激しい爆発を引き起こしたのである。4号機の2000トンの屋根が完全に吹き飛ばされ、原子炉を炎が包み、大量の放射性ガスと放射性粒子がその地域だけでなく、欧州と世界にまき散らされた。放射性物質は人に吸い込まれただけでなく、食品と水を汚染した。

その損害は非常に大きなもので、20年後も犠牲者は増え続けている。一部の人は、最終的には数十万人、さらには数百万人がチェルノブイリ関連の病気で苦しむだろうと考えている[21]。放射能を含む火災の鎮火に勇敢に立ち向かった労働者たちは、放射線障害で苦悶の死に追いやられた。地域からの避難が行なわれ、チェルノブイリ周辺は永久のゴーストタウンとなった。

チェルノブイリからの放射性降下物の雲は大気圏に高く吹き上げられ、地球全体にまわり始めた。科学者たちは欧州を通る経路をモニターした。別の経路は直接北極に向かい、北米に入った。5月5日に始まり、雲は米国上空に漂い、雨によって地上に洗い落とされた。最大の沈着地域は太平洋岸北西部だった。

環境保護庁（EPA）は、チェルノブイリの放射性降下物がどれだけ食品に入ったかを測定し、驚くべき結果を得た。低温殺菌牛乳のヨウ素131平均値は、牛乳1リットル当たりたいてい2～3ピコキュリーである。しかし5月

---

[21] チェルノブイリの健康影響については例えば下記を参照。今中哲二編『チェルノブイリ事故による放射能災害：国際共同研究報告書』技術と人間1998年、*ECRR Chernobyl : 20 Years On.* secon edition. edited by Chris C. Busby and Alexey V. Yablokov. Green Audit Press. 2009. . *Chernobyl : Consequences of the Catastrophe for People and the Environment* by Alexey Yablokov. Vassily Nestrenko. Alecey Nestrenko. edited by Janette Sherman. New York Academy of Science. 2009 ［注：星川淳ほか訳、岩波書店、近刊］

6日から6月終わりまで、レベルは正常値の3倍に跳ね上がった。アイダホ州ボイシ、ワシントン州スポケーン、モンタナ州ヘレナのような場所では平均してそれぞれ 71.0、42.0、30.8 となり、スポケーンでの最高値は 136 であった。反対に雨の少ない地域は大きな影響を受けなかった。フロリダ州タンパ、テキサス州オースチン、デラウェア州ウィルミントンではそれぞれ平均値が 2.6、4.6、5.3 であった。米国政府は食品の汚染についてアメリカ人に何の注意もしなかった。

残念ながら、私たちはチェルノブイリの正確な犠牲者数を永久に知ることができないだろう。医療専門家と科学者たちは、地域の人体への線量の計測をせず、病気の傾向の測定には不十分な仕事しかできなかった[*22]。ただし災害の犠牲が驚くべきものであることをいくら否認しても、奇形の赤ちゃんの写真が世界に出回り始めたので無駄であった。いくつかの写真は治療のために送られた米国やイスラエルで撮影された。喘息、肺炎、その他の免疫関連疾患で苦しむソ連の子どもたちの話はたくさんあった。

チェルノブイリからのひとつの科学的前進が事故から数年後にあった。地域の子どもたちの甲状腺ガンの急増を示す論文が医学雑誌に掲載され始めた。原子炉の風下地域にあたるベラルーシでは、事故の年である 1986 年には甲状腺ガンと診断された 15 歳未満の子どもはたった 2 人だったが、その後年間発生数は 4、5、6 と増えていった。1990 年代に入ると、29、さらに 55 へと急増した。ウクライナの 1980 年代後半の平均値は 8 だったが、26、22、48、42 と増えていった。子どもたちの甲状腺ガンは、チェルノブイリ以前にはほ

[*22] バンダジェフスキー著『人体に入った放射性セシウムの医学的生物学的影響』(茨城大学名誉教授久保田護氏の自費出版 問合せ先：0294-36-2104) では、チェルノブイリ事故での臨床データ、さらには死亡した患者の解剖までして研究が行なわれており、体内におけるセシウム濃度とさまざまな疾患との因果関係のデータが数多く集められている。セシウムは心臓、腎臓、肝臓、免疫系、生殖系、消化器系、ホルモン系などにさまざまな影響を及ぼし、甲状腺ガンにもヨウ素と相乗効果を持って寄与し、胎児の肝臓病や幼児の高血圧、子どもの慢性胃腸炎、女性の月経サイクルの不調や初期流産の原因ともなるとされている。セシウムは尿から排泄されるが、ウクライナのゴメリ州では、突然死の 90% 近くがセシウムによる腎臓障害をともなっていたという。またベラルーシのミンスクの子どもは 20Bq/kg 以上のセシウム 137 濃度を持ち、85% が心電図に病理変化を記録しており、体内放射能が検出されない場合でも、子どもの 4 人に 1 人が心電図に変化が見られたという。合同出版近刊。

とんど聞いたことがなかった。しかし事故からの放射性降下物が甲状腺を攻撃する高レベルの放射性ヨウ素を含んでいるという事実が、この忌むべき傾向を現実にしたのである。

1990年代後半には、チェルノブイリの放射性降下物からもっとも影響を受けそうな1986年と1987年に生まれた赤ちゃんに被害が出ているという発見があった。生後1年までに白血病と診断されるのは稀であるが、その発生率が、旧西独の1986〜1987年の2年間の出生児では48%高くなっていた。ギリシャではその増加分は160%だった。チェルノブイリから5000〜8000マイル［注：8000〜12800km］の米国でも白血病の発生率増加は30%だった*23。

低年齢時にチェルノブイリの放射線にさらされた子どもの、甲状腺ガンと乳児の白血病の発生率は有意に大きいものだった。史上初めて、20年とか30年後ではなくただちに（甲状腺ガンでは4年後に、白血病では1年後に）、原

＊23　ベラルーシ、ウクライナ、ロシアにおいてガン、白血病等の登録制度は完全なものではないので、症例数は実際の数より限られてものであることを念頭に置いた上で、以下のデータを列記する。ベラルーシについては、小児白血病が1.5倍に増えたとのデータがある（Ivanov et al. Infant leukemia in Belarus after the Chernobyl accident. *Radiation and Environmental Biophysics*. vol. 37. pp. 53-55. 1998）。2006年の国立ベラルーシ報告書（*National Belarussian Report*）によれば、1990〜2004年の小児白血病の発生数は1117件に上った。同報告書によれば、ゴメリ地区では成人においてもすべての種類の白血病が有意に増加している。ウクライナの高濃度汚染地域では、小児白血病死亡率が事故の年の1986年より有意に高まり、この傾向は10年続いた。急性リンパ芽球性白血病は、女性より男性のほうに顕著に見られ、男女合わせた数値でも、汚染地帯では非汚染地帯に比べ、3倍高くなった（Noschchenko et al. . 2001）。ウクライナ全体における白血病死亡率は、子どもとリクビダートル（事故処理作業員）の間では事故後5年以内に特に高く、全体としては事故後4から11年後にもっとも高い発生率が見られた（Prysyazhnyuk et al. 2002）。ロシアについては、UNSCEAR（2000）によれば、ブリャンスク地区において、すべての種類の白血病とホジキンリンパ腫が事故後7年目より有意に高まった。またParshekov et al（2006）によれば、事故後10〜15年で、リンパおよび血液のガンによる死亡率は2倍になった。急増が定説の甲状腺ガンを除き、チェルノブイリ事故によるウクライナ、ベラルーシ、ロシアのガンの増加状況の詳細は今後の課題である。なお最近膀胱ガンの増加も報告された。Romanenko et al. Urinary bladder carcinogenesis induced by chronic exposure to persistent low-dose ionizing radiation after Chernobyl accident. *Carcinogenesis*. 30.1821-1831. 2009. 児玉龍彦『内部被曝の真実』（幻冬舎新書2011年）

子炉からの放出放射線による被曝で子どものガンが発生しうるという確実な証拠が出てきた。チェルノブイリの放射性降下物のレベルは、米国の原子炉からの放出量よりずっと大きかったが、ある問題が改めて提起された。米国の原子炉からの平常の放出放射線は子どもたちをガンにするのだろうか。

 チェルノブイリから生じた子どもに対するもうひとつの影響は、乳歯のストロンチウム 90 の研究を再燃させたことだった。1960 年代の大気圏内核実験の停止のあとは放棄されていたが、ドイツ、ギリシャ、ウクライナの研究者たちは歯のストロンチウム 90 の計測を行ない、1986 年以降に生まれた子どもたちではそれ以前に生まれた子どもたちよりずっと高いことを見出したのである。しかし、ストロンチウム 90 が子どもたちのガンやその他の病気に結びついているかどうかという問題は無視されていた。

＃ 第8章

米国の原発が子どもの健康への不安をもたらす

　スリーマイル島原発事故のあと、米国における原発の新規発注はなくなり、数百件の計画が撤回されたが、電力会社は1980年代を通じて新しい原子炉の稼動開始を続行した。1990年までに操業中の原子炉はピークの111基に達し、それは米国の発電電力量の20%を占めた[*1]。(2008年現在は操業中104基、発電電力量の19%である。)

　原子炉からどれだけの放射能が環境へ放出されるかという問題は、行政の通常業務の扱いとなった。電力会社は連邦法に従い、放出量と大気、水、土壌、牛乳中のレベルを計測する。そして乳歯やその他の人体器官中の放射能のモニタリングは行なわれていなかった。

　原発から放出される放射能による健康リスクはあったのか。原発の近くに住む子どもたちはよりガンに侵されやすいのか。米国の原子炉運転の最初の数十年間、これらは未解決の疑問であった。研究されなかったからである。

　たぶん研究者たちは原子炉の問題を十分真剣に取り上げなかったのだ。結局のところ、原発は核兵器ではない。原子力エネルギーの生産者、「原子力の平和利用」なのだ[*2]。おそらく原子炉からの放出は核実験よりずっと少ない

[*1] 日本では原発のシェアは発電電力量の3割、発電設備容量の2割であるから（出力調整を避けたいので火力・水力より稼働率が高い）、米国でも発電設備容量は2割を下回るはずである。

[*2] ここではatomicが使われているので「原子力」と訳した。核（nuclear）と原子力（atomic）はともに軍事利用、民事利用両方に使えるが、最近の英米では軍事利用、民事利用ともにnuclearが多い。日本では「核兵器」「原子力発電」という妙な使い分けがあるが、他方で政府・産業界が望んだ「原子燃料」は定着せず、「核燃料」が一般的になってしまった。原発推進派のウェブサイトを見ても「原子燃料」と「核

ことも一因であろう。たぶんこれは単なる惰性であるが、このトピックはそれまでまったく研究されなかった。きっとこれらを調べるようにという市民からの圧力の欠如であろう。あるいは不愉快な事実は見つけないようにという産業界と政府からの圧力が理由かもしれない。原子炉近隣のガンを研究するために国立衛生研究所（NIH）の助成金が自発的に出されたこともない。

　医療研究者たちはアメリカの子どもたちのガン発生率の確実なデータさえ持っていない。治療は進歩し、死亡率は急速に下がっているので、より意味があるようになったのは、発生率あるいは新しい症例数である。年月がたつにつれて、いくつかの地方政府はガン登録を始め、1973年にニクソン大統領の「ガンとの戦争」の一環としてガン登録の全国システムができた。米国の人口の10％を占める9つの州と都市がこのシステムを構成しており、「監視疫学および結果（SEER）」と呼ばれている。

　1973年はそのデータが利用できる最初の年であったが、米国（SEER）の15歳未満小児ガンの発生率は10万人当たり12.7であった。次の10年間については、発生率はほとんど変わらなかった。しかし1984年以降、発生率は急増し、初めて14を超えたのは1985年、15を超えたのは1991年であった。何がこの増加を引き起こしたのかについて討論が始まった。

　しかし原子炉からの放射能放出はなかなか視野に入ってこなかった。1988年という時期になっても、米国の原子炉近隣の小児ガンについて医学雑誌に発表された論文は1本だけであった。UCLA（カリフォルニア大学ロサンゼルス校）の公衆衛生学教授であったジェームズ・エンストロムは、ロサンゼルス南方のサンオノフレ原発近くの死亡率を調べて、原子炉の運転開始以降、小児白血病死亡の増加はないことを見出した。この論文に対しては、核兵器用のプルトニウム・トリガー［注：水爆を起爆するためのプルトニウム原爆］がつくられていた、デンバー近くのロッキーフラッツ工場近くのガンを調べていたコロラド州保健局のカール・ジョンソンから書簡で素早い反応があった。ジョンソンは原子炉の影響を追跡するうえでは、死亡数ではなく症例数が最

　　燃料」は混在している。

良の手段だと指摘した。ジョンソンは原子炉の運転開始前の9年間に工場から25マイル［注：40km］以内の0～19歳の子どものガン診断数はわずか8例だったことを明らかにした。しかし原子炉がフル操業した1974～1978年の5年間では17症例になっていた。しかしこの地域あるいは他の原子炉近隣地域のさらなる研究はなされなかった。

　意味をもたない研究ばかりの日々は終わりつつあった。欧州の原子炉の近くの高い小児ガン発生率を示す論文を研究者たちが発表しだした。スリーマイル島原発事故は、地域のガン発生率の研究を促進した。1990年までは医学雑誌への論文発表はなかったが、この年コロンビア大学のチームが25歳未満の地域住民のガン発生件数が事故後の5年間で34件から47件へと増加したことを見出したのである。コロンビアのチームはまた、15歳未満の地域の子どものガンが期待値の2倍以上になっていることに着目した。しかし彼らは事故がガンを引き起こしたのではないと結論した。むしろ岩石、土壌、大気の自然放射線が原因だろうというのである。

　1988年にエドワード・ケネディ上院議員が原子炉近隣のガンの問題をついに国政の場に持ち込んだ。ケネディは長く健康問題に関心を持っていたが、国立ガン研究所に原子炉近隣のガンについて包括的研究を行なうよう要請したのである。2年後、国立ガン研究所は研究結果を公表した。

　エンストロムとジョンソンが数年前に見つけたのと同様に、原子炉近隣に住む子どもたちのガン死亡率は異常なパターンを示さなかった。しかしコネティカットとアイオワの原子炉の近くのガン発生率は違っていた。国立ガン研究所の主任研究員シーモア・ジャブロンは自身の論文のなかで、コネティカットとアイオワの原子炉の近くの0～9歳の子どもたちの白血病発生率の有意な増加を認めた。原子炉とガンを結び付ける唯一の知見だった。政府は原子炉のせいで子どもたちがガンになったときちんと認めたわけではなかったが、手始めとはなった。

　学界からの情報が限られているなかで、原子炉近隣で生活することの特に

子どもたちへの健康リスクに国民の目を向けさせたのは、一連の草の根運動だった。こうした運動がもっとも盛り上がったのは米国の北東部だった。北東部は米国のどの地域よりも原子炉の密度が大きく、その多くは老朽化した原子炉だったからである。そしてニューヨーク、フィラデルフィア、ワシントンのような人口密集地があったので、この地域に住む数百万の人々は、少なくともひとつの原子炉の近くに住んでいたのである。

ニュージャージー州は原子炉の健康リスクを理解する運動の温床であった。この小さな州には800万人以上の住民がおり、ニューヨーク市とフィラデルフィアが隣にあった。そこには4基の原子炉があった。大西洋に面しているオイスタークリーク原発は、2006年現在米国で操業中の104基のなかでもっとも老朽化している。米国には、原子炉を3基もつ原発がふたつあり、州の南部のセーラム／ホープクリークは、そのうちのひとつである（他はすべて原発ひとつにつき、原子炉1基か2基である）[*3]。州政府はもっと原発を増設したかったのかもしれないが、4基の公式発注とさらに6基の増設計画は1970年代にキャンセルされた。

1996年にオイスタークリーク原発についての健康に関する憂慮は高まった。このとき『ニューワーク・スターレジャー』紙が、トムズ・リバーの町の異常に多い小児ガン発生を報道したのである。この町はオイスタークリークの風下（北）のわずか9マイル［注：14.4km］に位置しており、他にもふたつの汚染産業であるユニオン・カーバイド社とチバ・ガイギー社[*4]が立地していた。1979年から1984年までにトムズ・リバーの90人の子どもがガンと診断されたが、これは州平均の発生率と同じ場合の期待値67よりも有意に大きかった。

ガンに襲われた子どもたちの家族と一般住民は、全国的にトムズ・リバー

[*3] 東京電力柏崎刈羽原発のようにひとつの原発に7基も集中するのは異常であり、国際的にほとんど例がない。ここは世界一の原発基地と言われる。

[*4] 1984年にインドのボパールの農薬工場で世界最悪の化学災害を起こしたのはユニオン・カーバイド社（後にダウケミカル社に吸収された）のインド子会社であり、薬害スモン事件の原因企業のひとつはチバ・ガイギー社であった。

の町に注目を集めた。特に注目されたのは高い発生率をもたらしたかもしれない環境因子で、オイスタークリークの老朽化した原子炉は市民の注視の的になった。集中発生についてのメディアの広範な報道で、連邦と州の保健当局は集中発生の環境因子の再調査を余儀なくされた。6年近く後の2001年12月に、1000万ドルをかけた研究の結果が公表された。政府は母親が妊娠中に汚染した水を飲んだ場合、5歳前に診断された少女の白血病には潜在的な結びつきがあることを見出したが、この限られたものの他には結びつきはなく、この結びつきについても結論が出たわけではないと注意を促した。

オイスタークリーク原発については、報告書は原子炉からの放射能放出と小児ガン集団発生のあいだの結びつきを見出さなかった。それは実際の放出量は連邦政府の許容基準よりはるかに少ないと指摘し、放出は人口10億人当たり1例の過剰なガン死亡をもたらすにすぎないと見積もった。

ニュージャージー州の乳歯調査の物語については第10章で詳述しよう。

1990年代にメディアで注目された別の原発はマイルストーン原発で、ここでも子どもの健康についての問題が発端となった。その原発はコネティカット南東部のロングアイランドサウンド、ウォーターフォードの町に位置していた。そこには3つの原子炉があり、操業開始は1970年、1975年、1986年であった。マイルストーン原発は、米国の原発のなかで最悪の汚染源のひとつで、その全期間の大気中への放出放射能は、オイスタークリーク原発とイリノイ州のドレスデン原発に次いで3番目に多かった。

1990年代のマイルストーン原発についての騒ぎは90年代、国立ガン研究所が原発付近のガンについての報告を公表したときに始まった。操業開始後に多くのタイプのガンの発生率が増加したのであるが、国立ガン研究所が有意と認めざるをえなかった唯一のものは、マイルストーン1号機の操業開始後のニューロンドン郡における小児白血病の大幅な増加であった。

もし国立ガン研究所の研究者たちがもっと詳しく調べていたら、マイル

ストーンの近くで増えたのは小児白血病だけではないことに気付いたであろう。ニューロンドン郡ではすべてのガンの発生率がすべての年齢階級で州の平均より早く増加したのである。いずれも放射線被曝と密接に結びついている、白血病、甲状腺ガン、骨のガンが増えていた。しかしもっとも劇的に増えていたのは小児ガンだった。マイルストーンの操業前には小児ガンの発生率と死亡率は、州と全国の平均より 12% 低かったが、いまではそれぞれ 3% と 9% 高くなっている。

1995 年はマイルストーン原発にとってトラブル続きの年だった。8 月にはベテラン原子力技師ジョージ・ガラティスが、原発を操業しているノースイースト電力会社を、経営陣の無能力を理由に告訴した。ガラティスは多くの危ない手順が放置され、労働者と公衆が危険にさらされていると告発した。彼はこうした苦情を会社と原子力規制委員会（NRC）の両者に数年前から訴えていたのであるが、進展がなかった。

ノースイースト電力会社の経営陣は告発された内容を認めていない。それから彼らはこの問題を調査するために委員会をつくったが、何もしなかった。ガラティスは問題を NRC に報告した。しかし彼がそうすると、会社側は強硬になった。彼の業務評価を引き下げ、彼の個人ファイルは会社の法務部に送られた。その間原子力規制委員会は、ガラティスの申立てを棄却した。原子力規制委員会自身が状況を 10 年近くのあいだ気づいていたのだから不思議ではない。最終的にガラティスは裁判所に告訴し、メディアが盛んに報道した。

公聴会が開かれ、「内部告発者」に対するハラスメント［注：いやがらせ］の慣習と虚偽および欺瞞的なやり方が暴露された。ガラティスは安全性問題について知っている唯一の労働者ではなかった。企業の構造が効率の悪い規制機関とともに、やり玉にあげられた。ガラティスの言葉によると、

「ノースイースト電力会社では、人こそが最大の安全上の要因になっている。エンジンルームにいる人たちのことではない。ボートを操縦す

る人たち、つまり会社のトップの人たちのことだ。」

1996年3月4日にマイルストーン原発をカバーストーリーにした『タイム』誌が店頭に並んだ。表紙に「原子力の安全について内部告発」というタイトルとともにガラティスの写真が登場し、マイルストーン原発の浅ましい物語が何百万人もの読者に公表された。ノースイースト電力会社は急いでマイルストーン原子炉の2号機と3号機を閉鎖した（1号機はその前の秋に閉鎖されていた）。次の数年間、同原発は運転されず、10億ドルを要した安全と管理手順の変更が行なわれた。原子力規制委員会はこの会社に210万ドルの罰金を科したが、これは記録的な額であった。会社は連邦法違反で有罪となり、さらに1000万ドルの罰金を払った。

マイルストーン1号機は永久に閉鎖され、2号と3号はそれぞれ1999年7月と1998年に運転再開された。ノースイースト電力会社はまた、コネティカット・ヤンキー原発を1996年に閉鎖し、この州では原発の電気が供給されなくなった。しかし州民がこのあいだに異常な停電を経験することはなかったし、電気料金が急騰することもなかった。

原発トラブルのあいだ、ノースイースト電力会社の財務状況は急落し、会社は破産の瀬戸際に立たされた。結局同社はマイルストーン原発をより大きな会社、バージニア州リッチモンドのドミニオン・ニュークリア社に売却した。しかし原発の操業が止まったことで、住民、特に若年層の健康は改善された。

1994年と1995年はマイルストーン原発の3基がすべて操業していた最後の2年であるが、地域の乳児85人が1歳の誕生日までに死亡した。（ここで「地域」とは、コネティカット州ニューロンドン郡とロードアイランド州のケント郡およびワシントン郡をさし、これらはマイルストーンから30マイル［注：48 km］以内ですぐ東の風下地域にあたる。）1996年と1997年には原発は閉鎖されていたが、乳児死亡数は63に急減した。次の2年間にはマイルストーン2号と3号が徐々に運転を再開したのであるが、死亡数は61であった。しか

し 2000～01 年と 2002～03 年は 2 基の原子炉が 90％以上の稼働率を示しており、乳児死亡数は再び急増してそれぞれ 72 と 80 になった。同様のパターンが 1～9 歳の子どもの死亡にも見られた。この転換は両州の保健当局によっては言及されなかったが、こうした劇的な変化はマイルストーン原発の「操業」と「停止」でよくあらわされているのかもしれない。

表8-1 マイルストーン原発と近隣の乳幼児死亡数

期間	原子炉の操業数（基）	乳幼児死亡数
1994～95 年	3	85
1996～97 年	0	63
1998～99 年	1～2	61
2000～01 年	2	72
2002～03 年	2	80

子どもの健康をめぐる論争が起こった原子炉近隣の北東部のもうひとつの地域はロングアイランドにある。1950 年に島の東部、ニューヨーク市から約 60 マイル［注：96km］にあるブルックヘブン国立研究所が操業を始めた。ブルックヘブンは商業原発ではないが、核戦争以外の原子力のさまざまな利用を研究する研究機関である。それは電力会社によってではなく政府によって運営されていたが、その業務はアイビー・リーグ[*5]の科学者たちに委託されていた。

ブルックヘブン研究所が 1950 年に開設されたとき、ロングアイランド東部のサフォーク郡の人口は 66 万 7000 人であり、じゃがいもとその他の農園がまだ景観を支配していた。ブルックヘブン開設当時は、封建制度の領主のようなおもむきがあり、まさにそのようにふるまった。アイビー・リーグの科学者たちは周辺コミュニティの小さな町の住民とはほとんど交流しなかっ

[*5] アイビー・リーグは米国北東部の名門私立大学 8 校によって構成される連盟組織。ブラウン、コロンビア、コーネル、ダートマス、ハーバード、プリンストン、ペンシルバニア、イエールの各大学。アイビー・リーグという組織は 1954 年にできた。これらの大学とブルックヘブン研究所との癒着関係は、ゴールド『低線量内部被爆の脅威』（緑風出版 2011）の第八章にも詳しい。1996 年には、アイビー・リーグ 8 大学を含む 9 大学とブルックヘブン研究所幹部に対し、実業家のサンフォード・ローズが訴訟を起こしている。

た。1980年代までにサフォーク郡の人口は倍増した。多くの市民が都心部から郊外へ移住してきたからである。ブルックヘブンはいまや郊外ドーナツ化の中心となり、環境や健康問題への市民の関心も高まっていった。

1980年代後半に、ロングアイランドの女性たちは乳ガンが増えていることに次第に気づくようになった。この病気は全米で増えていたが、ロングアイランドでは特に多いように思われた。これは多くの人を困惑させた。ロングアイランドは住みやすいところだった。人々は他の地域より良い教育を受けており、良い住宅に住み、良い仕事についていた。より重要なことは、ロングアイランドは大都市の汚染した空気におおわれていなかったことである。しかし人々は、乳ガン発生率は低くなく、高くなっているのではないかと懸念していた。

彼らの懸念は正しかった。1950年代初頭にサフォーク郡の白人女性の乳ガン死亡率は全米平均よりわずかに低かった。しかし1980年代までに郡の死亡率は40％も急増し、全米の死亡率はまったく変わらなかった。毎年300人近くのサフォーク郡の女性がこの病気で死んでいた。その割合は若い女性、中年女性、高齢女性のいずれでも高かった。地域住民はかなりの財政的影響力を持っていて、政治家に耳を傾けさせるのは容易なことだった。1993年、連邦議会はロングアイランド乳ガン研究プロジェクトを承認し、乳ガン発生率の上昇を引き起こしている原因を見つけるための研究に数百万ドルをつぎ込んだ。主にコロンビア大学から来ていた研究者たちは、ブルックヘブン国立研究所を考慮しなかった。

ブルックヘブン国立研究所は、かなりの量の放射性物質およびその他の化学物質を地域環境に放出してきたが、その行為は1980年代後半までほとんどチェックされなかった。そのころになって研究所はスーパーファンド法の対象施設に指定されたのである[*6]。1990年代のなかばに市民とメディアは研

[*6] 「米国で1978年に発覚した『ラブキャナル事件』を契機に制定された『包括的環境対策・補償・責任法（CERCLA）』（1980年）と『スーパーファンド修正および再授権法（SARA）』（1986年）を合わせてスーパーファンド法という。汚染の調査や浄化は米国環境保護庁が行い、汚染責任者を特定するまでの間、浄化費用は石油税などで

究所の行なっていることに公衆の注目を集め、研究所の雲行きは急激にあやしくなった。いくつかの知見を次にあげよう。

――廃棄物プールから放射性トリチウム［注：三重水素］が 12 年間漏れていたが、プールは補修されなかった。
――ガンになった住民が、委託を受けた諸大学とエネルギー省を提訴した。
――エネルギー省は委託した諸大学との契約を、求められる水準に達していないとして解除した。
――高レベルのストロンチウム 90 およびその他の化学物質が、ブルックヘブン国立研究所の地下水で検出された。

1996 年に、ブルックヘブン国立研究所をめぐる闘争が燃え上がったときに、ジェイ・グールド博士[*7]は公的説明責任を求めてたたかい、そして最終的に操業中の 2 基の原子炉の閉鎖を求める市民団体をつくることを思いついた。グールドはニューヨーク市在住の退職した経済統計学者で、ロングアイランドに夏の別荘を持っていた。1990 年、彼は「放射線と公衆衛生プロジェクト（RPHP）」を創設したが、これは原子炉のガンリスクを研究するための科学者と公衆衛生専門職の団体であった。そしてグールドは、放射線健康問題に取り組む地域市民団体を加える必要を理解した。その結果できたのは「放射線の真実のために立ち上がれ（Standing for Truth about Radiation）」略して STAR 財団であった。

STAR 財団は普通の草の根団体ではなかった。それはロングアイランドに住む豊かで政治的に経験豊富な人々が多く参加しており、そのなかには俳優

創設した信託基金（スーパーファンド）から支出する。浄化の費用負担を有害物質に関与した全ての潜在的責任当事者（Potential Responsible Parties：以下 PRP）が負うという責任範囲の広範さが特徴的。PRP には、現在の施設所有・管理者だけでなく、有害物質が処分された当時の所有・管理者、有害物質の発生者、有害物質の輸送業者や融資金融機関を含む。これにより汚染の発生防止に寄与する一方で、資金が直接の浄化事業よりも裁判や調査費用につぎ込まれ浄化が進まない原因とも指摘される」（EIC ネット環境用語集）。
　http://www.eic.or.jp/ecoterm/?act=view&serial=1399
*7　ジェイ・グールドについては謝辞の訳注 * 4 を参照。

のアレック・ボールドウィン[*8]やモデルのクリスティー・ブリンクリー[*9]も含まれる。市民教育とロビー活動の集中的キャンペーンを通じて、STAR財団の努力はアルフォンソ・ダマト上院議員[*10]のような政治家を説得し、ブルックヘブン国立研究所のより大きな説明責任と最終的に原子炉の閉鎖を求めるようになった。そしてSTAR財団は成功した。エネルギー省は1996年と1999年にブルックヘブンの2基の原子炉を閉鎖し、長期にわたる高コストの汚染浄化プロセスが始まった。

地域の小児ガンがブルックヘブンをめぐるキャンペーンに重要な役割を演じたが、その多くはランディ・スネルによって先導された。銀行の役員であるスネルは、ブルックヘブンからちょうど4マイル［注：6.4km］の高所得層向けの郊外地域であるマナービルに妻と4人の娘と一緒に住んでいた。1996年のある日、彼の人生が永久に変わってしまった。4歳の娘ローレンが横紋筋肉腫——ラブドマイオサルコーマ（rhabdomyosarcoma）という多くの人にとって発音が難しい稀な病気——と診断されたからだ。これは軟部組織のガンでおもに子どもに見られるものである。

スネルと彼の妻はガンの子どもの両親がみな経験する苦悩に満ちた儀式、すなわち一連の医師への受診と病院での検査と治療を経験せねばならなかった。ローレンのガンは口に見つかったのであるが、厳しい試練から回復し生き残った。彼女が回復し始めると、スネルの思考は「娘は生きられるだろうか」から「ガンの原因は何か」に向かった。彼は次のように回想する。

　「私の娘はこの病気で苦しんでいるとき、私の首に抱きついて尋ねた。『お父さん、なぜなの』。私は原因を見つけようと決心した。そしてこの病気の唯一の原因は低線量放射線であることを発見した。」

スネルは実際、研究者たちが横紋筋肉腫を放射線被曝と結びつけているこ

---

*8　アレック・ボールドウィン（1958～）は米国の俳優。出演作品に「レッド・オクトーバーを追え！」（1990年）など。
*9　クリスティー・ブリンクリー（1954～）は米国のモデル。
*10　アルフォンソ・ダマト（1937～）は米国の弁護士、政治家。

とを発見した。アリス・スチュアートが40年前に発見したように、妊娠中にX線検査を受けると赤ちゃんが小児期に横紋筋肉腫になる確率は倍増する。横紋筋肉腫のその他の原因は明確には知られていなかった。スネルはまた病院の待合室や地域社会の人々と話すことによって、ブルックヘブン近くのロングアイランドの小さな町に19症例の小児横紋筋肉腫が発生していること、これは通常の期待値の22倍であることを知った。この発見はスネルを行動へと駆り立てた。「なぜこの地域にガンが多発しているかを見つけようと決心した」と彼は言う。

担当職員の彼に対する反応は否定的なものだった。連絡を受けたあとニューヨーク州保健局の職員クレア・ポスピシアルは冷たく拒否する旨の声明を出した。

「私たちが州のガン登録から得た情報によると、横紋筋肉腫の症例数の異常な増加といったようなものは見られません。」

しかしSTAR財団はスネルの主張を取り上げた。クリスティー・ブリンクリーに率いられて、STAR財団は横紋筋肉腫の集団発生についての十分な調査を求めるロビー活動をした。ブリンクリーはサフォーク郡の議員たちに「コミュニティを守るのはあなたたちの仕事であり、責任です」と言った。2000年8月に議会は、横紋筋肉腫についての調査特別委員会の設置を義務づける条例を通過させた。その調査特別委員会は次の数年間、定期的に会合を開いた。しかし委員会の活動は郡の保健当局のリーダーシップで意図的に抑制させられた。当局は原因の発見を急いでいなかったのである。委員会は横紋筋肉腫とブルックヘブンからの放射線被曝の結びつきを見つけることなく解散した。

ロングアイランドでは横紋筋肉腫のみならず、すべての小児ガンの発生率が高いことが分かった。1997年から2001年までに20歳未満のロングアイランド住民720人がガンと診断されたが、これは全米平均より21％高く、ニューヨーク州のほとんどすべての大きな郡より高かった。しかしこの事実は保

健当局やブルックヘブンによってこれまで認知されていない。もっと驚くべきことに、ロングアイランド乳ガン調査は十年をかけ連邦政府の税金3000万ドルを費やして2000年に結論を出し、いかなる形態の汚染（ブルックヘブンからの放射線は因子として考慮されてさえいなかった）との結びつきも見られないとした。乳ガン調査の終結を受けて、そもそもガンの多発などは決してなかったのだと主張する者もあらわれた。この調査を支持した『ニューヨーク・タイムズ』は「ロングアイランドの乳ガン神話」と題する社説を掲載し、次のように述べた。

「ロングアイランドにあるとされた乳ガン多発の環境要因の探索は、無駄な努力の様相を呈し始めた。」

国立ガン研究所のデブラ・ウィン博士はロングアイランドの乳ガン多発について次のように述べた。「私はそれが現実の反映だったとは思いません。それがどこから来たか分かりません。神話ですよ」。しかし多くの人はまだ納得せず、この調査に不満だった。

ブルックヘブン国立研究所の指導部も、原子炉がロングアイランドの住民の健康を害したとは認めなかった。2003年に研究所の所長プラビーン・チャウダリ博士はブルックヘブンの原子炉の閉鎖について次のようにコメントした。

「もし私がブルックヘブンの隣人で、何が進行しているかを知らず、何かが飲料水や土壌に入っていることを突然知らされたとしたら、私も心配するでしょうね。対応もしたかもしれません。しかし今回、新聞記者が入り込み記事を書きました。実際は、問題が現実より大きくなりすぎたのだと思います。」

1990年代に小児ガンの心配が大きくなった別の核施設は、米国史のなかで有名な（あるいは悪名高い）スリーマイル島原発だった。1979年の事故は、破壊された原子炉2号機の永久閉鎖と、もうひとつの原子炉1号機の一時閉

鎖をもたらした。1号機は7年近くも再開できなかった。健康影響は、最初はメルトダウンのあとまもなくガンになった、というような地域住民の間の話として記録された。その一部は子どもたちのガンだった。前の章でみたように、スリーマイル島から10マイル［注：16km］以内の25歳未満の人のガン症例は事故後の最初の5年で38％増加（34件から47件へ）した。

原発を操業していたゼネラル・パブリック・ユーティリティ（GPU）ニュークリア社は、速やかに基金を設置して、事故による住民からの請求を解決するために3000万ドル以上を支払った。しかし放射能によって害が生じたとは認めなかった。支払いが行なわれても、子どもたちを含むガンに苦しむ多くの人々は、法廷に訴えようと決心した。当然、それは長引く煩わしい作業になったが、メルトダウンから20年近く後、この事件は2000人の地域住民を原告として連邦法廷に持ち込まれた[＊11]。しかし速やかに、シルビア・ランボ判事は訴えを却下した。原告住民側の弁護士が望んだ、専門家証人が事故の放射線がガンを起こした事例を証明することを、ランボ判事は阻止したのである。この決定により放射線が起こした損害を電力会社に公的に説明させるチャンスはなくなった。

スリーマイル島原発事故から四半世紀後、多くの人はなお放射能放出が被害をもたらしたと主張している。事故後まもなく6歳の息子をガンで失った地域住民アリス・デイミアはこう述べた。

　　「彼は事故の前は正常で健康な少年でした。……私はまだスリーマイル島原発のせいだと思っています。」

どれだけの被害が引き起こされたかについての完全な合意は決して得られないであろうが、特に子どもたちが害を受けたというかなり多くの証拠がある。ドーファン郡（スリーマイル島原発が位置する）とレバノン郡（東・風下方向で隣にある）において、20歳未満の子ども246人が1985〜1997年にガンと診断されたが、これは州と全米の平均を26％上回る。（州のガン登録は

＊11　米国の制度では、州の地裁、高裁、最高裁と連邦の地裁、高裁、最高裁がある。

1985年にデータ収集を始めたばかりである。）この2郡のガン死亡率はさらにひどく、1980〜2003年に120人死亡で全米の平均より39％高い。

　却下されたスリーマイル島原発訴訟のひとつの問題は、原子炉からどれだけの放射能が地域住民の体内に入ったかについて証拠がないことだ。ただしだからといって、この事実は、少なくとも1人の好奇心旺盛な観察者には見逃されることはなかった。

第 9 章

米国の原発に「歯の妖精プロジェクト」が挑む

　1996年にジェイ・グールドは、スリーマイル島原発訴訟についてのランボ判事による棄却理由を特別な関心をもって読んだ。グールドはニューヨーク市在住の退職した経済統計学者だった。彼はコロンビア大学で博士号を取得し、反トラスト訴訟の専門家証人として輝かしい経歴を持っていた。担当した最後のケースでグールドは、ウェスティングハウス社の代理人となった。グールドは背景資料を読みながら、ウェスティングハウス社は米国の原子炉の大多数を設計したふたつの会社のひとつ（もうひとつはゼネラルエレクトリック社）であることを知った。

　グールドはまもなく物理学者アーネスト・スターングラス博士の面識を得た。スターングラスは1950年代と1960年代にウェスティングハウス社で働いて、その後ピッツバーグ大学の物理学と公衆衛生学の教授になった。退職後スターングラスは妻マリリンがニューヨーク市立大学で職を得られるよう、ニューヨーク市に移住した。彼らはマンハッタンのアッパーウエストサイドのアパートに入居したが、そこは（当時彼は知らなかったのだが）グールドが彼の妻ジェーンとともに住むところからちょうど10ブロック離れたところだった。

　ある晩グールドはスターングラスの講演を聞こうと思った。その日グールドは体調がよくなかったが、無理をおして出かけ、物理学者のスターングラスに自己紹介をした。グールドにはその後どのような進展が待ちかまえているかを想像することもできなかった。スターングラスは核実験から原子炉に至る米国の人工放射能の長い歴史について、燃えるような熱意で話をした。多くの物理学者と違って、スターングラスは放射能レベルの技術的測定だけ

で満足してはいなかった。彼の両親は医師だったので、彼は常に健康と医学に関心を持っていた。そして放射線被曝の健康影響を知ることに熱心だった。

1969年にスターングラスは『エスクワイア』誌に「すべての子どもたちの死」と題した記事を載せて国民にショックを与えた。スターングラスは大気圏内核実験の放射性降下物の結果として37万5000人のアメリカ人乳児が死んだと見積もったのである。彼は次のように書いた。

「乳児死亡率は1935～1950年には着実な減少を示した。しかし1951年のネバダ核実験に始まり1963年の核実験禁止の直後まで、米国で乳児死亡率は突然横ばいになったのである。」

彼の記事において、スターングラスは乳児の健康への害の理論の裏付けとして、ストロンチウム90の人間の生殖細胞への作用をあげた。彼はセントルイスの「いわゆる乳歯調査」からアメリカの子どもたちの体内へのストロンチウム90の蓄積を引用した。スターングラスは主に政府と産業界の人々から、「人騒がせな人」として厳しく批判されてきた。今日まで、乳児死亡率の前述の推移を説明する他のもっともらしい説明が提示されたことは皆無であるにもかかわらずである。

グールドとスターングラスは連絡しあうようになり、頻繁に互いに訪問し始めた。まもなくグールドは、核兵器と原子炉からの放射能の健康影響を調査するための独立した専門職集団のアイデアを思いついた。政府はこのトピックを正直に調べることはないだろうとグールドは考えた。核兵器プログラムがアメリカ人の健康を害したと認めることはなさそうだからだ。アカデミックな研究者たちはそうした仕事ができるであろうが、多くの大学の医療専門職の人々は、政府の研究助成金に大きく依存しており、核兵器プログラムをやり玉にあげることによって助成金を失うリスクを侵したいと思わないだろう。いかなる堅実な研究も独立した集団によって行なわれる必要があった。グールドは裕福だったので、自分でグループに資金を提供できるだろう。彼はその団体を「放射線と公衆衛生プロジェクト（RPHP）」と名づけ、スター

ングラスがその主任科学者となった。

　RPHPは［注：1995年に］堅実なスタートを切った。グールドは『死にいたる虚構』（1990年）と『内部の敵』（1996年）という2冊の本[*1]を上梓したが、それらにはアメリカ人が核兵器と原子炉によって被害を受けているという統計学的証拠がぎっしり詰まっていた。公衆衛生行政官でその研究に関心を持ちグループに加わったジョセフ・マンガーノとともに、グールドとスターングラスは医学雑誌に数本の論文を書いた。ビル・マクダネルもグループにデータと財務の管理者として参加した。グールドはまたRPHPが、地域の支援グループと協力することを思いついた。そのグループがロングアイランドのSTAR財団となった。

　グールド自身は謙虚な男であり、RPHPにはそれが反映されていた。彼は団体の事務所を設置することを辞退し、その代わりに各メンバーが自分の事務所で仕事することを選んだ。グールドとスターングラスは団体の事前に決まった行動計画を設定することもせず、代わりに自由なアカデミックな思考を奨励することを好んだ。「私はいつも、誰かがアイデアを思いついたら他の人と相談し、それをやっていくのがいいと思っていた」とグールドは後年説明している。

　1996年、グールドは失敗したスリーマイル島原発訴訟についての説明を読んだ。それ以前に彼は、政府の研究者たちが、ブルックヘブン国立研究所からの放射能放出をロングアイランドの乳ガンの潜在的原因として考慮さえしなかったことで不快感を抱いていた。グールドは原子力政策になんらかの変化をもたらすためには、放射線によるダメージについてのより強力な証拠が必要であることを認識した。彼はエネルギー省が成人の骨のストロンチウム90の調査を1982年に打ち切って以来、米国には人体、特に原子炉の近くに住む人々の放射能を計測するプログラムがないことを知った。

＊1　2冊の本の邦訳は『死にいたる虚構　国家による低線量放射線の隠蔽』肥田舜太郎・斉藤紀ほか訳（1994年自費出版、PKO法「雑則」を広める会2008年）と『低線量内部被曝の脅威　原子炉周辺の健康破壊と疫学的立証の記録』肥田舜太郎・斎藤紀・戸田清・竹野内真理訳（緑風出版2011年）である。

スターングラスは1996年10月にグールドとこの問題を討論したことを覚えている。セントルイスの乳歯調査に話が及んだとき、グールドはひとつのことを考えた。——核兵器の放射性降下物を米国の原子炉からの放出放射能に置き換えて、乳歯のストロンチウム90の調査をもう一度やってみたらどうか。——スターングラスはすぐに賛成した。こうして再び「歯の妖精プロジェクト」が誕生した。

　原子炉近隣の住民の体内放射性物質についての研究は、これまで1件しか行なわれていない。英国のある科学者グループが、最近イングランド北西部のセラフィールド原子炉から様々な距離に住んでいた人の乳歯を研究した。グループの代表R・G・オドンネルは、修士論文のために研究結果を提出し、それを公表するために学術雑誌に投稿した。彼らはセラフィールドの近くに住むほど乳歯のプルトニウム平均値は高いことを発見した。しかしストロンチウム90あるいはアルファ線放出核種全体については、そのような相関は見られなかった。さらに、この英国のグループは、今回検出された歯の放射能レベルが健康への脅威をもたらしうる可能性を否定した。

　グールドとスターングラスの最初の仕事は歯を測定する研究室を見つけることだった。2人ともカナダ、ウォータールーの放射化学者、ハリ・シャーマを知っていた。グールドはウィーンでの会議でシャーマと会ったことがあるが、そのときシャーマはチェルノブイリ原発事故10周年の状況についての発表をしていた。「ジェイは私のことをすべて理解してくれたかのようでした」とシャーマは回想する。「私が言うことを、彼は気に入ってくれたに違いないのです」。1996年10月下旬にスターングラスはシャーマと話し、シャーマは計測機器を捜し、乳歯の測定手順を決めることになった。

　シャーマはカリフォルニア大学で核化学の博士号を取得しており、スターングラスが彼に電話したときには、核施設労働者の尿中のウランの研究をしていた。その仕事はいかにコストがかかるか、そしてRPHPが小さな組織であることを認識していたので、シャーマは自分の人件費はなしで実費のみで

歯を測定することに快く同意した。RPHP は機材、材料、実験室の技術者の人件費のみを負担することになった。シャーマはまた、最新の機械を使えば個別の歯の正確な測定もできることを伝えて、グールドとスターングラスを興奮させた。これは大きなニュースだった。というのは、セントルイスの研究も含めて、他のすべての乳歯のストロンチウム 90 の研究は、歯のひとまとまりごとの測定をしていたからだ。個別の歯のストロンチウム 90 のレベルが分かれば、例えばストロンチウム 90 のレベルが最大の子どもは病気かどうかについての健康調査を RPHP は行なうことができるだろう。

　シャーマは液体シンチレーション・カウンターがこの仕事には最良のタイプの機械であると判断した。シャーマはまず歯を洗浄し、それを粉末に砕き、それから虫歯や詰め物部分を除去し、健康なエナメル質のみを測定にかけることにした。粉末は溶液に溶かされ、カウントのために機械に入れられる。ストロンチウム 90 の量は体積や質量で測るのではなく、「カウント数」で測る。というのは、放射性崩壊の量が測れるからである。シャーマは正確に測るためには、それぞれの歯を 400 分間測定する必要があると判断した。これは 1 本の歯の測定コストを約 50 ドルに引き上げたが、グールドとスターングラスはもっとも正確な情報の入手を可能にするために、この計画を喜んで受け入れた。

　彼らはまた、それぞれの歯の少量をとり、カルシウムの測定のために実験室に送るというシャーマの計画に同意した。ストロンチウム 90 とカルシウムの両者の測定がなされたとき、ローゼンタールが何年か前にセントルイスの研究で行なったのと同様に、カルシウム 1g 当たりのストロンチウム 90 のピコキュリー数の比率を得ることが可能になる。シャーマは 1998 年に 50 本の歯の試験的測定を行ない、微調整の後、研究に着手する用意が整った。

　「歯の妖精プロジェクト」は最初にロングアイランドで着手されたが、そこではブルックヘブン国立研究所をめぐる闘争がたけなわであり、またグールドの夏の別荘の所在地でもあった。1997 年 6 月 15 日に、サフォーク郡の矯正歯科医ミルトン・ブロックは『サフォーク・ライフ』という雑誌に論説

を書いた。ブロックはグールドに会い、2人はケーブルテレビのための半時間のショーを録画した。多数の横紋筋肉腫の症例がブルックヘブンの近くの住民にあることを知ったあと、ブロックは今回の歯の研究に熱心に参加するようになった。

「4月21日に、ブルックヘブン国立研究所の近くに住むセオボルド家とのNBCのチャンネル4の注目すべきインタビューがありましたが、その一家の7歳の息子ジェフリーは横紋筋肉腫と呼ばれる大変稀なガンであると診断されました。セオボルド一家はブルックヘブン国立研究所のせいであると確信し、ジェフリーの乳歯をジェイ・M・グールド博士の率いる非営利団体「放射線と公衆衛生プロジェクト（RPHP）」が行なっているストロンチウム90含有量の研究のために寄付しました。——この恐ろしいニュースに刺激され、放射線が引き起こす害を測定するこの方法の感度の素晴らしさを知って、私はグールド博士に電話をかけました——」

この乳歯調査への大きな後押しとなるものは1999年にやってきた。グールドは、乳歯が抜ける年齢で乳歯を持っていそうな幼い子どものいるロングアイランドの家族に一斉に手紙を送るというアイデアを思いついた。彼は両親の名前と住所の入った各世帯の電子記録を入手した。1999年の冬の終わりに、俳優アレック・ボールドウィンから封筒に歯の妖精の絵が入った1万5000通の手紙が送られた。ボールドウィンの手紙には「ご両親へ」と書かれていたが、ロングアイランドのよく知られているガンの問題に直接切りこんでいた。

「私はわが町の高いガン発生率が、ニューヨーク大都市圏にある原子炉からの放射能漏洩や放出による影響かもしれない、と個人的に心配している者としてお手紙を差し上げています。
ひとつの仮説は、これらの高いガン発生率が主として原子炉からの放出放射能によって引き起こされているのかもしれないというものです。……そうした原子炉には、ロングアイランドのブルックヘブン国立研究

所、ニューヨーク州のインディアンポイント原発、コネティカット州のマイルストーン原発、ニュージャージー州のオイスタークリーク原発も含まれます。
　放射線とガンの結びつきの可能性を調べるために、みなさまのお子様の５歳から12歳までに抜けた乳歯の１本か２本あればよいのです。」

5月にウエストハンプトンビーチ芸能センターで、ボールドウィンは、歯の研究を推進するパネル・ディスカッションの司会として登場した。彼は聴衆を前に、乳ガンを克服した母親を引き合いに出すという、個人的なエピソードを語る手法をとって働きかけた。

　「私は、私自身が生まれ育ったロングアイランドで、私たちが今経験している放射能および化学汚染について語る研究者たちをご紹介するためにこの場に立たねばならない状況がなければよかったと思います。しかし私の母は乳ガンを克服し、人生の後半を乳ガン研究の支援に捧げており、私は母が答を得る手助けをしたいと思います。」

ボールドウィンはまた、インタビューのために自分の時間を惜しげもなく割いた。1999年なかばに、ボールドウィンはあるリポーターに、自分が放射線と健康の問題にのめりこんでいる理由は、「私がこれまでにかかわったもっとも難しいテーマだからです」と説明した。彼はなぜこの問題がそんなに難しいのかと聞かれると、力強く回答をした。

　「それは相手である政府がひどく謎めいているからです。あるいは不可解だというのがよりよい表現でしょう。政府と議論するために対峙するとき、自分の話したいことを通すのは難しい。なぜなら彼らが最初にすることは、問題の存在自体をとにかく否定することだからです。それで私は、汚職に悩まされる古い西部の町、保安官とその部下たちが町の人々に『おうちに帰りなさい。心配することは何もありませんよ、私たちがちゃんとしますから』と言って煙に巻いてしまうような町を思い浮かべるのです。」

あらゆる宣伝をしたものの、グールドと彼の同僚たちは研究がうまくいくようにと幸運を祈らねばならなかった。それは途方もない夢のようなものだった。1999年6月までに、1100本以上の乳歯がRPHPに送られたが、そのほとんどはロングアイランドからだった。相当数の歯の寄付があった別の地域はオイスタークリーク原発の近くであるニュージャージー州の中央部であった。ボールドウィンからの数千通の手紙はそこへも送られていた。

シャーマは歯の測定に取り組んだ。彼には1000本以上の未処理分があったが、1週間で20本を測定することしかできなかった。できるだけ正確な結果を出すためにそれぞれの歯の測定に長い時間がかかったからである。最初の数十本の結果が帰ってきたが、RPHPは数百本の測定結果が集まるまで公表を待った。

彼らが見つけたものはショッキングだった。乳歯のストロンチウム90の平均濃度はカルシウム1g当たり約1.5ピコキュリーだった。グールドとスターングラスがセントルイスの研究についての古い諸論文を参照すると、平均1.5に達したのは1956年生まれの子どもたちであることが分かった。これは核実験の放射性降下物の影響が大きくなった1963〜1964年の11.0という数値よりは低かったが、ネバダ核実験が始まる前の1950年生まれの子どもたちの0.2よりもずっと大きかった。そして現在測定している歯は大気圏内核実験が終結してから長い時間がたった1980年代後半から1990年代初頭に生まれた子どもたちから提供されたものなのだ。RPHPの機械とセントルイスの機械のあいだには違いがあるのかもしれない。だから両者の結果は同一条件で比べたものではないかもしれない。しかしRPHPのメンバーは大きなストーリーを確信していた。「第二の核兵器実験時代に入ったような状況」ではないのかというのだ。

1999年の夏の終わりに、300本の歯の測定結果をもって、グールドは率直に語るに足る信頼性が得られたと思った。

「レベルはあたかも核実験の時代に得られたものであるかのような状況になっています。結果は本当に驚くべきものです。」

さらに多くの測定すべき歯があったが、RPHPは素早く言葉を伝える必要があることに同意した。言葉を伝えることはメディアを通じてのみ可能である。もしグループが医学雑誌に論文を発表するならば、メディアは大きな関心を持つであろう。学術雑誌は出版の前にピア・レビュー（その分野の専門家による審査）が要求される。これは論文の著者に対して匿名の専門家が論文を吟味するものである。しばしば論文は修正のため著者に戻されるか、もしくは掲載を拒否される。RPHPは『保健サービス国際雑誌（*International Journal of Health Services*)』に投稿することを決めた。それは1970年代から発行されている雑誌で、その編集委員会には多くの尊敬される保健医療専門家が名をつらねていた。この雑誌は放射線の健康問題に関心をもっているようであり、RPHPのメンバーによる論文もこれまでに2回掲載されたことがあった。

論文の執筆はマンガーノの担当になった。マンガーノは1990年代後半のグループのすべての論文を執筆しており、論文が技術的に正確でなければならないことを知っていた。だから歯がどのように測定されたかを技術的に熟知していたシャーマの助けを得て、研究の方法を詳細に説明した。彼は論文の主張が他の先行研究によって支持される必要があることを知っていたので、62本の専門的な文献リストをつけた。歯のストロンチウム90の基本的な結果は実際に分かりやすいものだった。515本の乳歯があったが、1979年以降に生まれた人の476本のみが使用された。それより早く生まれた人にはたぶん核実験に由来するストロンチウム90が残っていると思われたからである。研究での合計476本の歯のなかで、フロリダ州マイアミからの38本の平均値がもっとも高く2.80であり、それに対して全米平均は1.50であった。

しかし最大の問題は健康に対する被害であった。RPHPはストロンチウム90が人間における病気の発生率の増加と結びついているという証拠を見つけたであろうか。もしそうならどんな病気か。スターングラスは即答した。

「小児ガンだ」と。マンガーノが彼にどの年齢階級を先に調べるべきかと聞くと、スターングラスはこれにも即答した。「なるべく若い年齢層を調べなさい」。それでマンガーノは5歳未満でガンと診断された子どもたちの症例についてのデータを求めて、ファイルにざっと目を通した。476本の歯のうち304本はロングアイランドのサフォーク郡に住む子どもたちからのものであるから、もっとも重要な結果もこの郡から得られるであろう。

　素早く資料を見て、マンガーノは乳歯のストロンチウム90の平均値を生年ごとに計算し、0〜4歳のガン発生率を診断年ごとに整理した。彼は1枚の紙をとり、ふたつの線——ひとつはストロンチウム90について、ひとつはガンについて——の大雑把なグラフを描いた。ふたつの線が非常に違っているように見えたので、彼は困惑した。ストロンチウム90が上がっているときにはガンはしばしば下がり、その逆も言えるように見えたのだ。

　しかし生の数字を見つめることにより彼はあることに気付いた。ストロンチウム90は1981年から1986年にかけて着実に上昇し、カルシウム1g当たり1.0ピコキュリーから1.5ピコキュリーへと約50％増大したが、その後減少した。そしてガン発生率も1984年から1989年にかけてやはり約50％増大し、その後減少していた。マンガーノはグラフを書き直したが、ガンの曲線を3年分ずらした。彼が書いたグラフは非常に注目すべきものだった。ふたつの曲線はほとんど同じもののように見えたのだ。彼はスターングラスに電話した。被曝からガンの診断まで約3年の遅れはありうるだろうかと。「当然ありうる」とスターングラスは答えて、同様のことを見つけた多くの研究に言及した。「胎児は放射線にもっとも敏感だ。だからストロンチウム90の人体への負荷の最初の証拠として幼い子どものガンを想定すべきだ。」

　マンガーノは数字とグラフを統計学者のグールドにさっそく送り、グールドはすぐに電話で返事をしてきて「r（相関係数）は0.85だ」と述べた。これはふたつの曲線の類似が統計的に有意であることを示すひとつの確立された方法である。乳歯のストロンチウム90とガンのつながりが初めて示された。そしてストロンチウム90の0.5ピコキュリーというごく微量の上昇が

小児ガンの 50％上昇をもたらしうるという考えは、低線量放射線でさえも驚くべき威力をもっていることを示すものだった。

　グールド、スターングラス、マンガーノのあいだで、さかんに電話で会話が交わされた数週間のあと、グループは論文の草稿をまとめ、それと一緒にストロンチウム 90 とガンのグラフが完成した。数週間の校正とその後の修正のあと、論文は学術雑誌の編集部に送られた。そして数週間後、朗報が届いた。論文は受理され、掲載を認められたのだ。RPHP は続編として他のふたつの論文をまとめたが、そのひとつはグループに協力していたバージニアの毒性学者ジャネット・シャーマン博士が執筆したものだった。2000 年秋までに、研究は 3 つの医学雑誌に発表されたが[*2]、これは研究成果の公表としては模範的なものだった。

　論文の掲載が近づいていたが、RPHP は大きな決定をしなければならなかった。シャーマがまもなくウォータールー大学を定年退職するのであるが、それは彼がストロンチウム 90 を測定するのにもはやウォータールー大学の機械を使えなくなることを意味する。グループはあまり高価でない別の機械を見つける必要があった。彼らは研究を行なう別の放射化学者を見つけることもできたであろうが、みんなシャーマの仕事に信頼を寄せていたので、シャーマが使うための新しい機械を買うことに決められた。いくつか調べたあと、グループはパーキン―エルマー社の 1220 ～ 003 液体シンチレーション・カウンターを買うことにした。これは低線量放射線を正確に測るうえで、もっとも進歩した機械だった。その価格は 7 万 5000 ドルで、この小さなグループにとっては重荷だったが、歯の研究ははるかに重要なことだった。

　2000 年 6 月、1303 本の歯が測定されたあと、新しいパーキン―エルマー

---

*2　次の 3 本である。
　　Gould *et al.* "Strontium-90 in Deciduous Teeth as a Factor in Early Childhood Cancer." *International Journal of Health Services*. Fall 2000.
　　Mangano *et al.* "Strontium-90 in Newborns and Childhood Disease." *Archives of Environmental Health*. Fall 2000.
　　Mangano *et al.* "The Strontium-90 Baby Teeth Study and Childhood Cancer." *European Journal of Oncology*. Fall 2000.

社の測定機がシャーマの自宅の仕事場に送られ設置された。この新しい測定機の導入は研究におけるターニング・ポイントとなった。すべての歯にはストロンチウム 90 が含まれていたのだが、シャーマはそれまでの測定機では、全部の歯のうちの約 70％しかストロンチウム 90 を測定できなかった。新しい測定機では、特に歯が水でなく過酸化水素で洗浄されていた場合には、より多くのストロンチウム 90 を検出できるようになった。しかしこのように条件を変えると最初の 1303 本の歯がこれから測定する歯と比較できなくなってしまい、RPHP はふたつの別のデータベースを維持しなければならなくなった。しかしグループは新しい独立した方法を使う価値があると考えた。最終的に新しい測定機を使えば、歯の約 95％からストロンチウム 90 を検出でき、これは大きな改善だった。

　歯の収集は容易な仕事ではなかった。アレック・ボールドウィンが送った手紙でさえ、わずか 1 〜 2％の回収率しかなかった。高いコストである。RPHP のメンバーは、セントルイスの研究が歯の寄付を直接アピールするボランティアに大きく依存していたことを思い出した。ボランティアの人々は、市民に歯の提供を呼びかけ、希望者には歯の返信用封筒と研究の意義を説いた手紙を送っていた。封筒とチラシが欲しい人のために、フリーダイヤル・サービス電話が設置された。そして最終的に何千本もの歯が提供されたのである。

　ニューヨーク市のすぐ北のウエストチェスター郡は大量の手紙、市民の働きかけ、郡政府のサポートを通じて市民が歯を RPHP に提供した。この郡の北西部に位置するインディアンポイント原発は、長らく反原発活動家のターゲットだった。ひとつにはそれが米国でもっとも人口が密集した都市近郊にあったからである。そしてこの原発の 3 つの原子炉には問題があった。インディアンポイント 1 号はわずか 12 年間の操業ののち、1974 年に永久閉鎖され、そのあとそこの廃棄物は少しずつハドソン川に漏れ出した。インディアンポイント 3 号は技術上の問題のために、1990 年代なかばに 3 年近く閉鎖され、それから再開された。そして 2000 年 2 月にインディアンポイント 2 号はこのプラントで最悪の事故を起こした。関係者は大気中に放射能は漏れ

ていないと主張したが、原子炉は修理のために 1 年間閉鎖された。

おそらくインディアンポイント原発への最大の打撃は、2001 年 9 月 11 日の同時多発テロだった。世界貿易センターに突っ込んだ飛行機のひとつは、ボストンを出発した直後にハイジャックされ、ニューヨーク市へ向かってハドソン川を下流へ飛んだ。インディアンポイント原発の真上を飛んだのである。テロリストが大量の放射能を含む原発にぶつかることを指示していたこともありえたという認識は、多くの人に恐怖を呼び起こし、原発の閉鎖を求める活動が行なわれた。環境弁護士ロバート・F・ケネディ・ジュニアが率いる「リバーキーパー（河の番人）」という団体は、テロリスト攻撃のあとインディアンポイント閉鎖の運動に大きなエネルギーを注いだ。

9 月 11 日の攻撃の前でさえ、「歯の妖精プロジェクト」はウエストチェスター郡でとても好意的な反応を得た。歯の提供を求める大量の手紙作戦がなくても、インディアンポイント原発の近くの地域から 100 本以上の歯が RPHP に送られた。その多くはマーゴ・シェパートの努力の結果だった。シェパートは地域の教師で二児の母であり、環境問題に関心を持っていたが、1995 年にグールドが話した公聴会のあと、特にインディアンポイント原発に焦点をしぼるようになった。数年後歯の研究が始まったとき、シェパートはそれが「人々をインディアンポイント原発によって放出される電離放射線の健康影響の現実に目覚めさせる完璧な媒体」だと思った。

彼女はきれいなドレスを着て「歯の妖精」を演じて、歯を提供してくれるよう呼び掛けるため、地域のイベントに出かけた。

「私は量販店で美しい紫のサテンの卒業記念ダンスパーティ用のガウンを購入し、翼をつけて、「歯の妖精」に扮して多くの地域の夏のイベントに出演しました。私は多くの子どもたちと親たちに語りかけ、収集用の封筒と歯のプロジェクトについてのチラシを配布しました。私はコスチュームをつけてイベントの会場を歩きまわり、ギターを弾きました。……毎年、私は夏のフェスティバルで同じ家族に会いました。彼らは歯

を持ってきてくれました。私たちのために冬のあいだ歯をとっておいたと言っていましたから。」

結果をみると、東（風下地域）で原発にもっとも近いふたつの郡、ウエストチェスターとパトナムにおけるストロンチウム90の平均値は、ニューヨーク州内の最高値を示し、それはニューヨーク市より高く、ロングアイランド（ブルックヘブン国立研究所の所在地）より高かった。地域の子どもや青年層のガン発生率も州や全国の平均より高かった。この地域は経済的社会的な問題が比較的少なく、医療ケアへのアクセスも良い恵まれた郊外地域だったのにそうだったのである。

RPHPはボールドウィンに促され、2000年末にウエストチェスター郡の議会に財政支援を求めることにした。より多くの歯を集め、研究をさらに意義あるものにするためである。その時点まで、RPHPは政府からまったく助成を受けていなかった。資金を得ようとする試みはニュージャージー州のクリスティン・ウィットマン知事（知事は連邦政府の責任だからと述べて、RPHPへの7万5000ドルの提供に項目別拒否権を行使した）とサフォーク郡の幹部ロバート・ギャフニー（彼はRPHPが研究を行なうための設備と機器を持っていないと主張して、3万5000ドルの提供を拒否するよう働きかけた）によってつぶされた。今回の資金集めには、有名人が宣伝することも含まれており、カメラの前でも行なわれることになった。

2000年11月2日、ボールドウィン、マンガーノ、RPHPの事務局長ジェリー・ブラウン、STAR財団の事務局長ロバート・アルバレスは、郡議会の保健委員会でプレゼンテーションを行なった。そこにはかなりのマスコミもいたので、ボールドウィンはインディアンポイント原発の近くの住民の歯の研究を意義あるものにするために5万ドルのカンパを呼びかけた。多くの記者がいるなかで、彼は市民の傍聴者に呼びかけた。

「もしこの地域でストロンチウムの濃度が上がっていたら、市民のみなさんが電話をかけ、市民のみなさんが意思決定をすべきです。みなさ

んのうち誰が、このような事態のもとで生活したいと思いますか？ 思わないでしょう？」

議員の何人かは、研究に賛成する発言をした。その中心は委員会の議長トム・アビナンティで、彼は住民の健康を守る責任にふれた。

「地方公務員として私たちは、ウエストチェスター郡における健康被害に焦点をあてなければなりません。私には市民を守る義務があります。」

そのあと続いてマスコミの多くは、研究とその背景にある憂慮すべき点を公表する機会をRPHPに与えた。地域の週刊新聞のインタビューでマンガーノは、米国における予防衛生についての歪められた視点について話した。

「ガン予防のためには昼夜を忘れるほどの努力が必要ですが、私たちは実際それをしていないように思えます。ガン予防は個人にだけ焦点をあてているのです。『禁煙しろ。大腸ガンにならないようにもっと食物繊維を食べろ』といった具合にね。そして原子炉については、何も語られないのです。」

ボールドウィンの訪問の少しあと、ウエストチェスター郡議会は、さらに地域の子どもたちの250本の乳歯を集め測定するために、RPHPに2万5000ドルの研究助成金の拠出を満場一致で可決した。RPHPは大喜びだった。ニュージャージー州とロングアイランドの政治家が資金助成を拒んだとしても、ウエストチェスターの政治家をボールドウィンが味方につけたのだ。あるいは彼らはそう考えた。票決から6カ月後、RPHPは再びトラブルに見舞われた。今回は郡の保健局からで、彼らは4通の長い書簡を送ってきた。各書簡は研究の手法への懸念を示しており、マンガーノはそれぞれに律義に答えた。しかしさらに難色を示す書簡が来るばかりであった。郡保健局のジョシュア・リップスマン博士は後に説明している。

155

「保健局は……プロジェクトの科学的方法論におけるいくつかの深刻な欠陥についてマンガーノ氏に注意を促した。今日まで、彼はそれを是正せず、よってプロジェクトの研究の知見は、妥当性に疑問を抱かせるものとなっている。」

しかし今回、RPHP は資金をあきらめようとは思っていなかった。マンガーノは地域の新聞に連絡をとり、状況を説明し、保健局が政治的理由から意図的に資金を停止しようとしていると告発した。論文が掲載されてから数週間後、保健局は資金を出した。ボールドウィンが署名して地域の数千人の親たちに送られた新たな手紙の助けで、RPHP は 250 本の地域住民の歯を集めて計測した。彼らはインディアンポイント原発にもっとも近い 3 郡からのストロンチウム 90 の平均値は、ニューヨーク州の残りの地域よりも 36％ 高く、1990 年代後半に生まれた地域の子どもたちは、1980 年代後半に生まれた子どもたちよりもストロンチウム 90 レベルが 56％ 高いことを見出した。政治的闘争もあり、インディアンポイント原発の操業は継続されていたが、インディアンポイント原発の近くの住民の歯の研究は大きな成功であった。

2001 年のはじめ、ボールドウィンがウエストチェスター郡を訪問したすぐあと、RPHP は別の地域に目を向けた。フィラデルフィアから約 20 マイル［注：32km］北西のポッツタウンの町に、ライムリック原発（原子炉 2 基）が建っていた。この町は他のふたつの汚染源となる産業があった。廃棄物埋め立て処分場とプラスチック製造工場である。ジャネット・シャーマンがこの地域を訪れ、そこが高度に汚染していることを知って、ガンの発生率が高いのではないかと疑った。そして RPHP にライムリック地域を歯の研究に含めるよう提言した。

地域の市民団体「きれいな環境を求める同盟（ACE）」に要請されて、モンゴメリー郡保健局はポッツタウン地域のガンについての調査を行なった。彼らは 1985 ～ 1994 年に 20 歳未満の子どものガンの発生率が近隣の地域より 50％ 高いことを見出した。しかし困ったことに、このときはわずか 33 人の

子どもたちの診断だったので、保健局は「これらの地域の年間小児ガン発生率の年間平均値は［注：他の地域と］有意に差があるとは認められない」という理由で片づけてしまった。

マンガーノは最新の統計を精査して、特に小児ガンの状況に驚いた。1990年代に、ポッツタウン周辺地域の20歳未満の子どものガンの発生率は、40の診断症例にもとづいて計算すると、地域、州、全米の平均値よりも77％高い、つまり2倍近くに達していた。そしてこれは統計的に有意であった。しかもそれはガンの発生率だけでなく、ガンの死亡率についても同様であった。ライムリック原発が位置するモンゴメリー郡のガン死亡率は1984〜90年（ライムリック原発の操業開始直後）から1990〜2002年にかけて、48％も上昇していた。しかし同じ時期に全米のガン死亡率は20％減少していた。ウエストチェスター郡と同様に、モンゴメリー郡は米国でもっとも豊かな地域のひとつであり、ガンの明確なリスクはなかった[*3]。

2001年1月にマンガーノがポッツタウンを訪ずれたことは、地元の新聞に報道された。他の講演者には、ACEの会長、地元の放射線科医、そしてポッツタウン市長がいた。訪問の効果やボールドウィンの手紙作戦がなくても、100本以上の歯がRPHPに送られた。2003年11月に再び訪問したとき、マンガーノはライムリック原発近くのストロンチウム90の平均値が、RPHPが相当数の歯を測定した7つの原発周辺地域のなかでもっとも高いことを発表した。

フロリダ州南部が歯の研究のもうひとつの焦点になったが、それにはいくつかの理由がある。ジェリー・ブラウンはマイアミの出身だった。その地域には4つの原子炉がある。セントルシー原発のふたつの原子炉はポートセントルシーの近くにあり、ターキーポイント原発の2基の原子炉はマイアミのすぐ南にある。そして1990年代なかばに始まるポートセントルシーの想定

＊3　例えば石油化学工業地域で黒人低所得層の多い地域はガン発生率も大きい。『環境レイシズム――アメリカ「がん回廊」を行く』本田雅和・風砂子デアンジェリス（解放出版社2000年）を参照。

外のガン症例の集団発生は、新聞に取り上げられ、地域住民は集団発生の原因調査を要求した。この町はセントルシー原発からちょうど 8 マイル［注：12.8km］の地点に位置していた。

　統計は、セントルシー郡で実際に小児ガンが高い割合で発生していることを示していた。1981 〜 83 年に郡に住む 10 歳未満の 4 人の子どもがガンと診断された。1996 〜 98 年までに、その数は 30 人に急増した。しかし急増はひとつの町にとどまらなかった。マンガーノ、シャーマン、ニューヨーク市の何人かの医学生による論文は、米国東部の 14 の原発すべての近くで、0 〜 9 歳のガン発生率が全米平均より高いことを示した。そしてもっとも高いのはセントルシー／マーティン郡（セントルシー原発にもっとも近い）とデード郡（ターキーポイント原発にもっとも近い）であったことを示した。このデータは 1988 〜 1997 年の 3 郡の合計 651 件のガン症例に裏付けられている。

　2001 年 3 月にブラウンとスターングラスはマイアミで記者会見を開き、歯の研究の初期の結果を公表し、さらなる歯の提供を呼び掛けた。会見はフロリダの多くのテレビ局と新聞によって報道された。しかしニュースはフロリダを超えて広がった。たぶん小児ガンの集団発生のためであろう。AP 通信の記事が出たし、ナショナルパブリックラジオ［注：全米公共ラジオ放送］のニュースでは概要を伝えた。しかし一番優れた報道は海外のものだった。英国の BBC は事態の概要を放送し、一部の米国人を含む約 9000 万人が視聴した。

　記者会見のすこしあと、ブラウンは南フロリダ保健財団の助成金を得ることに成功した。その資金で RPHP はボールドウィンの手紙を大量に発送し、多くの歯を受け取った。2003 年に結果を公表するために別の記者会見が開かれた。フロリダ州から寄せられた新たな 500 本以上の歯が測定されたが、ほとんどはセントルシー原発とターキーポイント原発の近くの地域からだった。結果は他の地域と類似していた。原子炉の近くの住民の歯はフロリダ州の残りの地域よりも約 45％ 高いストロンチウム 90 の平均値を示しており、1980年代後半から 36％ 上昇していた。

ポートセントルシーの小児ガンの集団発生の原因究明、特に環境因子の原因究明を求める市民の要請により、郡の保健局は調査を行なうことになった。保健局は 561 種類の化学物質を調べたが、そのいずれかが小児ガンの集団発生の原因となっているという証拠は得られなかった。信じがたいことに、セントルシー原発からの放出放射能はこの化学物質リストにも載っていなかった。RPHP は原発近くの高濃度でしかも上昇しつつあるストロンチウム 90 が子どものガンリスクに関係しているという主張を公表し続けた。しかしセントルシー原発を運営するフロリダパワーアンドライト社はいかなる責任追及にも激しく反駁し、放射線被曝の効果を小さく見せ、歯の研究を批判し、地域のガン発生率が高いことさえ否定した。電力会社の広報担当者であるレーチェル・スコットは多くの事実を見ようとせず次のように述べた。

　　「RPHP の主張は間違いです。フロリダ州南部のガン発生率は高くありません。フロリダ州保健局と原子力規制委員会によれば、フロリダ州南部のストロンチウム 90 のレベルは高くありません。」

　2003 年までに、歯の寄付の総計は 4000 本に近づき、当初グールドが説得力を持つ研究に必要と想定した 5000 本に近づきつつあった。6 つの原子炉（ブルックヘヴン国立研究所を入れると 7 つになる）のいずれかの近くに住む子どもたちからも少なくとも 100 本の歯が提供された。新たな論文、最初の 3 本の論文より包括的な論文を発表すべき時期であった。再び、RPHP はどの歯を入れるべきかについて厳密に選定した。古い測定機で測定された 1303 本は除外された。正確なストロンチウム 90 濃度の測定のために、エナメル質があまりに少ない歯は除外された。親の住所を特定できない歯は除外された。それでも新しいより高い性能を備えた機器で測定した歯がまだ 2089 本残った。

　結果はそれぞれの原発の近くで驚くほど一致していた。原発にもっとも近い郡のストロンチウム 90 の平均値は、州の他の郡よりも約 30 〜 50％高かった。1980 年代後半にストロンチウム 90 の平均値は上昇し始め、1990 年

後半には 35 〜 60% 高くなった。歯の数が多かったので、すべての結果は統計的に有意だった。マンガーノは英国の雑誌『総合環境科学（*The Science of the Total Environment*)』に論文を投稿した。この雑誌には英国、ギリシャ、ウクライナからの乳歯のストロンチウム 90 に関する初期の論文が掲載されたことがあった。この雑誌の 2 人の査読委員の意見は鋭く対立した。ひとりは掲載の価値があると考え、もうひとりはそうでないと考えた。結局雑誌編集部は論文を 2003 年 12 月に掲載した。

数日後、新聞『USA トゥデイ』は「歯の妖精プロジェクト」についての長い記事を掲載した。これは RPHP にとって新たな突破口となった。というのは、『USA トゥデイ』は米国の新聞のなかで発行部数が最大（200 万部以上）だったからである。その記事は最近の歯のストロンチウム 90 平均値のかなりの急増は、放射能汚染によってのみ説明でき、原子炉によってのみ説明できるという RPHP の結論を伝えていた。当然、研究の反対者からの引用もあったが、元エネルギー省職員ロバート・アルバレス[*4]のコメントもそのひとつであった。アルバレスは RPHP の主張に完全に納得したわけではないが、「乳歯のストロンチウム 90 と小児ガンのあいだには相関があるかもしれない」と述べていた。

＊4　アルバレスについては、第 1 章の訳注＊ 13 を参照。

第 10 章

ニュージャージー州における歯の妖精プロジェクト

　歯の妖精プロジェクトが行なわれたすべての地域のなかで、ニュージャージー州がおそらくもっとも影響力をもった地域であろう。

　ニュージャージー州は当初からとてもふさわしい対象地域だった。ニューヨークにある RPHP の事務所からちょうどハドソン川を隔てたところにあり、米国の州のなかで、面積では 47 番目、人口では 9 番目であり、もっとも人口密度の高い州のひとつである。核時代の初期において、多くの原子炉建設構想がニュージャージー州に作られた。公けに議論されたニュージャージー州の合計 14 の原子炉計画のうち、4 つは連邦政府の規制当局に公式に申請される前に撤回され、さらに 6 つが申請されたあとで撤回され、結局 4 つが建設された。

　完成した 4 基の原子炉のうち、3 基は州の南西部のセーラムに位置しており、セーラム原発 1 号、セーラム原発 2 号、それからホープクリーク原発（1 基）がある。他のひとつはオイスタークリーク原発（1 基）で、ニュージャージー州東中央部のオーシャン郡の大西洋岸の入り江に位置している。セーラム／ホープクリークの原子炉は 1976 年、1980 年、1986 年に操業開始し、他方オイスタークリークの原子炉は 1969 年に操業開始したもので、米国でもっとも老朽化した原子炉のひとつである。セーラム／ホープクリークの 3 基のそれぞれは、出力がオイスタークリーク原発の 2 倍に近い。これら 4 基を合わせると、ニュージャージー州の電力の約半分を賄っている。

　長年、環境汚染はニュージャージー州の社会問題であった。この州はニューヨーク市とペンシルバニア州フィラデルフィア市に隣接しているので、州の両

側の大きな工業地域が20世紀に成長し、州の大気と水を汚染してきた。ニュージャージー州の有料高速道路が通過する州北部の回廊には、長年多くの大煙突をもつ重工業施設が立地しており、「ニュージャージー州」と「汚染」を結びつける背景となってきた。州の長い海岸線に沿って人口は増加しているが、同時に様々な産業の影響も受けてきた。州には合計611カ所のスーパーファンド法指定地区[1]があり、この数はカリフォルニア州の781カ所に次いで多い。

ニュージャージー州において原子炉は、有料高速道路沿いやニューヨークから続く都市部の港湾近くの大煙突をもつ重工業施設のような他の汚染源ほどには注目されていないかもしれないが、確かに汚染源のひとつにはなっている。著書『死にいたる虚構』(1990年)において、ジェイ・グールドは、1970～1987年の米国の72の原発立地地域のそれぞれについて、大気中への放射能放出状況を比較した[2]。オイスタークリーク原発は、半減期8日の放射性核種であり、食物連鎖に入る可能性も大きいヨウ素131と、半減期8日以上の放射性の粒子状物質を2番目に多く放出しており、これらは食物連鎖に入り込む可能性が非常に高い。オイスタークリーク原発はまた、崩壊の非常に早いものを含む気体状の核分裂生成物および放射化生成物の総量においても4番目に多い。

表10-1　放射能放出量の多い原発

ヨウ素131と粒子状物質 (単位キュリー)		気体状の核分裂生成物および放射化生成物 (単位1000キュリー)	
1. ドレスデン (イリノイ)	95.58	1. スリーマイル島 　　(ペンシルバニア)	10066
2. オイスタークリーク 　　(ニュージャージー)	76.80	2. ドレスデン (イリノイ)	9255
3. マイルストーン 　　(コネティカット)	32.64	3. マイルストーン 　　(コネティカット)	6762
4. クオードシティーズ (イリノイ)	26.79	4. オイスタークリーク 　　(ニュージャージー)	5374
5. インディアンポイント 　　(ニューヨーク)	17.46	5. ナインマイルポイント 　　(ニューヨーク)	3698

訳注：1ベクレル=27ピコキュリー、1キュリー=1兆ピコキュリー

---

* 1　　スーパーファンド法については、第8章の訳注*6を参照。
* 2　　『死にいたる虚構　国家による低線量放射線の隠蔽』グールドほか、肥田舜太郎・斉藤紀ほか訳 (PKO法「雑則」を広める会 2008年) を参照。

近年では、オイスタークリーク原発とセーラム／ホープクリーク原発の両者は、放射能の環境放出量がもっとも多い原発のなかに数えられる。2001年から2004年まで、イリノイ州のラサール原発を除くと、これらの原発は気体状のヨウ素131放出量が米国のなかで最大である。放射性ヨウ素は甲状腺を攻撃し、ふたつの原発からの大量放出はニュージャージー州の甲状腺ガン発生率が非常に高い理由のひとつかもしれない。

　オイスタークリーク原発は、機械の修理のためにたびたび停止されている。操業25年のなかで、稼働率はわずか67％であった。しかし近年では、稼働率は90％を超えるまでになっており、それは収益の点からは朗報かもしれないが、健康の点からは憂慮されるものである。ますます脆弱になっている部品をかかえた老朽化原子炉は、平常運転における放射能放出量を高めるとともに、大事故の可能性を高めるであろう。

　毎年、4万5000人以上のニュージャージー州の住民がガンと診断されている。ごく最近になって全米、つまり43州とコロンビア特別区のガン発生率データベースが公表されるようになった。2000〜2002年において、ニュージャージー州は第1位で、全米のどの州よりもガン発生率が高かった。（そのガン死亡率は21位であり、州民は比較的豊かなので救命効果のあるガン治療を受けやすいことを示唆している。）

　放射線被曝によってもっとも影響を受けるいくつかのガンの発生率は、ニュージャージー州において一般に高い。小児ガン（0〜19歳）の発生率は8番目に高く、毎年400人以上の子どもがガンと診断されている。放射性ヨウ素に高い感受性のある甲状腺ガンの発生率は、隣のペンシルバニア州に次いで2番目に高い。

　他のいくつかのガンは、骨髄に入り造血器官を傷つけるといった、骨に親和性のあるストロンチウム90のような放射性核種に影響される。これも、2000〜2002年のニュージャージー州の発生率は、他の大半の州より高い。

表10-2　ニュージャージーの高いガン発生率

ガンのタイプ	2000～2002年のニュージャージー州ガン発生率の全米におけるランキング
全ガンの合計	第1位
甲状腺ガン	第2位
多発性骨髄腫	第3位
非ホジキンリンパ腫	第3位
骨と関節のガン	第4位
ホジキン病	第6位
白血病	第13位

　多くの原子炉が集中し、ガン、特に放射線被曝に感受性の強いガンの発生率が大きいので、ニュージャージー州において原子炉の健康影響が市民の関心事になることは避けられない。二カ所いずれの原発にも健康と安全の点から同じ問題はあるが、新聞記事になることが多いのはオイスタークリーク原発であった。たぶんそれはオイスタークリーク原発のほうが、近隣人口が多いからであろう。オーシャン郡とマンモス郡は原子炉の北40マイル［注：64 km］以内に位置している。強い海風が主に南から吹いており、このふたつの郡を風下地域にしている。多くの人は海岸に近いという理由でこの地域に新居をかまえた。現在ではふたつの郡の人口は合計120万人で、1960年代の人口の3倍近い。他方セーラム郡は主に農村地域であり、人口は約6万5000人にすぎない。海岸部には毎夏に何百万人もの観光客が訪れるので、一時的に人口が増し、その結果、オイスタークリーク原発の影響を受ける人の数が増加するのである。

　オイスタークリーク原発が健康と安全の観点で焦点になるもうひとつの理由は、それが米国でもっとも老朽化した原子炉だということである。1969年5月3日、オイスタークリークの原子炉が最初の放射性物質を生成したとき、米国では19基の原子炉が操業していた。それらはすべて1997年までに閉鎖され、2004年にオイスタークリーク原発は米国史上最長運転記録を達成した。他方、セーラム／ホープクリークの原子炉はずっと新しい。事実、ホープクリーク原発は、現在米国で操業中の104基のなかで18番目に新し

い。

　オイスタークリーク原発近くの高いガン発生率は、国立ガン研究所の1990年の原子炉近隣のガンの研究によって最初に公式に確認された。1960年代後半（オイスタークリーク原発の操業開始前）から1970年代および1980年代初頭（操業開始後）にかけて、オーシャン郡では全米平均と比べてガン死亡率の上昇があった。例えば、

　——小児ガン死亡（20歳未満）は全米平均より25％低かったのが、13％低い数値へと差が小さくなった。
　——あらゆる年齢層のガン死亡が全米平均より4％高かったのが、10％高い数値へと差が大きくなった。
　——白血病死亡が全米平均より13％低かったのが、1％低い数値へと差が小さくなった。
　——女性の乳ガン死亡が全米平均と同じだったのが、12％高い数値になった。

　しかしこれらの数字は、分厚い国立ガン研究所発行の本のなかでは目立たず、この地域で注目されることはなかった。公式の死亡率データを検証してみると、1984年以降の20年間において、20歳未満のガン死亡率は全米平均より5％高い数値へと急増し、低死亡率の時代が終わったことが示された。すべてのガン、白血病、乳ガンの死亡率は全米平均より高い数値となっている。したがって、オーシャン郡の「ガンが少ない地域」としての地位は、「ガンが多い地域」へと変化してしまった。

　オイスタークリーク原発は、セーラム／ホープクリーク原発より規模が小さいので、経済発展に寄与する役割はずっと小さく、たぶん民衆の健康への懸念に対する政府と産業界からの圧力は小さくて済むであろう。オイスタークリーク原発の出力は619メガワット［注：61万9000キロワット］で、米国の104基の原発のなかで小さいほうから11番目である。セーラム／ホープクリークの3つの原子炉の出力をあわせると3243メガワット［注：324万3000

キロワット]で、全米一のアリゾナのパロベルデ原発の次に大きい。1990年代にGPUニュークリア社は、頻繁に停止される小規模な原子炉を手放したかったのであるが、買い手が見つからなかった。1998年にGPUは原発を閉鎖すると発表した。しかしちょうど2年後、原発は州外のずっと大規模なふたつの電力会社に売却され、その会社はオイスタークリーク原発の操業を続けてきた。

オイスタークリークの所有企業が変わったりしている間、公衆の健康問題についての騒動がまさに原子炉のすぐ裏庭で起こった。1996年3月に『ニューアーク・スター・レジャー』紙は、ニュージャージー州ガン登録所からデータを入手し、結果を第一面の記事に公表した。ニュージャージー州のトムズ・リバーに住む子どもたちのガン発生率は例外的に高く、特に脳のガンが高かったのである。翌年、連邦と州の保健当局は公式なガンの集団発生を宣言したが、こうした宣言は滅多にないことである。

市民は公然と、保健当局が情報を公表しなかった事実に対し怒りをあらわにした。「5週間前、記事が『ニューアーク・スター・レジャー』紙に出て、初めて私たちはこの問題について知ったのです」とトムズ・リバー市長バッド・アルドリッチは述べた。地域の小児科医ジュリアン・アウエルバックが語ったように、回答を求める市民の圧力に対して当局は無言をとおした。

　　「診察のとき、親たちが尋ねるのです。『何が起こっているのですか。水を飲んで構いませんか。何かがガンをひき起こしているのですか』私たちは知りません。絶対的に情報がないのです。」

怒りの声は、ガンになった子どもをもつ親から特に強くあがった。息子マイケルが赤ちゃんのときに神経芽細胞腫と診断されていた、地域住民リンダ・ギリックは、集団発生の調査を監視するために「小児ガン集団発生についての市民行動委員会」という団体を立ち上げ、さらに家族を支援する団体「愛のオーシャン住民」をつくった。

トムズ・リバーの事例はジャン・シュリクトマンが関心をもつようになったため、一躍注目を集めるようになった。シュリクトマンは弁護士で、有害化学物質不法投棄場所の近くに住んでいて白血病になった子どもたちのために、マサチューセッツ州ウォバーンで争われた訴訟の奮闘の記録をまとめた本と映画『シビル・アクション』[*3]によって有名になった。彼はトムズ・リバーの状況について聞き、いずれもトムズ・リバー地域に立地する汚染企業であるチバ・ガイギー社とユニオン・カーバイド社に対する法廷闘争で、ギリックその他の地域住民への支援を始めた。シュリクトマンは歯の研究についてグールドとも話し合った。ウォバーン事件で勝訴できなかったのは、病気の子どもたちの体内の汚染物質濃度を証明できなかったことがその理由の一部だったからである。

　チバ・ガイギー社およびユニオン・カーバイド社とともに、オイスタークリーク原発からの放射線が子どもたちの健康を害した可能性も争点となった。反核団体である「社会的責任のための医師の会」の創設者であるヘレン・カルディコット博士[*4]は、1996年6月にトムズ・リバーを訪問し、オイスタークリーク原発が小児ガンの集団発生に関与している可能性があるとみなすべきだと述べた。

　この集団発生について、広範なメディアが報道したため、政府は措置をとらざるをえなかった。集団発生が公式に宣言された少しのち、連邦および州

---

*3　映画『シビル・アクション』は米1998年、監督はスティーヴン・ザイリアン、出演はジョン・トラヴォルタ、ロバート・デュヴァルほか。「金になる依頼人の事件をもっぱら手掛けてきた民事訴訟専門のやり手弁護士が主人公。大企業の環境汚染の被害に苦しむ住民側の弁護士として立ち、早期に巨額の和解金を引き出して幕引きするつもりが、しだいに弁護士の本分に目覚め、全力でこれに取り組む姿を描く。似通った筋立ての『エリン・ブロコヴィッチ』と比較すると興味深い」(アルク社英辞郎 on the web)。本は A Civil Action. Jonathan Harr. Vintage. 1996

*4　ヘレン・カルディコット［注：コルディコット］(1938～)は、オーストラリアの医師、反核平和活動家。邦訳に下記がある。
　　『核文明の恐怖　原発と核兵器』高木仁三郎・阿木幸男訳（岩波書店1979年）
　　『狂気の核武装大国アメリカ』岡野内正・ミグリアーチ慶子訳（集英社新書2008年）
　　『宇宙開発戦争〈ミサイル防衛〉と〈宇宙ビジネス〉の最前線』クレイグ・アイゼンドラスと共著、植田那美・益岡賢訳（作品社2009年）

の保健当局は集団発生の環境因子についての再検討を始めた。6年近くの時間と1000万ドルの費用をかけた研究の結果が2001年12月に公表された。政府は妊娠中に汚染した水を飲んだ母から生まれ、5歳より前に白血病と診断された少女については潜在的な結びつきを認めたが、その他については認めなかった。そのときでさえ、州政府の疫学者エディ・ブレスニッツ博士は「ガンの増加の原因は、偶然という言葉で説明可能かもしれない」と述べた。

オイスタークリーク原発については、報告書は原子炉の放出放射能と小児ガンの集団発生のあいだにいかなる結びつきも認めなかった。報告書は実際の放出量は連邦政府の許容基準よりはるかに少ないと指摘し、放出放射能は事実上無害に等しく、10億人当たり1人ガン死亡が増加するだけだろうと見積もった。報告書によって集団発生についての公式研究は終わったが、多くの人はなぜそんなに多くの子どもがガンになったかを説明する答がでなかったことに失望した。

保健当局者が汚染源とガンの集団発生のあいだに結びつきを見つけることはほとんどありそうにないので、問題への取り組みは市民と独立系の科学者にゆだねられることになった。トムズ・リバーにおいて小児ガンが集団発生し市民を巻き込んだ騒ぎとなったため、RPHPはこの地域を「歯の妖精プロジェクト」の重点地域に選んだ。1999年はじめに、RPHPはアレック・ボールドウィンが署名した数千通の手紙を地域の家族に送って、歯の寄付を呼び掛けた。ロングアイランド出身でニュージャージー州には特別な接点がなかったボールドウィンは、トムズ・リバーの小児ガンの状況に大変心を動かされ、ここに活動の焦点を合わせた。1999年はじめから2000年はじめまでの12ヵ月のあいだ、ボールドウィンはその地域を4回訪れ、歯の研究プロジェクトに代わって公開発表を行なった。ファッションモデルのクリスティン・ブリンクリーも公開討論会で彼と同席した。

ボールドウィンの訪問を聞いて多くの市民が集まり、メディアも注目した。1999年11月10日に、400人以上がアトランティック市のリチャード・ストックトン大学で彼の発表を聴講した。ボールドウィンはこう述べた。

「私がここにいる理由は、私たちの運動が急成長しているからです。私たちは低線量放射線への被曝について答を知りたいのです。」

同時にニュージャージー州で歯の研究が始まり、地域住民はオイスタークリーク原発に反対するために、「ジャージー海岸原発ウォッチ」という団体をつくった。この団体を率いたのはエディス・グバーであるが、彼女は退職したソーシャルワーカーで、1990年代はじめに夫とともにこの地域に引っ越してきていた。グバーは1999年に地域のカレッジでボールドウィンが話すのを聞いたのち、運動にかかわるようになったと回想する。「ジャージー海岸原発ウォッチ」はすぐに「歯の妖精プロジェクト」の協力団体になった。グバーは説明する。

「私たちはこの地域でのガンの状況、特にトムズ・リバーのガンの集団発生を考えると、歯の研究が非常に重要だと思いました。原発事故や原発へのテロがあろうとなかろうと、ガンの問題は一番緊急を要するものです。」

地域に住む退職者バーバラ・ベイリンは、乳歯を集めるうえで特に大きな力になった。ベイリンはオイスタークリーク原発の健康への脅威を心配して、「ジャージー海岸原発ウォッチ」に参加し、乳歯調査に関心を持つようになった。彼女はRPHPから歯の封筒とチラシを取り寄せ、公共の場でそれを市民に手渡し始めた。しかし最初は、人々は彼女にほとんど関心を払わなかった。ベイリンはどうやって人々の関心を集めるかについて考え始めた。

「私はドレスアップして『歯の妖精』になることを決めました。私はそれをできるだけ華やかにし、様々な店で服を見つけてそれを自分で縫い合わせて、コスチュームをつくりました。」

ベイリンは正しかった。人々は「歯の妖精」に話しかけ始めた。彼女は姉妹と一緒に様々な機会に地域の商店街に行き、小さなブースをつくって歯の

情報を提供した。「一番関心を持っていたのは小さな子をもつ母親たちでした」と彼女は回想する。ベイリンはまたパレード、地域のコミュニティカレッジ、地域のPTAを訪れ、歯科衛生士の集会でさえ発表をした。彼女の努力はメディアの関心もかなりひきつけ、ニュージャージー州の歯がRPHPに集まり始めた。

グバーはチラシを店、歯科医院、地域の商店街、アトランティック市での州の教員組合の集会など、様々な場所においた。「私たちは託児所で特にラッキーでした」と彼女は説明した。託児所グループのウェブサイトには乳歯調査についての情報が掲載され、2001年には「原発が閉鎖されたら小児ガンは減る」と書いた立て看板を地元の高速道路沿いに設置した。看板にはマンガーノとRPHPの活動も紹介されていた。

活動がとてもうまくいったので、政府の指導者たちにも支援を求めにいった。2000年に州議会の上院議員と下院議員たちが、歯の研究に州政府の助成金7万5000ドルを出す法案の通過に協力してくれた。しかしクリスティン・トッド・ホイットマン州知事は法案の一部拒否権を行使して助成金を阻み、RPHPは「民間団体や連邦政府の助成金を申請すべきだ」と述べた。ボールドウィンはホイットマンの決定に反論した。

> 「私はホイットマン知事が、オイスタークリーク原発の地域住民の健康への影響を調査するためのこのような高額でもない予算執行にさえ、拒否権を行使したことに失望しました。明らかに人々の健康とその客観的分析は、ホイットマン知事の優先課題ではないのですね。」

3年後、RPHPは州の助成金を求める新たな試みをした。数百本のニュージャージー州の乳歯がすでに集められており、焦点はガンになった子どもたちの歯にあった。もしガンになった子どもたちの乳歯が十分に集められたら、その子どもたちのストロンチウム90レベルを健康な子どもたちと比較できるだろう。健康調査において、これは「症例対照研究」と呼ばれるが、ここではガンの子どもたちが「症例」で、健康な子どもたちが「対照」である。

このとき、RPHP は安全策をとり、表立った宣伝をせずに政治家と交渉することを選んだ。「水面下で行なう必要があった」とマンガーノは言っている。「何が進行しているか知らなければ、産業界も政治家を動かすことができないだろう」。トレントンにある民主党指導部のおかげで、RPHP がガンの子どもたちの歯を集め測定するために 2 万 5000 ドルの研究助成金を提供するふたつの条項が、300 頁もの予算案に挿入された。2003 年 6 月 30 日の夜、州の予算が使い切られる数時間前に、州議会は予算案を可決し、RPHP についての条項はほとんど誰の目にも留まることがなかった。

　RPHP のメンバーはお金を少しずつしか提供しない州政府保健局とのさらなる闘いに備えた。ウエストチェスターでの長い闘いが終わったばかりだったので、確かなことは何もなかった。予算が通過してから 4 カ月のあいだ、RPHP には何の資金も送られてこなかった。しかしグループの新しい仲間が事態を変えることになる。その年の早い時期、私はニュージャージー州北部にあるハッケンサック大学医療センターのディアドラ・イムスに連絡をとった。ディアドラは健康について関心が高かった。彼女はまた、ラジオ・パーソナリティ、ドン・イムスの妻でもあった。ドンは「明日の子どもたちの基金」に長年かかわっており、それはガンの子どもたちを支援するものだった。彼女はハッケンサック大学でディアドラ・イムス小児腫瘍学環境センターを設立した人物だった。彼女の仕事の大部分は、ガンの子どもたちを助けることであり、毎夏ニューメキシコで夫とともにやっているキャンプなどがあった。しかしディアドラはまた、ガン予防、特に環境要因にも関心を持っていた。センターの使命についての宣言には次のように書かれている。

　　「ガンの 9 割の原因は、環境因子に直接行き着く。呼吸する空気、食べ物、鉛への暴露、農薬、タバコ、自動車排ガスと工場排煙、飲料水でさえもそうである。残念ながら、多くの環境有害因子にもっとも弱いのは子どもたちである。」

　環境汚染の改善を通じてガンを減らすひとつの方法として、ディアドリは

病院において「洗浄作業を環境にやさしくする」プログラムという改革運動を始めた。これは病院が有害化学物質を含まない洗浄剤を使うよう奨励するものだった。

2003年なかばに、RPHPのアドバイザーであり、白血病の息子の母、アグネス・レイノルズの提案で、マンガーノはディアドラ・イムスに連絡をとった。電話と面会のあと、彼女は歯の研究に強い関心を持ち、ボランティアを申し出た。マンガーノがハッケンサック大学で発表を行なったあと、ディアドラはガンの子どもたちから歯を集める運動の開始にあたり、病院で記者会見を行なうことを申し出た。彼女は記者会見の発言者として、病院のCEO［注：最高経営責任者］、ジョン・ファーガソンや小児ガン部長、マイケル・ハリスのような重鎮の名をあげた。肺ガンと肝臓ガンを克服したという驚くべき経験をもつ少年、コリー・ファーストも同意してくれた。そしてディアドラが夫のショーに出演し、ニュージャージー州知事ジェームズ・マクグリービーに会見へ出席するよう、ショーの中で訴えかけた数時間後、知事の事務所から電話が入り、発言に参加すると約束してきた。

11月12日のイベントには出席者が多く、多くのマスコミも取材に来た。コリー・ファーストは、歯の寄付について落ち着いた口調でアピールした。「私はガンになったことのあるすべての子どもたちに、病院への歯の寄付をお願いしたいと思います」。マクグリービー知事は、プロジェクトについて温かい言葉を贈ってくれた。「私たちがここでしようとしているのは、……ガンの原因の調査に向けて新たな一歩を進むことです」。しかしたぶんもっとも力強い言葉はハリス博士からのもので、彼は医療の究極的目標は予防であると繰り返した。

　　「いつの日か小児ガンの原因を発見し、もう子どもたちがこの病気に苦しむことがなくなり、『明日の子どもたちの研究所』を閉鎖できる日の来ることが、私の心からの希望です。」

ディアドラは「明日の子どもたちの基金」のガンの子どもたち全員に、歯

の寄付をお願いするために手紙を送った。それに応えて 50 人近くの子どもたちが歯を送ってきたが、それらはこれまでに RPHP にまとまって届けられた歯の中で最大の「ガン患者の歯」グループだった。両親は封筒に、子どもがどんなタイプのガンで苦しんでいるか、初めて診断されたのはいつであったかも書いた。

当時、最後に吹いてきた RPHP への追い風はマクグリービー知事からのもので、知事は州の資金はもう届いているかと聞いてきた。私が「まだです」と知事や側近に言うと、彼らはそのことをトレントンの民主党指導部に伝え、その翌日、保健局から私に連絡がきて、小切手を送るプロセスが始まった。

全部で 600 人以上のニュージャージー州の子どもたちが RPHP に歯を送った。そのうち約 500 本が「ニュージャージー州」としてカウントされ、残りは出生時に他の州（主にニューヨーク）に住んでいた子どもたちであった。後者の子どもたちはそれぞれの州にカウントされたが、その理由は、ほとんどすべてのストロンチウム 90 は、妊娠中およびその直後に取り込まれるからである。その測定結果は、より性能のよいパーキン―エルマー社の測定機器を用いた 293 本の歯において、もっとも明確に示された。1980 年代まで、ストロンチウム 90 の平均値は急速に着実に減少していたが、突然転換点があらわれた。1990 年代後半に生まれたニュージャージー州の子どもたちは、1980 年代後半に生まれた子どもたちよりも、ストロンチウム 90 の平均値が 55% 高かった。歯の大半はオーシャン郡とマンモス郡の子どもたちからのもだった。

当時は大気圏内核実験が禁止されてから 30 年経っていた。核兵器製造用の原子炉は、冷戦が終わった 1980 年後半に核兵器をつくるのをやめていた。研究用の原子炉は小規模だったが、閉鎖されていた。そしてチェルノブイリ原発の放射性降下物は半減期にしたがって崩壊しつつあった。この時期に実際に増大していたストロンチウム 90 の唯一の発生源があった――原発である。オイスタークリーク原発は老朽化しており、ニュージャージー州、ニューヨーク、ペンシルバニアの他の原子炉と同様、この期間の大半は操業して

173

いた。調査の結果、それ以前には予測できなかったことを発見できたのだ。次の表10-3 は、ニュージャージー州内の歯のカルシウム 1g 当たりのストロンチウム 90 のピコキュリー数の平均値の傾向を示している。

表10-3　ニュージャージー293人の歯のストロンチウム90

下降時期	
生年	ニュージャージーのストロンチウム 90 の平均値
1974 年より前	8.37（9 人）
1974〜77 年	6.99（12 人）
1978〜81 年	4.70（12 人）
1982〜85 年	2.90（20 人）
上昇時期	
生年	ニュージャージーのストロンチウム 90 の平均値
1986〜89 年	2.91（72 人）
1990〜93 年	3.74（115 人）
1994〜97 年	4.51（53 人）

（　）内合計は 293 人　訳注：1 ベクレル＝ 27 ピコキュリー。

　ニュージャージー州には、喫緊の課題にじかに結び付く結果がほかにもあった。すなわち、「ストロンチウム 90 はガンのリスクと結びついているのか？」という問いである。この論点を扱うもっとも多くの情報がニュージャージー州に集められたが、この問題については次章で論じる。

　結果を市民に公表することは、RPHP の最大の仕事になった。グループは 3 回の記者会見を開き（2001 年、2003 年および 2006 年）、毎回州都トレントンで研究結果を説明したが、その結果は、ニュージャージー州、ニューヨーク市、フィラデルフィア市のメディアによって広範に報道された。ボールドウィンが 2003 年の会見に、ニュージャージー州立医科大学の教授ドナルド・ローリア博士が 2006 年の会見に出席した。

　市民に情報を伝えるための予期しなかった機会が 2005 年にやってきた。ニュージャージー州放射線防護委員会で研究成果を発表するようにと、

RPHP が招待されたのである。同委員会は州知事に助言する機関であるが、低線量放射線は人間に害をおよぼさないと信じていた。その委員長であるジュリー・ティミンズ博士は、妊婦の骨盤 X 線撮影は胎児にガンを引き起こさないとする、1956 年のアリス・スチュアート博士の研究以来報告された多くの研究結果に矛盾する内容の論文を書いた。そして 2003 年末にティミンズは、州はこれ以上 RPHP への助成金の拠出を止めるべきだ、なぜなら歯の研究は「いくつかの間違った前提と仮説をもとにしているからだ」とマクグリービー知事に書面をもって勧告した。

ニュージャージー州放射線防護委員会は、グバーを証人として招いた。グバーが、マンガーノに出席してくれるかどうか頼んでみると、「いいよ」という返答だったので、彼女は驚いた。グバーと同様に、マンガーノ、コリー・ファースト、そして彼の母親のジェーンが証言した。審議を記録しようと大勢のマスコミも出席していた。マンガーノは委員会に、小児ガンの原因を突き止める調査のために RPHP やその他の団体に協力してくれるよう求めた。マンガーノは、低レベル放射線がガンの原因になるという考え方を強く裏付けた、1987 年の『ニューイングランド医学ジャーナル』の以下の論説を引き合いに出した。

> 「低用量のベンゼンと鉛において、……非常に低濃度の有害物質が深刻な健康影響をもたらしうるという懸念は立証されました。たぶん我々は、因果関係を厳格に証明する科学的基準を重視し、手遅れになって実際に健康被害を受けてしまうという、今までの慣習を考え直すときにきているのです。すなわち、より速やかな措置につながり、より現実的な行動で達成でき、より予防原則を重視した公衆衛生政策に移行することを考えてもよい時期なのではないでしょうか。」

ニュージャージー州放射線防護委員会のメンバーは、普段はあまり傍聴者のいない状態で会議をしていたのであるが、マスコミのカメラが向けられたので、市民をなだめようとしていた。「これらのストロンチウム濃度の上昇が意味のあるものかどうかを判断するために、何かを比較する必要があるでし

ょう」というのが委員長ティミンズの声明だった。彼女の声明は曖昧で、ニュージャージー州におけるストロンチウム90濃度の上昇について何も言っていなかった。ニュージャージー州放射線防護委員会は、歯の研究についてさらに検討することを約束したが、1月には、RPHPを酷評する50頁の報告書を新知事に提出し、これ以上助成金を出すべきでないと勧告した。

　ニュージャージー州における歯の研究の結果は、オイスタークリーク原発の稼動を続けるか閉鎖するかという、最終的な闘いに直面することになった。州政府は電力会社に40年操業の認可を与え、さらに20年間延長する認可を与えることもできる。1990年代後半に、多くの老朽化原発の運転許可期限が終わるのにともなって、電力会社は運転を20年間延長する認可を求め始めた。

　運転許可延長の最初の申請は、2000年の春に認可された。2007年の終わりまでに、原子力規制委員会（NRC）は米国の104基の原発のうち47基から、許可延長の申請を受け取った。そして47件すべての延長を承認した。電力会社はさらに数十基の原子炉について、運転許可延長を申請するか、検討中であることを表明していた。

　誰も原子炉が60年の運転[*5]に耐えるかどうか、あるいは当初の予定の40年運転を何基の原発が無事に完了するかどうかさえ分からない。オイスタークリーク原発はまもなく運転開始から2009年春の時点で40年を迎えるので、原子炉の事業者は、その後の選択肢を長年考えていた。1990年代後半に原子炉を閉鎖する決定は、もう少し待って様子を見ようという態度に変わった。電気料金が高く、2001年以来、オイスタークリーク原発の稼働率が96％という記録的な高さにあるという事実によって、電力生産によって得られる収益も記録的に高まったからであった。

[*5] 実年齢以上に劣化（脆性遷移温度の上昇）がすすんでいる九電玄海1号（1975年操業開始）で2035年までの60年運転を想定しているのは、大変無謀である。朝日新聞2011年5月27日夕刊参照。福島第一原発についても原子力安全・保安院は2010年に、60年間の運転を仮定しても安全性に問題はないとしている。

運転許可延長の手続きには4～5年かかるので、決定は2004年までに必要であった。ちょうどそのとき、アメジェン社はさらに20年の運転延長を求める決定をしたと発表した。その計画はニュージャージー州の公的機関からのものも含めて、多くの批判を招いた。マクグリービー知事は運転延長に反対し、それを「ニュージャージー州の地域社会への予測不能で必要悪とも言えないリスクである」と表現した。マクグリービーの後任、ジョン・コージン知事も延長に反対した。「原発の故障が非常に心配だ。私たちは安全を第一に考え、知的に誠実でなければならない。」

　運転許可延長の申請は公式に2005年7月になされた。原子力規制委員会は法の定めるところに従い、オイスタークリーク原発をさらに20年運転延長することによる環境アセスメント報告を作成した。その報告は、最小限の危険があるにすぎないとしており、実際の放射能放出量や、原発近くのガン発生率には言及しなかった。RPHPは2006年7月と2007年5月の公聴会で高レベルの放射能放出量および近隣の小児ガンについて証言したが、無駄だった。2007年末の時点で、申請はまだ手続きの途中である[*6]。州の公務員と反原発団体が反対し続けているからだ。州の環境保護局は、2006年に連邦政府に公式の申立てを提出し、再認可を阻止しようと試みた。州政府機関がそのような措置をとったのは米国で初めてのことである。ニュージャージー州の市民団体の連合体も、再認可を阻止するための申立てを提出した。

＊6　オイスタークリーク原発の運転許可は2010年12月に延長されて2029年4月までの「60年運転」となった。同原発はオバマ大統領に献金したエクセロン社が運転している。http://en.wikipedia.org/wiki/Oyster_Creek_Nuclear_Generating_Station

第 11 章

「歯の妖精プロジェクト」が巻き起こす反響

　RPHP の「歯の妖精プロジェクト」は、研究プロジェクトとしても、公衆衛生のための活動としても、草の根運動としても、完璧なひとつの歴史であった。そしてプロジェクトに対する反応も、それ自体でひとつの歴史となった。意見は大いに賛同するものから大いに否定的なものまで様々であったが、ほとんどの反応は強い賛同か反発だった。

　歯の研究においてメディアの役割は鍵となった。これは本当に「市民の科学」の努力の賜であり、ほとんどローカルだったセントルイス研究と異なり、今回は全米レベルのものであり、しかも RPHP という小さな団体による運営だったので、メディアはアメリカ市民に情報を伝えるうえで鍵となる道具だった。そしてこの研究は「情報化時代」に行なわれたので、利用できるようになった多様なメディアによって RPHP は数々の機会を手にすることができた。

　当初から、RPHP はメディアへの働きかけを重視していた。STAR 財団が本格的に動き出したロングアイランドでの研究によって、メディアへのアクセスが容易になった。俳優のアレック・ボールドウィンやモデルのクリスティン・ブリンクリーが登場したために、報道記者が大勢関心を寄せるようになった。さらに、乳ガンをめぐる大きな騒動があったので、歯の研究が始まったときまでに、記者たちはロングアイランドでのガンに対する憂慮についてよく知っていた。

　ロングアイランドの研究の報道は、各メディアが RPHP をどのように報道するかを示すものだった。地元での報道は素晴らしいものだった。ジェ

178

イ・グールドの夏の別荘の一番近くにある『サウサンプトン・プレス』は、RPHP の諸活動について忠実に報道した。グールドも、ブルックヘブン国立研究所とロングアイランドの乳ガンのような話題について長い手記を発表するときには、『サウサンプトン・プレス』やその他の新聞を利用した。これらの新聞への手記は放射線の健康問題について市民に伝えるのによい手段だった。

しかしロングアイランドの例はまた、全国規模のメディアが RPHP に関する報道を避けようとする傾向を固定化してしまった。ブルックヘブン研究所は『ニューヨークタイムズ』の本社があるニューヨーク市から 60 マイル[注：96km]しか離れていない。同紙はニューヨーク市に本拠をおく新聞であるが、その読者の範囲はずっと広い。『ニューヨークタイムズ』は米国の日刊紙のなかでは『USA トゥデイ』、『ウォールストリートジャーナル』に次ぐ第 3 位の発行部数があり、よって『ニューヨークタイムズ』による報道があれば大変望ましい。ブルックヘブン研究所は『ニューヨークタイムズ』紙上でしばしば報道されたが、そのなかでは RPHP に言及されなかった。2003 年まで、『ニューヨークタイムズ』での RPHP についての報道は、ニューヨーク大都市圏の欄でのふたつの小さな記事に限られていた。

2003 年に『ニューヨークタイムズ』の写真部員ナンシー・シーゼルは、原子力災害とそのリスクについて、真実を見つけるための苦闘を描いた『致命的な放射性降下物（Fatal Fallout）』*1 というドキュメンタリー映画のニューヨークでの試写会に出席した。このドキュメンタリー映画をつくったゲリ

---

*1　ドキュメンタリー映画『致命的な放射性降下物（Fatal Fallout）』（2003 年、86 分）には、ヘレン・カルディカット、ミチオ・カク、アーネスト・スターングラスらが出演。
　http://www.imdb.com/title/tt0401414/
　http://www.youtube.com/watch?v=9vgA65j32Qg
　日系 3 世米国人のカク博士（加來道雄、1947 ～、ニューヨーク市立大学教授）は、物理学者・反核平和活動家として有名である。高校時代はエドワード・テラーに傾倒したが、学者になってから平和・環境問題に目覚めた。邦訳は科学啓蒙書が中心で、『サイエンス・インポッシブル』ミチオ・カク、斉藤隆央訳（NHK 出版 2008 年）などがある。ウィキペディア日本語版の「ミチオ・カク」には不親切なことに反核平和活動への言及がないので、ウィキペディア英語版を参照されたい。
　http://en.wikipedia.org/wiki/Michio_Kaku

ー・ナルは栄養士であり環境主義者で、グールド、スターングラス、マンガーノらが活動するRPHPにも大変関心をもっていた。シーゼルはマンガーノが上映の前にスピーチするのを聞いた。彼女は直後にマンガーノと話し、2人は電話番号を交換した。2人の住まいは同じブルックリンで数ブロックしか離れていないことが分かった。

シーゼルは『ニューヨークタイムズ』がこの団体の活動、特に乳歯調査を報道したことがあるかと聞いてきたので、マンガーノはRPHPが確たる証拠はないが『ニューヨークタイムズ』の取材対象から排除されているようだと説明した。放射線と健康について科学部の記者が書く記事はいつも、低線量放射線は有害でないという政府の路線をなぞっているようだった。もし科学部がどうにもならないのであれば、人物に焦点をあてた記事を書いてみたらどうか。マンガーノはブルックリンの事務所で仕事をしているので、生活欄に載せることができないか。シーゼルは編集者にそのアイデアをうまく売り込んだ。2003年11月11日の『ニューヨークタイムズ』に写真付きの長い報告が出た。記者はマンガーノが事務所に保管している一部の乳歯（残りはRPHPの同僚のマクダネルが保管している）に強い印象を受け、次のような書き出しで始まっている。

「ジョセフ・J・マンガーノはもうその臭いに慣れっこになっていた。もしあなたがブルックリンのパークスロープにある彼の一室に足を踏み入れると、なにかかび臭く、少しつんとくるけれど、さほど不愉快でもない臭いに気付くことだろう。」

その記事はRPHPに対する多くの反論も紹介していたが、この団体の使命と発見についてのまじめなリポートもともなっていた。その記事は間違いなく『ニューヨークタイムズ』の科学部記者を驚かせた。彼らは掲載当日まで何も知らされていなかったからである。ひそかに事を運ぶことによって、RPHPはうまく多くの読者を獲得したのだった。他にも『USAトゥデイ』（2回）、BBC、CNN、ナショナルパブリックラジオでRPHPの活動は報道された。

180　第11章　「歯の妖精プロジェクト」が巻き起こす反響

徐々に、RPHPについてのメディアの報道は非常に感動を呼ぶものになった。この団体は1999年から2006年にかけて22回の記者会見を開き、そこにはたいてい4〜5社のマスコミがあらわれた。少なくともカメラマンをともなったテレビ記者がひとりはいつも訪れた。そしてテレビは多くの人に見られるので、よい報道が保証されていた。

　マスコミ報道に影響力をもつのは科学界であったが、RPHPの仕事を支持する発言をする科学者はほとんどいなかった。この沈黙は、科学的な考慮よりも政治的配慮によって大きく影響されており、これには深い歴史的背景があった。低線量放射線の被曝が有害だという考えを支持した科学者は、批判や攻撃のかっこうの的になった。出生前のX線が小児ガンリスクを上昇させるという発見のあと、1950年代に始まったアリス・スチュアート博士に対する激しい反発は、その最初の例だった。

　米国における事態はさらにひどくなった。カリフォルニアのローレンスリバモア研究所のジョン・ゴフマン博士は、大気圏内核実験が米国の4000人の乳児の死を引き起こしたと結論したあと、連邦政府の研究助成金を失った。ハンフォード核兵器工場の労働者はガン死亡率が高いとトマス・マンクーソ博士[*2]が結論したあと、米国エネルギー省は彼を解雇し、彼は「定年」になったのだという公式声明を出した。(当時マンクーソ博士は64歳で健康であり、その後92歳まで生きることになる。)スターングラスも激しい批判にさらされたが、終身在職権をもつ大学教員だったのでなんとか職業人として生き残ることができた。

　このように長年にわたる抑圧の背景もあり、RPHPにも、複数の科学者か

---

*2　トーマス・マンクーソ(1912〜2004年)は米国の疫学者。その業績については、内橋克人『日本の原発、どこで間違えたのか』(朝日新聞社2011年)などを参照。
　　http://articles.sfgate.com/2004-07-09/bay-area/17435093_1_nuclear-weapons-public-health-occupational-health
　　http://spewingforth.blogspot.com/2004/07/dr-thomas-mancuso-1912-2004.html

ら厳しいコメントがなされた。当初、実際にコメントする人はほとんどいなかったが、特に歯の研究の結果が注目を集め始めたあとは、激しい言葉が飛び交い始めた。産業界から資金提供を受けている米国科学保健協議会の医師であるギルバート・ロス博士は、もっとも露骨な批判者のひとりだった。

　「私が読んだこの報告は、疫学的な観点から見てごみのようなものだ。これはエネルギー源としての原子力を攻撃する論争のために書かれたものだ。」

　「この研究は最悪の種類の人騒がせな誇張にすぎない。どんな発生源からであれ、ストロンチウム90の健康への悪影響のリスクは、ほとんどゼロに近い。」

ブルックヘブン国立研究所の物理学者ステファン・ムッソリーノ博士は、否定的で軽蔑的な「ジャンク・サイエンス」というありふれた形容語句を使った。

　「これはアイスクリームのような科学だ。夏に溶けてどろどろになるアイスクリームのように、溶けてしまう。私がこの研究に反対するのは、これがジャンク・サイエンスだからだ。」 *3

批判者たちは一貫してRPHPの歯の研究は信頼できるものではなく、専門家の精査に耐えられないだろうと主張した。彼らは、意図的に歯の研究の5本の論文を掲載した4つの医学雑誌を無視した。マンガーノは頻繁に記者たちに、RPHPに対する批判はRPHPの論文を掲載した雑誌の多くの専門的査読者たちへの批判でもあることを思い出すよう説得した。批判する者た

＊3　RPHPの書籍への英文のアマゾンホームページの評価でも、この「ジャンク・サイエンス」という言葉が、ネガティブな批評を行なう人［注：いわゆる「御用学者」的な人々］からは、頻繁に使用されている。日本の原発推進派も相手を攻撃するときに「ジャンク・サイエンス」というレッテル貼りを行なう。例えば、甲斐倫明・中谷内一也・畝山智香子・松永和紀「座談会　放射線リスクの真実　ジャンク・サイエンスに惑わされないために」『中央公論』2011年9月号、では、欧州放射線リスク委員会（ECRR）などが「ジャンク・サイエンス」として罵倒されている。

182　第11章　「歯の妖精プロジェクト」が巻き起こす反響

ちはまた、核施設の近くの乳歯のストロンチウム 90 の「正確な」濃度がどのくらいかについてのデータも提示しなかった。RPHP の研究に似たものは、まったくほかになかったからである。彼らは繰り返し、乳歯のいかなるストロンチウム 90 も 1963 年以前の核実験に由来する残渣に違いないと主張したが、核実験の放射性降下物のレベルは原子炉の放出放射能よりずっと多いということの他には、その結論に至る理由は説明しなかった。

歯の研究を頻繁に批判した人のひとりは、ニューヨーク州ウエストチェスターに住み、ニュージャージー州で働く放射線科医のレティ・ルツカー博士であった。ふたつの地域ともに歯の研究の対象地域である。RPHP が歯の研究についての記者会見を計画している当日の朝、二度にもわたりルツカーはローカル紙に手紙を公表し、彼女とたぶん他の人たちが RPHP を監視していることを示した。ルツカーは歯の研究に対する反論のみならず、事実をゆがめたり無視したりした。ニュージャージー州のある新聞への 2003 年のインタビューで、彼女は「たくさんの」研究が、核施設操業開始後にガンの増加を示さなかったと主張した。1990 年の国立ガン研究所の研究が、この課題についての唯一の調査であったにもかかわらずである。

ひとことで言うと、これはジャンク・サイエンスです。核施設からはごくわずかなストロンチウムが放出されます。しかし私たちには信頼できる組織と研究所によって行なわれた核施設に関連するガンの増加はみられないことを示す研究があります。……核施設周辺についてのたくさんの研究が、操業開始の前と後とで、いかなる年齢階級においてもガンの増加がみられないことを示しています。」

しかしながら、政府と産業界に抵抗して批判を受けて立ち、RPHP を支持する科学者も何人もいる。シカゴのイリノイ大学の公衆衛生学教授サミュエル・エプスタイン*4は、2003 年の『ニューヨークタイムズ』紙のインタビュ

---

*4 サミュエル・S・エプスタイン（1926～）は米国の医学者。
http://en.wikipedia.org/wiki/Samuel_Epstein 邦訳に下記がある。
『対ガン戦争』S・エプスタイン、西岡一訳（クレス 1987 年）
『ガンからの警告：知られざる日用品の害毒』サミュエル・S. エプスタイン、伊藤

一記事のなかで、RPHPについてこう述べた。「彼らは学術雑誌の審査に耐える確かな科学研究をしていると思いますよ」。歯の研究に対する大きな追い風は1999年にやってきた。このときRPHPは測定した約500本の歯にもとづいて最初の研究成果を公表した。彼らへの支持を述べる専門家が必要で、RPHPはもっとも卓越した学者のひとりのところへ行った。ヴィクター・サイデル博士はニューヨーク市のアルバート・アインシュタイン医科大学の教授で、アメリカ公衆衛生学会の会長をつとめたことがあった。サイデルとともに加わったのが、やはりニューヨーク市在住の大学教授であるジャック・ガイガー博士で公衆衛生団体の会長であった。両人はこの研究に感銘を受け、次のように述べた。その後RPHPは両人の声明を何度も引用することになる。

「もしこの研究で報告された子どもたちの歯のストロンチウム90のレベルとそのレベルの地理的な変動が、適切な再調査によって確認されたなら、これらの知見はおおいなる追跡調査と継続的調査の価値があるだろう。ごく微量でも寿命の長い放射性ストロンチウム90の体内負荷にともなう生物学的リスクを考えれば、これらの知見は、人間の健康への潜在的脅威の示唆である、とみなすのが賢明な態度であろう。」

ドナルド・ローリア博士もRPHPの支持者であった。ローリアはニューアークのニュージャージー州医科大学の予防医学の教授であり、オイスタークリーク原発のトラブルをめぐる闘争にも初期からかかわっていた。2005年にローリアは、ニュージャージー州のある新聞の論説欄に、オイスタークリーク原発の運転継続における危険性についての意見を述べ、この危険性の証拠を明らかにするものとして、RPHPとその歯の研究をある面においては認めていたのである。

「放射線と公衆衛生プロジェクト（RPHP）の全国コーディネーターであるジョセフ・マンガーノとその同僚たちが危険な放射性同位体スト

恵子訳（リヨン社、二見書房発売2006年）
『ガンからの警告：講演記録』サミュエル・S・エプスタイン、リヨン社編集部編（リヨン社、二見書房発売2008年）

ロンチウムの体内負荷を測定し、その体内負荷をガンリスクと関連づけたこの研究は、非常に有益であり、重要である。」

ローリアはまた州都トレントンでの 2006 年 3 月の記者会見でも発言した。乳歯のストロンチウム 90 濃度をニュージャージー州とニューヨークでの核施設近隣の小児ガンリスクと結びつける RPHP の論文について説明するためのものであった。彼はこの研究を称賛し、連邦政府は、RPHP のような小さな団体にまかせる代わりに、同様の研究を行なう責任があると主張した。「その知見は政府の役人が原子力政策を決定するときに健康リスクを考慮しなければならないこと、そして自立的研究者だけが米国の核施設近隣の体内放射線を調べているという状況ではいけないことを明らかにした」とローリアは述べた。

RPHP の歯の研究によって引き起こされた騒動に関して最良の評価のひとつは、「健康と環境正義のための委員会」の科学部長であるステファン・レスターによるもので、彼はこう述べた。「これは原子力産業の痛いところを突いたものだ。これらの施設は毎日少量の低線量放射線を放出している。その量は取るに足りないように見えるかもしれないが、50 の都市を眺めてみると、それがゆっくりと影響を及ぼしてくるのが分かるだろう。」

RPHP の歯の研究に大きな関心を持つ別のグループは保健当局だった。長年のあいだ、連邦政府の保健官僚は、核施設からの放出放射能が核施設近隣住民のガンリスクを高めるかどうかという問題を無視してきた。国立ガン研究所の 1990 年の研究は、エドワード・ケネディ上院議員が命じたためようやく行なわれた、一時的な努力にすぎない。ワシントンの保健当局は、原子炉の問題を原子力規制委員会にまかせてきた。原子力規制委員会には保健の専門職員は雇われておらず、ほとんどの職員は核施設のために働いてきた人々で、産業界から多くの資金を受けてきた。

連邦政府の保健官僚は歯の研究から距離をおいてきたが、州政府と地域の保健官僚は渦中に飛び込んできた。州の保健当局には原子炉近隣のガンの研

究をする義務はないのであり、連邦の官僚と同様に、原子炉近隣のガンリスクについては言及することはなかった。ただしそれは、RPHPによる歯の測定が始まるまでの話であった。彼らの立場は州や原子炉にかかわりなく一貫していた。原子炉からの放出放射能はあまりに微量なので、人々、そして子どもたちに対してさえも害を与えるものではないという立場である。

フロリダでは、ポートセントルシーにおいて小児ガンが多発していることと、セントルシー原発近隣でのRPHPの歯の研究に寄せられる市民の大きな関心とが、フロリダ保健局の環境疫学部長デヴィッド・ジョンソンを突き動かし、フロリダ保健局はRPHPの歯の研究を非難して、(その反対を示す明確な事実があるのだが) 地域の小児ガン発生率は上昇していない、という主張さえ行なった。

「RPHPはガン発生率に著しい増大があると示唆し、その原因がターキーポイント原発とセントルシー原発にあるとしている。このデータを用いて、私たちはこれらの郡で異常に高いガンの発生率はないことを示した。

これら微量のストロンチウム90の体内負荷とガンリスクとを結びつける定量的リスクアセスメントはない。乳児の場合もである。事実上すべてのストロンチウム90は原子炉というよりも、過去の核実験によるものであり、米国の原発稼動にともない、市民がごく微量を超える放射線を受けているということはない。」

ある地域では、保健当局の職員はRPHPへの研究助成金を奪うために派遣された。ロングアイランドのサフォーク郡議会は、2000年に歯の研究に3万5000ドルを助成することを決めた。しかし郡の行政府は原子力産業の圧力を受けて、RPHPには1セントも出さないと決めた。退職した州保健局の放射線担当者であるジョン・マツゼックは、郡に雇われて歯の研究を評価し、彼が言うところの多くの「科学的欠陥」を見つけたと主張した。彼自身は体内放射線の測定にかかわったことはないのにもかかわらずである。保健「専

門家」のお墨付きを得たとして、郡の行政は研究助成金の支出を9カ月間差し止め、どの実験室も歯の研究をするに当たり国の基準を満たしていないと発表した。結局、3万5000ドルがRPHPに助成されることはなかった。

RPHPへの研究助成金をめぐる別の闘いで、保健官僚が人の嫌がる仕事をやるために呼び込まれたケースが、翌年ニューヨーク州ウエストチェスター郡で起こった。ここでも、郡の議会は歯の研究を支援するための助成金支出を決めた。今回は2万5000ドルであった。問題は郡の行政部から命令を受ける保健当局にまわされた。行政府は原子力産業寄りだった。

保健当局の副部長はマンガーノに手紙で研究について質問をしてきた。マンガーノは手紙にはすぐに回答したが、次の手紙が来て別の質問がくるばかりだった。こうした手紙のやり取りは4回に及んだ。マンガーノは保健当局が時間稼ぎをしていると思い、マスコミに連絡した。『ウエストチェスター・ウィークリー』の2001年7月6日号に「乳歯調査の始まりはいつか[*5]: 放射線と公衆衛生プロジェクトはいまだに州の助成金待ち（"Cutting Their Teeth : The Radiation and Public Health Project is Still Waiting for a State Grant"）」と題する記事が出た。記事が出てから少しのちに保健当局は降参して資金を出した。

しかしウエストチェスター郡の保健当局は、まだRPHPに含むところがあった。保健部長のジョシュア・リプスマン博士は、放射線の健康問題での訓練は積んでいなかったが、記者には自由にコメントし、新聞に投稿した。「彼らがやっていることは、俗にジャンク・サイエンスと呼ばれるものだ」とリプスマンは述べた。「私たちは彼らの計測、手順、計画案の中に多くの科学的間違いを見つけた。」

2003年8月にリプスマンは、もっとも激しい反論を公表した。マンガーノはその日、郡の医療センターで記者会見を開き、ウエストチェスター郡の

[*5]　cut one's teeth には、歯が生える、最初の経験を得る、の意味がある（アルク社、英辞郎 on the WEB から）

インディアンポイント原発を含む米国の多くの原発の近くで小児ガンが多いことを示す論文が学術雑誌『環境衛生アーカイブ (Archives of Environmental Health)』に掲載されたことを発表していた。リプスマンは講堂のうしろから黙って入り、記者会見のあいだ座っていた。記者会見が終わると、彼は自分の周りに記者を集め、RPHP を非難する演説を行なった。この論文への支持を公言していた州議会議員のリチャード・ブロドスキーはすぐにリプスマンのところへ行き、記者たちの前で 2 人の口論が始まった。ブロドスキー議員はまずリプスマンがその研究を読んだのかと尋ねた。リプスマンは読んでいなかった。

リプスマン「私は読んでからまた発言するつもりだ。しかしまず、論文がジャンク・サイエンスであることを市民は知る必要があると思う。」

ブロドスキー「読んでいないのに、なぜジャンク・サイエンスだと分かるのか。」

リプスマン「RPHP はいんちき団体だ。」

ブロドスキー「統計的つながりが示されたのだ。適切な公衆衛生の予防的措置を講じるのに、何がほかに必要だというのだ。」

リプスマン「この地域のインディアンポイント原発については論争が十分ある。このようなごみのような論争を巻き起こさなくてもよいではないか。」

RPHP への助成金をにぎりつぶすために政治家に保健当局が呼び出されたもうひとつの闘いの場は、コネティカットだった。2004 年の終わりに、マンガーノとアグネス・レイノルズは、コネティカットのガン患者を含む子どもたちの乳歯の収集と計測の費用のために、2 万 5000 ドルの助成金をジョディ・レル知事に申請した。レルは穏健な共和党員で、彼女自身が乳ガンの経験者であり、歯のプロジェクトに感銘を受けていて、保健当局に資金提供

のゴーサインを出した。官僚機構の仕事はゆっくりしたものではあったが、2005年11月までに資金は動き、書類作業も完了し、あとはRPHPに支払いをするだけになっていた。2005年10月17日の保健局財務責任者キャサリン・ケネリーのメモは資金を承認していた。たぶん彼女は原子力産業がこれに強く反対していることを知らなかったのである。

「説明したように、乳歯のストロンチウム90にともなう内部被曝の影響を分析する研究に申請されている2万5000ドルの助成に私は同意しています。放射線と公衆衛生プロジェクト（RPHP）は、コネティカット住民から150本の乳歯を収集し、計測できるでしょう。……このような研究は、小児ガンの予防戦略を開発するために、そして小児ガン増加に関与する因子を特定するために重要です。」

しかし12月12日にすべてが変わった。反原発団体「マイルストーン原発に反対するコネティカット連合」が州議会の階段で記者会見を開き、マイルストーン原発近隣の牛乳の高濃度のストロンチウム90が、原子炉が人々に被害をもたらしている証拠だと告発した。連合の代表ナンシー・バートンは、キャティという名前のヤギを州議会につれてきてサンプルのミルクを出させることまでした。バートンと彼女の支持者たちは、レル知事への面会を要求した。このイベントにはメディアの注目が集まり、保健当局の耳にも入った。保健当局は反論レポートを書くように求められた。役人たちはヤギのミルクのストロンチウム90と乳歯のストロンチウム90を安易に結びつけた。RPHPへの資金は万事休すだった。悪い知らせは、2006年3月30日の保健局職員アーデル・ウイルソンからマンガーノへの簡潔な電子メールとしてやってきた。

「公衆衛生局はこの時点で放射線と公衆衛生プロジェクトとの契約を履行しないでしょう。契約は放射線と公衆衛生プロジェクトと同じ問題の多くを扱うコネティカット環境保護局の研究（この研究は未終了であった）の知見が出るまで保留されます。」

もちろん、この州の研究は、小児ガンの問題は扱っておらず、牛乳の高濃度のストロンチウム 90 という問題を鎮静化するためだけのものだった。

　当局者の「歯の妖精プロジェクト」に対するコメントもまた図々しいものだった。原子炉を所管する米国原子力規制委員会（NRC）はもっとも声高に批判した。RPHP の活動分野である原発の環境リスクについての影響評価を行なうに際して、原子力規制委員会は歯の研究に対する強い反論を挿入した。原子炉は公衆に危険がないというおきまりの結論への道筋を整え始めたのである。原子力規制委員会はさらに、2004 年 12 月にウェブサイトで歯の研究に対して 8 頁にわたる批判を載せた。

　その批判の中には「原子力規制委員会は、放射線と公衆衛生プロジェクトによって公表された研究結果にはほとんどあるいはまったく信頼性がないことを見出した」と書かれていた。原子力規制委員会によって提起された問題のいくつかは、基礎的な事実にも及んでいた。例えば、RPHP が「非常に小さなサンプル」を用いたと主張した。歯のプロジェクトはこれまでになされたその種の研究としては二番目に大規模なものであったにもかかわらずである。また RPHP が「研究の対照群を設定しなかった」と主張した。RPHP が原子炉の近くに住んでいた子どもと近くに住んでいなかった子どもの違いを比較したにもかかわらずであった。

　もっとも驚くべきことは、それが RPHP は「彼らのデータを科学界の専門家による審査にまわさなかった」と告発したことであった。歯の研究は 5 本の学術雑誌論文として発表されていて、RPHP の研究全体としては 22 本の論文があるという事実を無視しているのだ。さらに、国立ガン研究所、ピッツバーグ大学、コネティカット科学技術アカデミー、アメリカガン協会、フロリダ州環境疫学部、イリノイ州公衆衛生局による、原発近くでガン発生率に影響ないことを示す研究を引用した。皮肉なことにこれらの研究のなかでは最初の 2 本だけが、専門家による審査を経るまで印刷しない医学雑誌に結果を発表していたのである。

190　　第 11 章　「歯の妖精プロジェクト」が巻き起こす反響

しかし政府の原子力規制委員会からよりも、いっそう激しい批判が原子力産業からやってきた。産業界の主要な代弁者は核エネルギー研究所（NEI）で、これはワシントンに本拠をおくロビー活動団体であり、原発を操業する電力会社の代弁をしていた。NEIは頻繁にRPHPを批判し、「米国の原発を閉鎖する長期目標をもつ、マンハッタンに本拠をおく反核市民団体」と呼んだ。2006年7月にNEIは12頁からなる批判文書を公表し、ウェブサイトに掲載した。NEIは、RPHPと歯の調査をおとしめるためにはあらゆる言葉を使った。

> 「数十年のあいだ、活動家の小さな団体がストロンチウム90という物質が、原発から出る低線量放射線が近隣住民にガンやその他の健康問題を引き起こしている原因物質であるという恐怖感を大衆に植え付けようと試みてきた。その主張が最初に浮上した約30年前以来、主流の科学者たちからは、彼らのやっていることは脅し戦術であり、ガンの真の原因を見つけるのに貢献しない『ジャンク・サイエンス』だとしてはねつけられてきた。彼らは科学的根拠のないままに、これらの団体を使って市民を操作しているのだ。その研究なるものは『歯の妖精プロジェクト』として知られている。」

　NEIと各電力会社は、同じ議論と同じ資料を引用しながら、頻繁にRPHPと歯のプロジェクトについての記述を比較し、歩調を合わせてきたのである。原子力産業の力を過小評価することはできない。エクスロン、エンタジー、ドミニオンのような会社[*6]は、株価を吊り上げるのに何十億ドルの操作をするし、多額の費用を投じて政治的キャンペーンを行なう。このようにして、いかなる政府職員も反対の立場をとればトラブルに見舞われるのである。ニュージャージー州のセーラム原発とホープクリーク原発を運営する会社、PSEGパワーのポール・ローゼングレンは、歯の研究の潜在的支援者に

[*6]　エクスロンはイリノイの電力会社で、オバマ大統領にも多額の政治献金をした。エクスロンの電力の9割は原発である。世界の三大電力会社は、フランス電力公社、エクスロン、東京電力である（アイリーン・スミスさんのご教示による。2010年8月）。その東京電力の福島第一原発では2011年3月11日、東日本大震災にともない、深刻な事故が起こった。

こう警告した。「この研究に協力する者はだれでも、将来恥をかかないよう気をつけなさい。」

　こうした圧力ゆえに、政治指導者たちはほとんど一致して、原発推進であるか、あるいは少なくともこの問題に熱心ではなかった。連邦レベルでは民主党政権と共和党政権のもとで原子力規制委員会は、忠実に原子力開発を支援してきた。原子炉に対して批判的な下院議員も出てきたが、これらの人々は少数である。その議席が安泰で厳しい再選キャンペーンをする必要のない議員、例えばマサチューセッツ州のエドワード・マーキー下院議員やエドワード・ケネディ上院議員が、もっとも公然たる批判者になるようなことが多かった。

　乳歯調査は連邦議会ではあまり知られていない。ニューヨーク選出のモーリス・ヒンチェイ下院議員は、長年インディアンポイント原発に反対しており、2000年にウエストチェスター郡で開かれたRPHPの記者会見に支持する旨の手紙を送った。ロングアイランドのマイケル・フォーブス下院議員は実際にワシントンでのRPHPの記者会見に姿を見せたが、フォーブスはその年の11月の選挙で議席を失った。

　連邦レベルではリーダーシップを発揮する人物がいないため、地方政治家にゆだねられることになった。歯の研究が活潑に行なわれたほとんどの地域では、それを優先課題にして支持を公言する議員が少なくともひとりはいた。結果を公表することは、自分たちが支持されるためのひとつの条件だった。2001年に、RPHPは、オイスタークリーク原発のすぐ北のニュージャージー州のある町が、州内では乳歯のストロンチウム90平均値が最高であると報告した。その町のジョセフ・スカーペリ市長は後に、この研究によって「私はオイスタークリーク原発問題が主要な課題であることを認識した。『歯の妖精プロジェクト』は私の関与をうながす触媒の役割を果たしたのである」と認めている。2人のニュージャージー州議会議員、リード・グシオラとマシュー・アハーンは、2003年5月にRPHPの記者会見でこの研究を支持する発言をし、翌月、2003年予算案に歯の研究への2万5000ドルの州

からの助成金を組み込むよう要求し、これは州議会を通過し、知事も署名した。

2000年11月にウエストチェスター郡で歯の調査結果を発表すると、郡の議員トム・アビナンティは議会に法案を提出した。アビナンティはアレック・ボールドウィンを含むRPHPのメンバーと面談ののちに、次のように述べた。

> 「今朝、ここで聞いたことを私なりに解釈すると、インディアンポイント原発は私たちの子どもたちの口のなかでゆっくりと時を刻む時限爆弾のようなものだということです。」

ライムリック原発が位置するペンシルベニア州ポツタウンで開かれた、この地域での2001年1月の歯の研究の開始の記者会見の席上、アン・ジョーンズ市長は発言した。ジョーンズは自分の5歳の孫娘を演壇に呼び、その少女が自分の歯の入った封筒をマンガーノに手渡したときに、このプロジェクトは沸き立った。2年後、マンガーノは研究結果を伝えるために、この地を再訪し、ジョーンズ市長は、小児ガンの高い発生率と歯のストロンチウム90の高い濃度という双子の問題に悩まされているこの地域は、ライムリック原発に脅かされているのだと述べた。

> 「子どもたちもライムリック原発の放射線の危険にさらされていることが、いま確かめられました。私たちはいまや放射線が子どもたちの体内に入っていることを知っています。子どもたちのほうがずっと傷つきやすいのです。安全な被曝というものはありません。ここでは平均して他のどの地域よりも小児ガンの発生率が高いのです。」

RPHPの歯の研究の別のプレイヤーは政策提言団体もしくは反原発団体で、その反応は政治家と共通していた。全国規模の団体は概ねRPHPを支持していたものの、この研究についてはほとんど発言しなかった。これらの団体には原子力情報資料サービス（NIRS）、パブリックシチズン、シエラクラ

ブ、憂慮する科学者同盟（UCS）、社会的責任を求める医師の会、グリーンピースが含まれる[*7]。

しかし地域レベルでは熱狂的支持は大きかった。RPHPが少なくとも100本の歯を集めたそれぞれの原発近隣地域では、既存の団体が研究の推進に積極的な役割を演じた。ニューヨークでは、STAR財団が研究を支援するために記者会見を準備し、有名人を連れてきた。ニュージャージー州では、「ジャージー海岸原発ウォッチ」[*8]が研究を先導した。ペンシルベニアでは、「きれいな環境を求める同盟」[*9]が、ボールドウィンが署名した呼びかけの手紙を大量に送付することなく、多くの歯を集めた。妻のドナとともにこの同盟を運営するルイス・カスバート博士は、人の命という観点から、この研究を次のように描写した。

「私たちには、環境を汚染している者に差し出し、生贄として捧げるような、消耗品みたいな子どもなどひとりもいないのです。」

地域の政策提言団体のメンバーはときどき、歯の寄付を促すために、ドレスアップして「歯の妖精」を演じた。ニュージャージー州在住の退職者バーバラ・ベイリンは、通りすがりに店をのぞいて買った服でコスチュームをつくり、オーシャン郡全域で歯の提供をアピールした（本書第9章を参照）。ニューヨーク州ウエストチェスター郡では、教師マーゴ・シェパートが、魔法

[*7] 原子力情報資料サービス（Nuclear Information and Resource Service）
http://www.nirs.org/
パブリックシチズン（Public Citizen）ラルフ・ネーダー・グループ
http://www.citizen.org/Page.aspx?pid=183
シエラクラブ（Sierra Club）http://www.sierraclub.org/
憂慮する科学者同盟（Union of Concerned Scientists）
http://www.ucsusa.org/
社会的責任を求める医師の会（Physicians for Social Responsibility）
http://www.psr.org/
グリーンピース（Greenpeace USA）http://www.greenpeace.org/usa/en/

[*8] ジャージー海岸原発ウォッチ（Jersey Shore Nuclear Watch）
http://www.wiserearth.org/organization/view/1d1c3897d513c68810ea6247fd044cd2

[*9] きれいな環境を求める同盟（the Alliance for a Clean Environment）
http://www.acereport.org/

の杖を持った完璧なコスチュームに身を包み、自分の幼い娘たちと一緒にイベントに出演した。彼女はギターをかかえ、歯のプロジェクトをテーマにした自作の歌を歌った。多くの人が楽しみ、同時に多くの人が歯を寄付した。

　歯の研究に応じた最後のグループは、一般の市民だった。別の言い方をしよう。一般的には市民はこの研究に無関心だった。原子力問題についての記者会見や公開フォーラムに足を運ぶ人は多くはなかった。原発の近くに住む何百万人の子どもたちから、プロジェクトに寄付された歯は5000本以下だった。市民が歯の研究を支援するよう求めて国会議事堂や州議会に押し寄せることもなかった。

　しかし歯の研究は、ほとんどの人、特に幼い子どもの母親の琴線に触れた。寄付された乳歯のほぼすべては、父親やその他の大人よりも、子どもの母親によって送られた。この状況は1960年代のセントルイスでの歯の研究のときに似ており、そのときはPTA会員のような母親たちが歯の収集に重要な役割を演じたのだった。母親たちはRPHPに次のような質問を投げかけた。「私の子どもはストロンチウム90のせいで病気になるのでしょうか。」「原発の近くの町に引っ越したいのですが、これは子どもにとって安全ではないのでしょうか。」

　ガンにかかっている子どもの母親たちは特別であった。歯の研究に関心を示したのは、治療がうまくいき回復した子どもたちの親だった（依然として病気の人たちの両親はたいてい肉体的、精神的に苦悩の中にあり、歯の研究のようなものにかかわる余裕がなかった）。しかし子どもたちが回復したあとは、「子どもは生きられるか」という疑問から「なぜ私の子どもはガンになったのか」という疑問に変わる。小児ガンの原因はあまり知られていないので、歯の研究は答を求めている女性の多くにとって、訴えるものがあった。

第Ⅳ部 乳歯調査のインパクト

第12章

乳歯調査
——小児ガンとのつながりとそれがもたらしたもの

　2006年なかばにRPHPの理事会は、「歯の妖精プロジェクト」を一時中断することを決めた。この研究は10年前に設定したすべての目標を充分すぎるほどに達成していたからだ。4700本以上の乳歯が収集され測定されたが、これはジェイ・グールドが当初目標とした5000本に非常に近い。成果として、5本の医学雑誌論文[*1]が掲載された。歯の中のストロンチウム90は一定の統計的に有意な傾向を示していた。原子炉にもっとも近い諸郡では、原子炉から遠い諸郡よりも30〜50%濃度が高く、ストロンチウム90の平均値は1980年代後半以来、35〜60%上昇していた。これらは原子炉の放出放射能が子どもの体内に入ってきていることをはっきりと示している。

　この研究によって解決が求められたもっとも重要な課題は、これらの相対的に低レベルの放射線がガンを引き起こすかどうかであった。この課題は半世紀近く前の1960年代、セントルイスの研究者たちが核実験の放射性降下物からの乳歯中のストロンチウム90を研究し、政府の測定事業が骨のスト

---

*1　次の5本である。
　　Gould J.M. *et al.* Strontium-90 in deciduous teeth as a factor in early childhood cancer. *International Journal of Health Services* 2000；30：515-39.
　　Mangano. J. J. *et al.* Infant deaths and childhood cancer reductions after nuclear power plant closings. *Archives of Environmental Health* 2002；57（1）：23-32.
　　Mangano. J. J. *et al.* Elevated childhood cancer incidence proximate to U. S. nuclear power plants. *Archives of Environmental Medicine* 2003；58（2）：74-82.
　　Mangano J. J. *et al.* An unexpected rise in strontium-90 in U. S. deciduous teeth in the 1990s. *The Science of the Total Environment.* 2003；317：37-51.
　　Mangano J. J. A short latency between radiation exposure from nuclear plants and cancer in young children. *International Journal of Health Services* 2006；36（1）：113-35.

ロンチウム 90 を調べた時に提起されたものである。残念ながら、この放射線をガンリスクと結びつけようとする試みは、事実上ほとんどなされなかった。1960 年代の 3 本の医学論文は、ガンになっている人とそうでない人の骨のストロンチウム 90 濃度を比較したものだった。これらの研究はサンプル数が少なく、明確な結論は出ていない。そして 40 年近く追跡研究はなされなかった。

ワシントン大学の科学者たちによる 1960 年代の偉大な功績から数十年がたつが、RPHP と海外の専門家たちは、体内のストロンチウム 90 に関する研究で、核兵器および原子炉からの低線量放射線がガン、特に子どもたちにガンを引き起こすかどうかを示しただろうか？

この質問への回答は単純に「イエス」か「ノー」で答えられるものではないが、実際に探偵小説の一部のように、手掛かりと証拠がひとつまたひとつと収集されつつある。2007 年までに、次のようないくつかの手掛かりが得られた。

1. ストロンチウム 90 は、実験動物にガンを引き起こす。長年、科学者たちは放射性ストロンチウムがガンを引き起こすことを知っていた。1945 年、シカゴ大学の科学者たちは、犬にストロンチウム 90 を注射する実験を始めた。注射された犬とその子犬は体重減少、ガン、肺炎、その他の免疫関連疾患に苦しんだ。死んだときの測定で、犬の体内に高濃度のストロンチウム 90 が検出され、ストロンチウム 90 が体内に長くとどまることを示した。

2. 低線量放射線が子どもたちにガンを引き起こす。1950 年代と 1960 年代初頭は、ストロンチウム 90 と小児ガンの関連をよりよく理解するうえで、極めて重要な時期であった。低線量放射線が子どもたちにガンを引き起こしうるという理論は、証拠によって強く裏づけられた。最初は 1950 年代なかばに英国の妊婦への 1 回の骨盤 X 線によって、子どもが 10 歳までにガンで死ぬ確率がほとんど 2 倍になることを示したアリス・

スチュアート博士の成果であった。スチュアートの研究は少し後にブライアン・マクマホン博士によって再現された。

　1960年代、ストロンチウム90の効果についての動物実験が行なわれた。このときはごく微量が実験用ラットに注射された。低線量でも骨髄中の血液細胞の減少が観察され、ストロンチウム90が骨に沈着して、骨髄に浸透し、そこで細胞破壊が起こることが示された。他の実験は、ストロンチウム90が動物でナチュラルキラー細胞[*2]の数を減らすことを示した。これらの細胞はガンとの闘いに重要である。

　2005年に全米科学アカデミー（NAS）の有識者会議は多くの学術論文にもとづいて、いかなる線量の放射線にも健康リスク（ガンを含む）がある、と結論する報告書を出した。そのちょうど2年前に、米国環境保護庁（EPA）は、2歳未満の子どもの放射線被曝量は大人への同じ被曝線量の10倍のリスクを有するとする論文草稿を発表した。これらふたつの公式文書は、微量のストロンチウム90が子どもにガンを引き起こすという主張に強い根拠を与える。

3. さらなる核実験でストロンチウム90と小児ガンの増加。米国の小児ガン発生率は1950年代と1960年代初頭に急増したが、この時期には200回以上の大気圏内核実験が南太平洋とネバダで行なわれ、大量の放射性降下物の雲が大気中に拡散し、のちに食物連鎖と人体に取り込まれていった。そして部分的核実験禁止条約［注：1963年］によって大規模核実験を終結したあと、体内放射能レベルと小児ガン発生率は急減した。

　小児ガンの増減と放射性降下物レベルの上下の明確なパターンによって、研究者はストロンチウム90と小児ガンの関連をさらに調べるチャンスを得ることになった。セントルイスの乳歯調査では、核実験のあ

＊2　ナチュラルキラー細胞は、先天免疫の主要因子として働く細胞傷害性リンパ球の1種であり、特に腫瘍細胞やウイルス感染細胞の拒絶に重要である（ウィキペディア「ナチュラルキラー細胞」）。

いだのストロンチウム 90 の体内蓄積と部分的核実験禁止条約後の減少を明らかにした。そしてこの研究は、ガンとの関連を調べるために研究結果を利用することができたが、それは行なわれなかったので、問題は未解決のまま残った。

この問題については研究者の間で完全な沈黙に近いものがあった。核兵器の放射性降下物に強く影響された地域の近くでの小児ガンの比較的基礎的な分析でさえ、ほとんど行なわれなかった。米国がソ連に対し核軍拡競争をしていた冷戦期間の政治的圧力が、この問題への沈黙に大きな役割を演じたのだ。21 万 2000 人にのぼるアメリカ人（ほとんど全員は成人）が放射性降下物への暴露により甲状腺ガンになったと結論する国立ガン研究所の 1997 年の研究は、核実験がガンを引き起こすことを公式に認めた唯一のものである。

4. 原子炉の増加にともない、小児ガンも増加。1967 年春、米国で稼働していた原子炉はわずか 8 基であり、それぞれは小規模なものであった。1990 年までに原子炉の数は 111 に急増し、これらのほとんどは初期のモデルよりもずっと大型であり、米国 50 州のうちの 31 州に建設された。

原子炉が増加するのと同時に、小児ガン死亡数は鋭く減少していた。小児ガン発見と治療の方法の改善により、医師たちがより多くの子どもたちの命を救うことができるようになったからである。しかし死亡率は急速に減少していたが、発生率は急速に増加しており、1970 年代初頭から 1990 年代初頭までに約 30％の増加がみられた。この現象は、白血病、脳のガン、その他のタイプのガンについて、全国で同じ傾向を示していた。この予想外の傾向を説明するのに、医学の分野からも公衆衛生の分野からも、いかなる因子も提示されなかった。

科学者たちも市民たちも、原子炉からの放出放射能を含む環境汚染が、小児ガンの発生率を押し上げるひとつの因子かもしれないと考えた。核施設近隣で小児ガン発生率が増加することを明確に示す多くの医

学論文が発表された。これらの多くは放射線被曝に影響を特に受けやすいことが知られている白血病に焦点をあてていた。これらの研究はまだ基礎研究段階であるが、ガンとの関連を裏付ける、さらなる証拠を提供してくれている。

しかしこれらの論文のほとんどは英国とその他の外国からのものであり、米国内（世界のすべての原子炉の4分の1を有する国）からのものはひとにぎりにすぎなかった。やはり、原子力産業と政府との強い政治的影響力が、研究が進展するのを阻んでおり、潜在的な相関を示すいかなる研究結果も批判していた。

5. スリーマイル島およびチェルノブイリ原発近くの高い小児ガン発生率。人工放射能と小児ガンのリスクについての研究を行なううえで、スリーマイル島およびチェルノブイリの原発事故よりも大きな機会はたぶんなかっただろう。しかしこれらの地域で起きたことは、非常に悲しいものだった。

1979年のスリーマイル島原発事故から12年近くのあいだ、子どもであれ成人であれ、原発近くのガン発生率を調べる医学論文は1本もない。ついに発表された1本の論文には、事故後最初の5年間に原発から10マイル［注：16km］以内で、小児ガンを含むガン発生率の鋭い上昇が示されたものだった。しかしこの確実な証拠についてさえ、この論文を書いたコロンビア大学の研究者たちは、スリーマイル島原発事故がガンを引き起こしたのではないと結論し、事故後の高いガン発生率はストレスによるものだとする示唆をもしたのである。

スリーマイル島よりずっと多量の放射能を放出したチェルノブイリの場合は、いくつかの突破口となる段階をへた。多くの論文の中で、地域の子どもたちの甲状腺ガンが1986年の災害から4年後、急増し始めたことが示された。小児白血病の上昇も記録された。しかし研究はおおむねこの時点でとまり、放射線と小児ガンの関連はとらえどころのない

202　第12章　乳歯調査——小児ガンとのつながりとそれがもたらしたもの

ものにとどまっている[*3]。

6. 原子炉近隣の諸郡は小児ガン発生率がもっとも高い。州規模で小児ガン発生率をみることは、地域が広大すぎるのであまり意味がない。郡ごとのデータのほうがずっと的確である。先に述べたように、原子炉にもっとも近い諸郡の小児ガン発生率を調べた研究はほとんどない。オークリッジ核施設、ハンフォード核施設、サンオノフレ原発[*4]についてのみ、雑誌論文が発表された。エドワード・M・ケネディ上院議員によって命じられた国立ガン研究所の1990年の研究は、原子炉にもっとも近い諸郡の子どもを含むガン死亡率を調べたものだが、データは原子炉の近くに住むこととガンリスクの関連は示されなかったと結論している。

ジョセフ・マンガーノは最近、原子炉にもっとも近い諸郡での小児ガン発生率を調べた2本の論文を発表した。ひとつは発生率（症例数）を調べたもので、もうひとつは死亡率（死亡数）を調べたものである。

発生率についての論文は、米国東部の14の原発からほとんどあるいは完全に30マイル［注：48km］以内の郡のデータを分析している。1988〜1997年に10歳未満の子どもに診断された3669人という症例数は、米国の原子炉近隣の小児ガンについての諸研究のなかで、本研究をこれまででもっとも包括的なものにした。結果は14の原発のうちすべてにおいて、地域の発生率は全米平均の発生率を超えていた。全体で12.4％という過剰発生は、統計的に有意であり、診断された合計3669人のうち、455人が「過剰」の小児ガンの発生であることを意味する。

次の表12-1は、その論文に含まれる原発をリストアップしており、

[*3] スリーマイル島原発事故のあと小児ガンが1.5倍に増えたという論文がある。Hatch M. *et al.* "Background Gamma Radiation and Childhood Cancers Within Ten Miles of a US Nuclear Power Plant." *International Journal of Epidemiology*. vol 19. no 3. pp. 546-552. 1990.

[*4] 元原発技術者の大前研一は、地震・津波リスクのある原発は、日本の原発54基と米国のサンオノフレ原発だけだと主張している。サンオノフレ原発は立地が「浜岡原発と似ている」そうだ。大前研一『日本復興計画』文藝春秋 2011年、参照。

それぞれの原発の近くで全米平均を何%上回るかを示している。フロリダのふたつの原発、ターキーポイント原発（マイアミのちょうど南）とセントルシー原発（約150マイル北）にもっとも近い諸郡は、研究した地域のなかで最高の発生率を示した。

表12-1　米国の原子炉周辺（30マイル圏）の小児ガン（0～9歳）発生率は全米平均に比べて何%上回っていたか（1988～1997年）

	全米平均より上回る比率%（症例数）	訳者備考
セントルシー（フロリダ州）	+45.1%（76症例）	1号機（86万kw）1976年、2号機（86万kw）1983年操業開始、PWR（コンバッション・エンジニアリング社）2003年に原子力規制委員会（NRC）が2036年、2043年までの20年延長（60年間操業）を認可。
ターキーポイント（フロリダ州）	+28.2%（575症例）	1号機（69万kw）1972年、2号機（69万kw）1973年操業開始、PWR（WH社）2002年に原子力規制委員会が20年延長（60年間操業）を認可。
オイスタークリーク（ニュージャージー州）	+26.5%（280症例）	1969年（現役ではもっとも古い）操業開始の老朽化原発、BWR（GE社）62万kw　2009年4月に原子力規制委員会が20年延長（60年操業）を認可。2009年6月に地元5団体が延長認可取り消しを求め提訴。2010年に60年運転認可。
インディアンポイント（ニューヨーク州）	+17.4%（253症例）	2号機（100万kw）は1974年、3号機（100万kw）は1976年に操業開始　PWR（WH社）1号機（1962～74）は当初ウラン燃料の代わりにトリウム燃料を使用。
ブルックヘブン国立研究所（ニューヨーク州）	+16.4%（307症例）	1947年設置。小児の横紋筋肉腫の多発については本書の第8章を見よ。
ピルグリム（マサチューセッツ州）	+14.6%（120症例）	1972年操業開始、68万kw、BWR（GE社）。2012年に許可が切れるので2032年までの操業延長を申請中。
サスケハンナ（ペンシルバニア州）	+12.8%（136症例）	1号機（110万kw）1983年、2号機（110万kw）1985年操業開始、BWR（GE社）。
シーブルック（ニューハンプシャー州）	+8.2%（250症例）	1990年操業開始、120万kw　PWR（WH社）。
ピーチボトム（ペンシルバニア州）	+7.4%（322症例）	1号機1966～74年。2号機（110万kw）1974年、3号機（110万kw）1974年操業開始、BWR（GE社）。

ビーバーバレー（ペンシルバニア州）	+4.0%（395症例）	1号機（97万kw）1976年、2号機（92万kw）1987年操業開始、PWR（WH社）。
クリスタルリバー（フロリダ州）	+3.8%（84症例）	3号機（84万kw）1977年、PWR（バブコック&ウィルコクス社）。
ライムリック（ペンシルバニア州）	+3.3%（488症例）	1号機（110万kw）1986年、2号機（110万kw）1990年操業開始、BWR（GE社）。
マイルストーン（コネティカット州）	+2.2%（178症例）	1号機1970〜1998年操業。2号機（88万kw）1975年、3号機（115万kw）1986年操業開始、PWR、2号機コンバッション・エンジニアリング社、3号機WH社。
セーラム／ホープクリーク（ニュージャージー州）	+2.2%（205症例）	セーラム1号機（117万kw）1977年、2号機（113万kw）1981年、PWR（WH）ホープクリーク（105万kw）1986年開始、BWR（GE社）。

WH：ウェスティングハウス、GE：ゼネラルエレクトリック、原子力規制委員会：NRC ブルックヘブンは国立研究所。その他は商業原発。
出典 Mangano. J. J. et al. Elevated childhood cancer incidence proximate to U. S. nuclear power plants. *Archives of Environmental Medicine* 2003；58（2）：74-82.
訳者付言　訳者備考に操業開始年、型、延長、提訴などをウィキペディアから加筆した。このように原発30マイル圏（48キロ圏）に数百症例の小児ガンが多発していることは重大である。上記はガン死亡率ではなくガン発生率である。米国の商業原発（104基）はすべてウィキペディア英語版に出ているので（St. Lucie Nuclear Power Plant、Pilgrim nuclear generating station ほか）、型（PWRまたはBWR）と操業開始年を確認できる。

7. 原子炉に近い諸郡では小児ガン死亡率が上昇している。マンガーノが発表したもうひとつの研究は、原子炉にもっとも近い諸郡に住む0〜9歳の子どものガン死亡率を調べたものである。マンガーノは、原発の操業開始後直ちにではなく、数年してから、幼い子どもの放射線被曝は小児ガン死亡率の上昇をもたらすであろうと考えた。この理論を検証するために、マンガーノは操業開始後1〜5年と6〜10年の地域の小児ガン死亡率（と全米の死亡率）を調べたが、ふたつの期間のあいだで違いがあると期待した。死亡数が統計的に有意となるチャンスを高めるために、原発の近くに相当数の人口がある地域だけをとりあげた。

　2006年に成果を公表したとき、マンガーノの理論は正しかったことが証明された。1982年より前に操業開始した20の原発の近くの小児ガン死亡率は操業開始から最初の5年間は全米の死亡率より1%低かったが、次の5年間は全米の死亡率より18%高かった。

1982年よりあとに操業開始した13の原発についても同じ知見が得られ、地域のガン死亡率は全米の死亡率より8％低かったが、全米の死亡率より5％高いところへ上昇した。ここでの死亡数（1898）も大きいので、知見は統計的に有意である。白血病とその他すべてのタイプの小児ガンについて増大がみられた。

8. 原子炉近隣の小児ガン発生率は閉鎖後減少する。原子炉の操業開始後の小児ガン増加を調べることに加えて、その反対、すなわち原子炉閉鎖後の減少を調べることも可能である。1979年以来、米国の17の原子炉が閉鎖され、この問題を研究する機会を作り出した。

　実際、この理論は米国における大気圏内核実験を終結させた1963年の条約の後の期間にそのルーツを持っていた。コネティカット（ガン登録が確立した唯一の州）での5歳未満の子どものガン発生率は、1963〜64年から1965〜71年までに25.5％も急減した。この知見は核兵器実験からの放射性降下物が子どもの体内に入る量が少なければ、ガンの罹患率も小さくなるという理論に合致する。同じ理論が原子炉のもっとも近くに住む子どもにも当てはまりうる。原子炉の閉鎖後に子どもによる原子炉からの放射性物質取り込みは少なくなり、ガンの罹患率も小さくなるであろう。

　2002年にマンガーノは原子炉の閉鎖後直ちに地域の乳児死亡率の大きな減少がみられると発表した。彼はもし乳児死亡が下がるならば、小児ガンも同様であろうと考えた。彼は分析を永久に閉鎖された原子炉から40マイル（64km）以内で東／風下地域であり、もっとも近い操業中の原子炉からは少なくとも70マイル（112km）離れている諸郡に限定した。原子炉が操業していた最後の2年間は「前の」時期として定義され、閉鎖後の7年間が「あとの」時期として定義された。

　マンガーノはデータが利用できる6つの地域のうち6つすべてについ

て、5歳未満の子どものガン発生率の急減を見出した。米国全体の発生率がわずかに上がっている時点での6地域での減少の合計平均は23.9%減であった（表12-2）。これは1960年代に大気圏内核実験が停止されたあとの25.5%減少とかなり近い現象であった。

表12-2　原発閉鎖後の原発40マイル圏の小児ガン（0～4歳）発生率の減少

	閉鎖年	小児ガン発生率の減少　%	訳者備考
ラクロス（ウイスコンシン州）	1987年	-38.6%	
ランチョセコ（カリフォルニア州）	1989年	-25.4%	経緯については、長谷川公一『脱原子力社会の選択』（新曜社1996年）を参照。
フォートセントブレイン（コロラド州）	1989年	-12.0%	
ビッグロックポイント（ミシガン州）	1997年	-53.3%	
メインヤンキー（メイン州）	1997年	-29.9%	
ザイオン（イリノイ州）	1998年	-7.6%	
合計		-23.9%	

出典　Mangano. J. J. *et al.* Infant deaths and childhood cancer reductions after nuclear power plant closings. *Archives of Environmental Health* 2002；57（1）：23-32.
訳者付記　1960年代に大気圏内核実験が停止されたのちの小児ガン減少と似ているとマンガーノは言う。田中優『戦争をやめさせ環境破壊をくいとめる新しい社会のつくり方』（合同出版2005年）の51頁にこの表12-2のデータがグラフ化されているので参照されたい。大野譲「原子炉閉鎖で乳児死亡率激減」『東京新聞』2000年4月27日、でも紹介されている。これもガン死亡率ではなくガン発生率である。この時期に全米平均では小児ガンは微増している。「原発閉鎖後の周辺住民の健康改善」は「喫煙者の禁煙後の健康改善」を想起させる。

9. 原子炉の近くの小児ガン集団発生。原子炉からの放出放射能が小児ガンリスクを高めるという考えを支持するもうひとつの証拠は、小児ガンの集団発生が報告されていることである。これらについては本書の第7章で論じたので、ここでは言及するにとどめる。

――おそらく米国政府によって確認された最大の小児ガン集団発生は、1980年代と1990年代にニュージャージー州トムズ・リバーで起こった。トムズ・リバーは、米国の104基の稼働中原発のなかでもっとも老朽化したオイスタークリーク原子炉から9マイル（注：14.4km）のところ

にある。

——別の大きな小児ガン集団発生がフロリダ州ポートセントルシーで起こった。ここは 2 基のセントルシー原子炉から数マイルのところである。これらの症例の多くは脳と神経系のガンである。

——ロングアイランド中央部で異常に多くの子どもの横紋筋肉腫が記録された。ここはブルックヘブン国立研究所の所在地である。

　ここで提示した証拠はみな、核兵器および原子炉からの微量のストロンチウム 90 が小児期にアメリカ人のガンを引き起こしたという理論を支持している。この証拠を知る多くの一般人にとっては、そうした結びつきが存在することを納得させるに十分である。しかし科学者にとっては、この結論にはさらなる吟味が必要である。特に、ストロンチウム 90 が原子炉によって大気中に放出されて人体に入ることが示されねばならない。さらに、人体の特定のレベルのストロンチウム 90 が記録されねばならず、様々な研究ツールを用いてガンリスクを評価しなければならない。

　これは実際険しい道だ。何十年ものあいだ、多くの科学者はタバコ喫煙が肺ガンおよびその他の病気のリスクを増大させたと信じてきた。しかし 1964 年 1 月に多くの科学研究プロジェクトの要約を含む米国公衆衛生総監の画期的な報告書が公表されるまでは、この結びつきについての一般的な公式の合意は得られなかった[*5]。ストロンチウム 90 と小児ガンの結びつきについては、こうした合意を得るためにかなりの研究がなされなければならない。

　記録される必要のある最初の証拠は、原子炉内のストロンチウム 90 が実際に原子炉から環境に放出されることである。米国原子力規制委員

[*5] 戸田清「喫煙問題の歴史的考察」『科学史研究』167 号、日本科学史学会、1988 年、などを参照。

会は、各原発の事業者が様々な気体状の放射性核種の放出量測定値などを記した年次報告を提出することを求めている。これら放出の要約は2001年以来、インターネットで入手できる。URLは、

http://www.reirs.com/effluent/EDB

である[*6]。原子炉の約半数については、ストロンチウム90のレベルは「検出限界以下」と報告されている。しかし残りについては、実際の放出量がピコキュリー（放射能の単位）で示されている。いくつかの原子炉では他のものより数百倍も大きいストロンチウム90の放出量が報告されている。

次のステップは原子炉からのストロンチウム90が実際に人体に入っていることを記録することである。RPHPが「歯の妖精プロジェクト」を始めるまでは、これはなされていなかった。この研究は4700本以上の乳歯のストロンチウム90を測定したものである。その多くは米国の7つの原発の近くからであった。ふたつの知見が、乳歯のすべてではないにしてもほとんどのストロンチウム90は原子炉からの放出をあらわしていることを明確にした。最高値のストロンチウム90は原子炉にもっとも近い諸郡で得られたのであり、平均値は1980年代後半以来鋭く上昇してきた。次の表12-3は、歯の研究についての2003年の論文からの実際の結果を示している[*7]。測定した歯の数が多く、高度に有意な

[*6] このURLの末尾のEDBは要らないはずである。U. S. Nuclear Regulatory CommissionのEffluent Database for Nuclear Power PlantsのURLは下記である。http://www.reirs.com/effluent/（2011年10月25日現在）

[*7] 表12-3にあげられた原発のうちインディアンポイント、オイスタークリークでは周辺環境の放射能汚染が最近改めて問題になっている。またトリチウムの放出も改めて注目されているようだ。ビヨンド・ニュークリアのポール・ガンターの報告書を参照。

『警告：放置されている放射能放出　ビヨンド・ニュークリア リポート』ポール・ガンター（グリーン・アクション、玄海原発3号プルサーマル裁判の会、福島老朽原発を考える会、美浜・大飯・高浜原発に反対する大阪の会、2010年）500円および送料。

Beyond Nuclear http://www.beyondnuclear.org/
グリーン・アクション http://www.greenaction-japan.org/modules/jptop1/
玄海原発3号プルサーマル裁判の会 http://genkai.ptu.jp/
福島老朽原発を考える会（フクロウの会）http://homepage3.nifty.com/fukurou-no-kai/

これらふたつの発見は、歯のストロンチウム90のほとんどが、現在の発生源（国内の原子炉の放出）からきたものであり、1950年代の核実験の残留放射性降下物や、1986年のチェルノブイリ原発事故からの放出ではないことを明らかにしている。

表12-3 原子炉近くで高い乳歯中のストロンチウム90の濃度

原発と近隣の郡	乳歯の数 原子炉近く	乳歯の数 州の残りの地域	州の残りの地域に比べてストロンチウム90の平均値の高低を％で
インディアンポイント原発、ニューヨーク州（パトナム、ロックランド、ウェストチェスター）	217	317	+35.8%
ライムリック原発、ペンシルバニア州（バークス、チェスター、モンゴメリー）	98	32	+53.2%
ターキーポイント原発、フロリダ州（ブロワード、デード、パームビーチ）	350	24	+38.6%
セントルシー原発、フロリダ州（マーティン、セントルシー）	97	24	+53.8%
オイスタークリーク原発、ニュージャージー州（モンマウス、オーシャン）	169	75	+8.1%
ディアブロキャニオン原発、カリフォルニア州（サンルイスオビスポ、サンタバーバラ）	50	88	+30.8%

	生年別の歯の数 1986～89年生まれ	生年別の歯の数 1994～97年生まれ	1986～89年から1994～97年までのストロンチウム90平均値の増加（％）
カリフォルニア	50	20	+50.2%
フロリダ	102	99	+36.3%
ニュージャージー	71	39	+36.5%
ニューヨーク	142	104	+53.6%
ペンシルバニア	32	36	+27.7%
その他の州	135	48	+59.0%
合計	532	346	+48.5%

出典 Mangano J. J. *et al.* An unexpected rise in strontium-90 in U. S. deciduous teeth in the 1990s. *The Science of the Total Environment.* 2003；317：37-51.

美浜・大飯・高浜原発に反対する大阪の会 http://www.jca.apc.org/mihama/

さて、原子炉からのストロンチウム 90 が体内に入っていることが明らかになったので、次のステップはこのストロンチウム 90 の濃度と小児ガンのパターンとの相互関係を示すことである。表 12-3 はインディアンポイント、ライムリック、オイスタークリーク、セントルシー、ターキーポイント原発近くの子どもの乳歯のストロンチウム 90 濃度上昇を示している。この章の最初のほうで、これらの原発近くの小児ガンの高い発生率が示されている。
　結論：乳歯のストロンチウム 90 濃度が高い地域は小児ガンの発生率も高い。

　ストロンチウム 90 とガンとの結びつきを調べるもうひとつの方法は、傾向を調べることである。言い換えると、ストロンチウム 90 が時間を経て増大するときには、小児ガンも増大するのか。これは公衆衛生学における妥当な質問である。20 世紀なかばには喫煙率が着実に増大し、その後着実に減少した。喫煙率が上昇を始めてから数十年後に同じような比率で肺ガン発生率も上昇した。それから同じように減少した。

　2006 年の論文にマンガーノは、3 つの原子炉（ブルックヘブン、インディアンポイント、オイスタークリーク）近くでストロンチウム 90 と 0 〜 9 歳のガンの発生率の傾向を比べたグラフを載せた。それぞれのグラフでふたつの線は同じように見えた。すなわち歯のストロンチウム 90 の増大に続いて小児ガンの増加が起こり、ストロンチウム 90 の減少に続いて小児ガンの減少が起こった。数百本の歯と数百のガン症例を用いているので、結果は高度に有意である。これはガンと核兵器および原子炉でつくられる放射性物質の結びつきについてこれまで医学雑誌で公表されたなかで、もっとも密接な相関である。

　この関連を調べるもうひとつの方法は、ガンの子どもたちの歯のストロンチウム 90 濃度と健康な子どもたちの歯のストロンチウム 90 濃度を比較することである。この方法は「症例対照研究」として知られ、公衆衛生学で広範に用いられてきた。肺ガンの人と健康な人とを比べることで、常に肺ガンのグループに多くの喫煙者がいることを示した。2002 年に RPHP は、特にガンの子どもたちの歯の収集の試みを始めた。その費用をまかなうために、マ

イアミの財団とニュージャージー州議会から5万ドルの研究助成金を確保した。病院の小児ガン部門にも歯の収集への協力を求めた。

合計200本近くのガンの子どもたちの歯が収集された。フロリダでは、これらの歯は健康な子どもたちの歯よりもずっと高いストロンチウム90濃度を示した。ニュージャージー州でも、濃度はより高かったが、違いはずっとゆるやかなものだった。「ガンの歯」にともなう問題もあった。約4分の1の歯が、無傷なエナメル質が実験室で正確なストロンチウム90測定をするのに十分なほどなかったため、分析できなかった。さらに重要な点として、良い「症例対照」比較をするには、単純に歯の数が不足していることである。これらの障壁のため、「ガンの歯」についての論文は、医学雑誌にはまだ発表されていない。ストロンチウム90濃度がより高いことは深刻に受け止めるべきなのではあるが。

まとめると、米国の原子炉からのストロンチウム90が小児ガンを引き起こしたことについては、かなりの証拠がある。証拠は動物についての初期の実験、小児ガンの傾向についてのデータ、4700本以上の乳歯のストロンチウム90測定値などから得られる。それには医学論文の裏付けがあり、専門家たちが私たちの論文を「出版の価値あり」と判定したのである。多くの情報を持つ一般市民は、すでに関連があることを納得している。科学界の承認はまだ完全ではないものの、将来の研究が、既存の研究をさらに発展させることができるだろう。

歯の研究からもたらされる遺産は、いまもあらわれつつあるが、いずれも重要なものである。1958年、乳歯調査はささやかな規模で始まった。核兵器からの放射性降下物の体内蓄積を測定するため、科学者ハーマン・カルカーが「国際乳歯センサス」を提案したのである。乳歯のストロンチウム90の研究はひとつの歴史をつくってきた。そのインパクトは科学、公共政策、公衆衛生の分野に及ぶ。

科学へのインパクト。人体の放射能レベルを測定することは、核実験や原

子炉稼働の影響を理解するうえで、もっとも効果的な方法である。体内測定は一般に放射性物質だけでなく、鉛のようなその他の化学物質についても行なわれる。そして動物での人工放射能の体内測定は、放射性物質がつくりだされたときから行なわれてきた。

　セントルイスのワシントン大学は、20世紀後半のもっとも驚くべき科学的達成のひとつとみるべき研究である、核兵器の放射性降下物から乳歯へのストロンチウム 90 の移動の大規模研究を行なった。研究の周囲では、政治的な激しいやり取りがあった。にもかかわらず、過激な原子力推進派を除き、すべての人々から信用できる科学として受け入れられた。核実験が続いているときの歯のストロンチウム 90 濃度の鋭い一貫した上昇と、核実験が停止したあとの同じように急速な減少は、様々な医学雑誌に報告された。

　研究は非常に成功したので、多くの欧州諸国でも似たような研究が行なわれることになった。これらの諸国の科学者たちは、セントルイス研究をモデルとして用い、米国における傾向とまったく同じ傾向を見出した。このことはまた、成人および子どもの骨のストロンチウム 90 研究への米国政府の資金助成にもつながり、それらの研究でもワシントン大学の歯の研究と同じ傾向が見出され、論文で報告された。

　乳歯調査は、セントルイス研究だけでは終わらなかった。1990 年代にドイツ、ギリシャ、ウクライナの科学者たちが、チェルノブイリ原発での 1986 年の破滅的な災害ののち、乳歯のストロンチウム 90 の研究を行なった[*8]。そ

---

* 8　ギリシャについては Stamoulis KC et al. . Strontium-90 in concentration measurements in human bones and teeth in Greece. *Science of the Total Environment*. Vol. 229. pp. 165-182. 1996.
　　　ウクライナについては、Kulev YD et al. . Strontium-90 concentrations in human teeth in South Ukraine. 5 years after the Chernobyl accident. *Science of the Total*
　　Environment. Vol. 155. pp. 214-219. 1994.
　　　英国については O'Donnell RG et al. Variations in the concentration of plutonium. Strontium-90.and total alpha-emitters in human teeth collected within the British Isles. *Science of the Total Environment*. Vol. 201. pp. 235-243. 1997.

れぞれの研究はチェルノブイリの放射性降下物の雲が欧州の上空を通り、食物連鎖に入ったあと、ストロンチウム90濃度の大きな上昇を示した。また1990年代には、ある研究チームがイングランドにある原発近くの乳歯のストロンチウム90とプルトニウム239のレベルを調べた。この研究もまた画期的であった。それが、原子炉が平常運転で放出している放射能が実際に人体に入ったことを、初めて示したからである。

過去10年間、「放射線と公衆衛生プロジェクト（RPHP）」によって、乳歯調査の最新の章が書き足された。研究の知見は、2000年から2006年までに5本の医学論文[*9]として公表された。結果は予想されなかったものだった。乳歯のストロンチウム90平均値は、原子炉にもっとも近い諸郡では、他の地域よりも30〜50％高く、濃度は1980年代後半から1990年代後半にかけて35〜60％増大した。これらの知見は、歯のストロンチウム90の大きな部分が原子炉からの放出放射能由来であることを示しており、チェルノブイリや何十年も前に行なわれた核実験からの放射性降下物に由来するものではないということの強力な証拠を提供した。

政策へのインパクト。原子力問題[*10]は政治性を帯びているので、乳歯調査も影響を受けないわけではない。セントルイス研究およびそれにすぐ続いた欧州の諸研究は、地球を放射性降下物で覆う進行中の核実験に対する直接的な対応として行なわれた。当然、政府の高官たちは諸研究に対してせいぜい沈黙を守ることしかできず、最悪のケースでは敵意をむき出しにした。彼らは核実験がアメリカ人を脅かしていると示唆する情報が鎮静化することを望んだのである。反対者の中には「セントルイス委員会」を「共産主義者」呼ばわりして非難した者もいたが、この告発はまったく根拠のないものであった。

しかし研究はこうした反対にもかかわらず行なわれた。ワシントン大学の

[*9] 訳注＊1にあげた5本をさす。
[*10] 日本語で「核問題」というと核兵器だけをさしてしまうが、ここでのnuclear issuesはもちろん核の軍事利用と民事利用の両者をさしている。

科学者たちとセントルイスの多くの献身的市民たちは、高く評価されるべきことを行なったのだ。研究開始から5年後の1963年に、すべての大気圏内核実験を禁止する条約が米国、ソ連、英国によって合意された。大気圏内核実験が終わったあと、ストロンチウム90および放射性降下物のなかに見出される他のすべての放射性核種の濃度は急速に減少し、アメリカ人をこれら有害物質の負担から解放した。

　RPHPの乳歯調査は、原子炉近隣の地域社会に住む憂慮する市民と連携して、セントルイスの先駆者による「市民の科学」＊11 というモデルを見習った。それは政府の役人に関心を持たせることに成功し、ニューヨーク州ウェストチェスター郡、ニュージャージー州の地方政府からの研究助成金を獲得し、さらにニューヨークとペンシルバニアの個別の議員たちからも資金を得た。RPHPと他の人々は、研究結果を、老朽化原発の運転を続けるかどうか、新規原子炉をつくるかどうかの論争にも活用した。

　健康と小児ガンへのインパクト。科学と公共政策に並ぶ、乳歯調査が影響を与えた第三の分野は、公衆衛生である。ワシントン大学の乳歯調査はもともと公衆衛生研究を意図したものではなく、大気圏内核実験禁止を支持するためにストロンチウム90を測定するものであった。しかし、ストロンチウム90濃度の上昇が、特に子どもたちのガンのリスク因子になりうるのではないかという疑問が市民によって提起された。バリー・コモナーはそのよう

＊11　「市民の科学」という表現は晩年の高木仁三郎がよく使った。『市民の科学をめざして』高木仁三郎（朝日新聞社 1999 年）、『市民科学者として生きる』高木仁三郎（岩波新書 1999 年）を参照。
　　七つ森書館の「市民科学ブックス」は次の7点である。
　　『エントロピーと地球環境』山口幸夫（七つ森書館 2001 年）
　　『人間の顔をした科学』高木仁三郎（七つ森書館 2001 年）
　　『知ればなっとく脱原発』反原発運動全国連絡会編（七つ森書館 2002 年）
　　『エシュロン：暴かれた全世界盗聴網：欧州議会最終報告書の深層』小倉利丸編（七つ森書館 2002 年）
　　『海の声を聞く：原子力発電所温排水の観測 25 年』斉藤武一（七つ森書館 2003 年）
　　『ある女性天文学者の生涯：私の娘ベアトリス・ティンズリーの手紙』エドワード・ヒル、古川路明、古川信子訳（七つ森書館 2004 年）
　　『科学としての反原発』久米三四郎（七つ森書館 2010 年）
　　『週刊金曜日』2011 年 9 月 2 日号「特集 市民科学者、奮闘す」も参照。

な公衆衛生研究を行なうことを提案したが、1本ずつ測るのが困難なのでまとめて測っていた当時の乳歯測定の技術的限界のもとではそうした努力は不可能であった。

　乳歯調査の結果を用いて健康リスクを検証したのは RPHP が初めてであり、そうしたリスクをもっとも示しそうな病気である小児ガンに焦点をあてた。RPHP は、歯のストロンチウム 90 と、ニュージャージー州とニューヨークの3つの原発の近くの 10 歳未満の子どもで診断されたガンのあいだに統計的な結びつきを見出した。RPHP は、原子炉の近くでストロンチウム 90 のレベルが上昇するときには、数年後に小児ガン発生率が増大すること、ストロンチウム 90 のレベルが減少するときには小児ガンも減少することを示した。さらなる疫学研究が必要であるが、これらの結果は重要なものである。

　RPHP はまた、医学雑誌に公式に発表する前にもっと比較研究を洗練させる必要はあるものの、ガンの子どもが健康な子どもよりも、乳歯中のストロンチウム 90 のレベルが高いことを見出した。

　乳歯中のストロンチウム 90 の研究は、体内の他の放射性核種の研究とともに、人為的な核分裂生成物が地球環境に存在し続ける限りは、間違いなく将来も続けられるであろう。それらが科学、健康、公共政策の分野で将来演じる役割は不確定であり、技術的ノウハウ次第であるのと同様に、政治的な意思に依存するものである。

　しかし私たちの社会でガンが増加し続ける限りは、そして病気の原因発見と予防が、診断や治療よりも後回しにされ続ける限りは、このような研究への市民の関心は続くであろう。ガンに苦しんでいたり、ガンにかかった子どもを持っていたりする人を含む一般市民は、このような研究の支援において不可欠な役割を演じるであろう。時間はかかるかもしれないが、この問題への答と政策の転換は、必ずやってくるであろう。

参考文献

第1章

Allen W. Baby Tooth Study Has New Life. *Saint Louis Post Dispatch*. November 9. 2001.

Tooth Fairy Returns. *San Francisco Chronicle*. November 27. 2001.

Revival of Baby Teeth Study Denounced. *The Washington Post*. December 2. 2001.

Allen W. Subjects of First Study Say They are Eager for New Information. *Saint Louis Post Dispatch*. January 6. 2002.

手紙による通信、ラルフ・カトラノからジョセフ・マンガーノへ、2001年10月2日

電子メールによる通信、ナンシー・シンメルからジョセフ・マンガーノへ、2003年6月15日

個人的通信、ダニエル・コールからジョセフ・マンガーノへ、2001年6月20日

電子メールによる通信、ダニエル・コールからジョセフ・マンガーノへ、2001年6月22日

個人的通信、マーシャ・マークス、2007年2月15日

電子メール、スーザン・リックフェルズから、2001年11月9日

電子メール、ケリー・パーソンズから、2001年11月10日

電子メール、GACATLANTA@aol.com ゲイル・コーズから、2001年11月14日

電子メール、rnelson@Princeton.EDU、ロブ・ネルソンから、2001年11月10日

電子メール、fucoloro@earthlink.net、デビー（ガリアナ）・フコロロから、2001年11月9日

電子メール、poppawalt@earthlink.net、ウォルター・J・ケント、DDS、から、2001年11月12日

手紙、エリザベス・R・ブルックマン、リッチモンドハイツ、ミズーリ州、から

電子メール、ドン・ハンセルから、2001年11月11日

電子メール、jatr@ktis.net、ジョアン・レーガンから、2002年1月2日

電子メール、hmcn@socket.net、ヘレン・マクナリーから、2001年11月12日

電子メール、JKDOUEZ@aol.com、キャスリン・A・（コーニッシュ）ドウエズから、2002年1月4日

電子メール、pchotin@chotingroup.com、フィリス・コーチンから、2001年11月

電子メール、ジューン・マセクから、2001年11月19日

電子メール、gschwartz@shaare-emeth.org、ゲイル・シュワーツから、2001年11月20日

電子メール、annef@hydrodramatics.com、アン・マリー・フォックス・ガンから、2002年1月16日

電子メール、L Culliganpaol.com ジャネット（マクラッケン）カリガンから、2002年1月4日

電子メール、cayoung@decarealty.com、キャロリン・ヤングから、2001年11月

電子メール、TLMCVEY@aol.com、ティム・マクヴェイから、2001年12月

電子メール、rhayden@adams-tax.com、ラス・ハイデン、2001年12月

第2章

Reynolds A. A journey called life. *Advance for Nurses*. 2003. 23-24. 35.

Dash J. The one-in-a-hundred miracle : a New Jersey mom refuses to surrender her baby to cancer. *Family Circle.* April 1、1998. 90-92.

National Center for Health Statistics. *Vital Statistics of the United States* ; Volume Ⅱ : Mortality. Washington DC. : U. S. Government Printing Office. Annual volumes beginning 1937.

Surveillance. Epidemiology and End Results (SEER) (National Cancer Institute) http://www.seer.cancer.gov/statistics/

Sherman W. City's Hospitals are Bleeding Red Ink. *New York Daily News.* February 9. 2003.

U. S. Department of Health and Human Services. *Forty-five years of Cancer Incidence in Connecticut. 1935-79.* NIH Publication Number 86-2652. Washington DC : U. S. Government Printing Office. 1986.

Stewart A *et al*. A survey of childhood malignancies. *British Medical Journal* 1958 (ⅰ) : 1495-1508

Norris RS and Cochran TB. *United States Nuclear Tests. July 1945 to 31 December 1992.* Washington DC. : Natural Resources Defense Council. 1994.

米国原子力規制委員会 (NRC) http://www.nrc.gov/

第3章

Miller R. *Under the Cloud : The Decades of Nuclear Testing.* New York : The Free Press. 1986.

Ball H. *Justice Downwind : America's Atomic Testing Program in the 1950s.* Oxford University Press. 1988.

Duck and Cover (1951 映像、Archer Productions) 次のURLで動画を閲覧できる。
http://www.archive.org/details/Ducka-ndC1951
http://www.archive.org/

"Our Friend the Atom" In Mark Langer Disney's Atomic Fleet 次のURLで閲覧できる。http://www.awn.com/mag/issue3.1/3.1pages/3.1langerdisney.html

Salisbury HE. Stevenson Calls for World Pact to Curb H-Bomb, *The New York Times*. October 16. 1956

U. S. Public Health Service. *Radiological Health Data and Reports*, Monthly volumes. 1960-1971.

Kulp *et al*. Strontium-90 in man. *Science* 1957 ; 125 (3241) : 219-25.

Leary WE. In 1950's U. S. Collected Human Tissue to Monitor Atomic Tests,. *The New York Times*. June 21. 1995.

Radioactive Rise Noted. and Harrison Scores AEC's Test Halt, *The New York Times*. November 2. 1956.

Shute N. *On the Beach*. New York : William Morrow. 1957.（邦訳は『渚にて 人類最後の日』ネヴィル・シュート、佐藤龍雄訳、東京創元社・創元SF文庫、2009年、ほか。）

Pauling L. Nobel Lecture. December 11. 1963.
http://nobelprize.org/nobel_prizes/peace/laureates/1962/pauling-lecture.html

Schweitzer A. A Declaration of Conscience. April 24. 1957.
http://www.wagingpeace.org/articles/2004/04/19_schweitzer_declaration-conscience.htm

Nuclear Age Peace Foundation

第4章

Kaickar H. An international milk teeth radiation census. *Nature* 1958 : 4631 : 283-4

Sullivan WC. *Nuclear Democracy : A*

History of the Greater St. Louis Citizen's Committee for Nuclear Information. 1957-1967. St. Louis : Washington University. University College Occasional Papers No. 1. 1982.

St. Louis Committee for Nuclear Information. *Science and Citizen*. Monthly volumes. 1961-1969.

個人的通信、ルイーズ・ライス、2002年2月25日、2003年5月6日

電子メール、sschloeman@im.wusl.edu、スザンヌ・スクローマンから、2001年11月20日

電子メール、mpn@psyc.tamu.edu、マーガレット・ノリス博士から、テキサス農工大学心理学教授、2001年11月10日

電子メール、PFahrendorf@smp.sosu.edu、パム・ファーレンドーフから、2001年11月13日

電子メール、jinx@exl.com、ノーマジーン・ジェンクスから、2001年11月9日

電子メール、GOLDDAVID@aol.com、ゴールダ・マンティンバンド・コーエン、2001年11月9日

電子メール、AnnetAdams@aol.com、アネット・アダムズ、2001年11月9日

電子メール、shieber@deas.harvard.edu、スチュアート・M・シーバーから、2001年11月9日

電子メール、BBabypie@aol.com、キャシー・パーソンズ、2001年11月10日

電子メール、vmccarthy@SCHLEEHUBER.com、ヴィンセント・マッカーシー、2001年11月13日

電子メール、skip@sentientworks.com、スキップ・カシディ、2001年12月9日

電子メール、Airbante@aol.com、2001年12月18日

Reiss L. Z. Strontium-90 absorption by deciduous teeth. *Science* 1961；134 : 1669-73.

Rosenthal HL. Strontium-90 content of deciduous human incisors. *Science* 1963；340 : 176-7.

Pauling L. *No More War* ！ New York : Dodd-Mead. 1958.（邦訳は『ノーモアウォー』ライナス・ポーリング、丹羽小弥太訳、講談社、1959年）

第5章

Powers FG. *Operation Overflight : The U-2 Spy Tells His Story for the First Time*. New York : Holt. Rinehart and Winston. 1970.

Swerdlow A. *Women Strike for Peace : Traditional Motherhood and Radical Politics in the 1960s*. Chicago : The University of Chicago Press. 1993.

Sorenson TC. *Kennedy*. New York : Harper Collins. 1965.

Kennedy. John F. Address to the Nation. Washington DC. . July 26. 1963.

Johnson. Lyndon B. Remarks at the University of New Mexico. Albuquerque NM. October 28. 1964.

Shaughnessy D. Jimmy Fund Gets 50th Anniversary Gift : "Jimmy". *Boston Globe*. May 17. 1998.

Dana-Farber Cancer Institute : Who was Sidney Farber ? http://www.dana-farber.org/ http://en.wikipedia.org/wiki/Sidney_Farber

Greene G. *The Woman Who Knew Too Much : Alice Stewart and the Secrets of Radiation*. Ann Arbor MI : University of Michigan Press, 1999.

Stewart A. *et al*. Malignant disease in childhood and diagnostic irradiation in utero. *Lancet* 1956；2 : 447

MacMahon B. Prenatal X-ray exposure and Childhood cancer. *Journal of the National Cancer Institute* 1962；28 (5) : 1173-91.

Sternglass E. Cancer : relation of prenatal radiation to development of the disease in childhood. *Science* 1963 ; 140 : 1102-4.

Kennedy. John F. Remarks at Press Conference. Washington DC. . August 20.1963.

Weiss ES *et al.* Surgically treated thyroid disease among young people in Utah. 1948-1962. *American Journal of Public Health* 1967 : 57(10) : 1807-14.

第6章

個人的通信、ハロルド・ローゼンタール、2001年4月12日、2001年8月10日、2001年11月30日

Rosenthal HL et al Incorporation of fallout strontium-90 in deciduous incisors and foetal bone. *Nature* 1964 ; 4945 : 615-6.

Sternglass E. *Secret Fallout : Low-Level Radiation from Hiroshima to Three Mile Island.* New York : Ballantine Books. 1972. (邦訳は『死にすぎた赤ん坊 低レベル放射線の恐怖』アーネスト・スターングラス、肥田俊太郎訳、時事通信社、1978年)

Commoner B. *Science and Survival.* New York : Viking Press. 1967. (邦訳は『科学と人類の生存 : 生態学者が警告する明日の世界』バリー・コモナー、安部喜也、半谷高久訳、講談社、1971年)

Kolehmainer L. Rytomaa I. Strontium-90 in deciduous teeth in Finland : a follow-up study. *Acta Odontologica Scandinavica* 1975 ; 33 (2) : 107-10.

Starkey WE. Flecher W. The accumulation and retention of strontium-90 in human teeth in England and Wales-1959 to 1965. *Archives of Oral Biology* 1969 ; 14 (2) : 169-79.

D'Arca Simonetti A *et al.* Determination of strontium-90 in the deciduous teeth. *Annali Stomatologica* 1969 ; 18 (1) : 23-38.

Aarkrog A. Strontium-90 in shed deciduous teeth collected in Denmark. the Faroes and Greenland from children born in 1950-1958. *Health Physics* 1968 ; 15 (2) : 105-114.

Rosenthal HL. Accumulation of Environmental ^{90}Sr in Teeth of Children. Hanford Radiobiological Symposium. Richland WA. May 1969. 163-171.

U. S. Public Health Service. *Radiation Health Data and Reports.* monthly volumes. 1962-1971 (Sr-90 in children's bones).

Klusek CK. Strontium-90 in Human Bones in the U. S. . 1982. New York : U. S. Department of Energy、Environmental Measurement Laboratory, 1984 (Sr-90 in adult bone).

個人的通信、ソフィー・グッドマン、2001年8月30日、2001年9月28日、2001年10月17日

個人的通信、イボンヌ・ローガン、2001年8月28日、2003年10月24日

手紙による通信、イボンヌ・ローガンからジョセフ・マンガーノへ、2001年8月20日

Moment of Tooth. *Newsweek.* April 25. 1960.p. 70.

Aleksandrowicz J *et al.* The Amount of Sr-90 in the bones of people who have died of leukemia. *Blood* 1963 : 22 (3) : 346-50.

Woodard H and Harley JH. Strontium-90 in the long bones of patient with sarcoma. *Health Physics* 1965 : 11 : 991-8.

Sato C and Sakka M. The quantity of strontium-90 in the bones of leukemic patients. *Tohoku Journal of Experimental Medicine* 1968 ; 94 : 45-53. 東北大学医学部放射線基礎医学教室の佐

藤周子（さとうちかこ）博士と粟冠正利（さっかまさとし）教授

第7章

Eisenhower DD. Atoms for Peace. Speech delivered at the United Nations. New York. December 8. 1953. 邦訳は「平和のための原子力」駐日アメリカ大使館 HP

Strauss L. Speech delivered to National Association of Science Writers. New York. September 16. 1954. Reported in *the New York Times*. September 17. 1954.

ニューヨーク市での原子炉設置計画について *New York Times* に掲載された記事に次のものがある。

Thirty Pickets Protest Plant for Queens Atomic Plant. November 12. 1963.

Con Ed［注：コンソリデーテッド・エジソン・オブ・ニューヨーク社］Withdraws Its Bid to Construct Atom Plant in City. January 7. 1964.

Con Ed Planning Huge Atom Plant at Fort Slocum. July 25. 1968.

Nuclear Plant Proposed Beneath Welfare Island. October 7. 1968.

Con Ed Seeks to Build 2 Islands for Nuclear Power Plants Here. April 2. 1970.

Fuller J. *We Almost Lost Detroit*. New York : Ballantine Books. 1976.（邦訳は『ドキュメント原子炉災害』ジョン・G. フラー、田窪雅文訳、時事通信社、1978年）

Jablon S *et al*. Cancer in Populations Living Near Nuclear Fasilities. National Cancer Institute. NIH Pub. No. 90-874. 1990.

U. S. Atomic Energy Commission. *The Nation's Energy Future*. Report delivered to President Richard Nixon. December 1. 1973.

Hatch MC *et al*. Cancer near the Three Mile Island nuclear plant : radiation emissions. *American Journal of Epidemiology* 1990；132（3）: 397-412.

U. S. Environmental Protection Agency. Office of Radiation Programs. *Environmental Radiation Data*. Montgomery AL. Quarterly reports.

Petridou E *et al*. Infant leukemia after in utero exposure to radiation from Chernobyl. *Nature* 1996；382 : 352-3.

Michaelis J *et al*. Infant leukemia after the Chernobyl accident. *Nature* 1997；387 : 246.

Mangano J. J. Childhood leukemia in U. S. may have risen due to fallout from Chernobyl. *British Medical Journal* 1997；314（7088）: 1200.

Scholz R. Ten Years After Chernobyl : The Rise of Strontium-90 in Baby Teeth. New York : International Physicians for the Prevention of Nuclear War. 1997.

Stamoulis KC *et al*. Strontium-90 concentration measurements in human bones and teeth in Greece. *The Science of the Total Environment* 1999；229 : 165-82.

Kulev Y *et al*. Strontium-90 concentration in human teeth in South Ukraine. 5 years after the Chernobyl accident. *The Science of the Total Environment* 1994；155 : 215-9.

第8章

Enstrom JE. Cancer mortality patterns around the San Onofre nuclear power plant. 1960-78. *American Journal of Public Health* 1983；73（1）: 83-92.

Johnson CJ. Cancer and infant mortality around a nuclear power plant. *Ameri-*

can *Journal of Public Health* 1983 ; 73（10）: 1216.

Pulley B. State to Study Ocean County Over Cancer. *The New York Times* March 12. 1996.

New Jersey Department of Health and Senior Services. Case-Control Study of Childhood Cancers in Dover Township (Ocean County). New Jersey, Trenton NJ. 2001.

国立ガン研究所によるニューヨーク州サフォーク郡の乳ガンデータは次のグールドの著書に示されている。Gould JM et al. *The Enemy Within : The High Cost of Living Near Nuclear Reactors.* New York : Four Wall Eight Windows. 1996.（邦訳は『低線量内部被曝の脅威　原子炉周辺の健康破壊と疫学的立証の記録』肥田舜太郎・斎藤紀・戸田清・竹野内真理訳、緑風出版、2011 年）

Barry D and Revkin AC. At 50.Brookhaven Lab is Beset by Problems. *The New York Times* March 22. 1997.

Groocock G. Radiation : Is Your Child in Danger? *Suffolk Life Newspapers*、Suffolk County NY. June 2. 1999.

Breast Cancer Mythology on Long Island. Editorial in *The New York Times*. August 31. 2002.

Kolata G. Epidemic That Wasn't *The New York Times,* August 29. 2002.

Dreifus C. New Chief at Physics Lab Tries to Polish Faded Star. *The New York Times,* October 21. 2003.

第9章

個人的通信、アーネスト・スターングラス、2005 年 10 月 28 日

O'Donnell RG et al. Variations in the concentration of plutonium. strontium-90 and total alpha-emitters in human teeth collected within the British Isles. *The Science of the Total Environment* 1997 ; 201 : 235-43.

個人的通信、ハリ・シャーマ、2006 年 10 月 20 日、2006 年 10 月 22 日

Cimisi J. What Teeth May Tell Us. *Dan's Papers*. Southampton NY. June 11. 1999.

Gould JM et al. Strontium-90 in deciduous teeth as a factor in early childhood cancer. *International Journal of Health Services* 2000 ; 30 : 515-39.

マーゴ・フランセス、電子メール通信、2007 年 1 月 19 日

Klein M. Actor Pulling for Tooth Project. *Westchester Journal-News.* November 3. 2000.

Montgomery County（PA）Health Department. Investigation of Cancer Incidence in the Tri-County Greater Pottstown Area. Norristown PA. January 22. 1998.

Mangano J. J. Update on 1998 Report. Cancer Incidence in Greater Pottstown Area. September 5. 2002.

Mangano J. J. et al. An unexpected rise in strontium-90 in U. S. deciduous teeth in the 1990s. *The Science of the Total Environment.* 2003 ; 317 : 37-51.

Stoller G. Baby Teeth Offer Radioactive Clues. *USA Today.* January 2. 2004.

第 10 章

Environmental Protection Agency. information on superfund sites by U. S. state
http://www.epa.gov/superfund/
http://www.epa.gov/superfund/sites/cursites/

Tichler J et al. Radioactive Materials Released from Nuclear Power Plants.

Upton NY : Brookhaven National Laboratory. NUREG/CR-2907. Prepared for U. S. Nuclear Regulatory Commission. annual reports. 1970-1993.
2001〜04年の原子炉からの放射能放出 http://www.reirs.com/effluent/
ガン発生率のデータ
National Association of Cancer Registries
National Cancer Registrars Association http://www.ncra-usa.org/i4a/pages/index.cfm?pageid=1
International Association of Cancer Registries (WHO 国際ガン研究機関 IARC) http://www.iacr.com.fr/
CDC cancer statistics http://wonder.cdc.gov/cancer.html
Smothers R. Unable to Sell Nuclear Plant. Utility Seeks to Close It. *The New York Times* July 9. 1998.
Sullivan J. Search for Cause of Cancer Cluster Yields Fear and Doubt. *The New York Times* April 20.1996.
Alec Baldwin comment made at Ocean County Community College. Toms River NJ. From Associated Press report. November 10.1999.
個人的通信、エディス・ガバー、2006年10月27日
個人的通信、バーバラ・ベイリン、2006年11月2日
Corda J. State Extracts Funds for Tooth Fairy Project. *The Southern Ocean (NJ) News*. July 12. 2000.
Michael Harris. statement at Hackensack University Medical Center press conference. Hackensack NJ. November 12. 2003.
Timins JK. Radiation in pregnancy. *Journal of the New Jersey State Medical Society*. 2001 ; 98 (6) : 29-33.
ニュージャージー州放射線防護委員会委員長ジュリー・K・ティミンズからニュ

ージャージー州知事ジェームズ・マクグリーリーへの手紙、2003年12月17日
Ashford NA. New scientific evidence and public health imperatives. *New England Journal of Medicine* 1987 ; 316 (17) : 1084-5.
ニュージャージー州放射線防護委員会委員長ジュリー・K・ティミンズからニュージャージー州知事ジョン・コージンへの手紙、2006年1月18日
Governor Opposed License. *The New York Times* July 29. 2004.
Bowman D. Corzine a Skeptic on Plant. Tax. Gov. Opposes 20-year Renewal of Oyster Creek's License. *The Asbury Park (NJ) Press*. August 4. 2006.

第11章

Newman A. In Baby Teeth. a Test of Fallout. *The New York Times*. November 11. 2003.
Matthews C. Expanded Tooth Study Requested. *The Westchester Journal News*. Putnam and North Edition. February 22. 2001.
Lutzker L. Tooth Fairy Project Opposes A-Plant on Pseudo-Research. *The Asbury Park (NJ) Press*. February 1. 2004.
Ivry B. Tooth Study Ties Oyster Creek. Cancer In Kids. *Hackensack (NJ) Record*、January 4. 2005.
Lourin DB. Health Risk One Reason to Close Oyster Creek. *The Asbury Park (NJ) Press*. February 3. 2005.
Kanaracus C. Cutting Their Teeth : The Radiation and Public Health Project is Still Waiting for a State Grant. *Westchester Weekly*. July 6. 2001.
Klein M. Westchester Official Dismisses Cancer Study. *The Westchester Jour-

nal News. August 22. 2003.
米国原子力規制委員会（NRC）http://www.nrc.gov/
原子力エネルギー研究所（NEI）http://www.nei.org/
Gentzel J. ACE : Study Shows 'Potential Link' to Radiation. Cancer. *Pottstown (PA) Mercury*. November 20.2003.

第12章

Pecher C et al. Radio-calcium and radiostrontium metabolism in pregnant mice. *Proceedings of the Society for Experimental Biology and Medicine*. 1941 (46) ; 91-4.
Haller O and Wigzell H. Suppression of natural killer cell activity with radioactive strontium : effector cells are marrow dependent. *The Journal of Immunology* 1977 ; 118 (4) : 1503-6.
Emmanuel FXS et al. Mice treated with strontium 90 : an animal model deficient in NK cells. *British Journal of Cancer* 1981 ; 44 : 160-5.
Committee on the Biological Effects of Ionizing Radiation : *Health Risks from Exposure to Low Levels of Ionizing Radiation : BEER Ⅶ*. National Academy of Sciences. Washington DC. 2005.
National Cancer Institute. *Estimated Exposure and Thyroid Doses Received by the American People from Iodine-131 in Fallout Following Nevada Atmospheric Nuclear Bomb Tests*. Washington DC. : U. S. Department of Health and Human Services. 1997.
Sharp L et al. Incidence of childhood brain and other non-haematopoietic neoplasms near nuclear sites in Scotland 1975-94. *Occupational and Environmental Medicine* 1999 ; 56 (5) : 308-14.

Busby C and Cato MD. Death rates from leukemia are higher than expected in areas around nuclear sites in Berkshire and Oxfordshire. *British Medical Journal* 1997 ; 315 (7103) : 309
Black RJ et al. Leukemia and non-Hodgkin's lymphoma : incidence in children and young adult resident in the Dounreay area of Carthness. Scotland in 1968-91. *Journal of Epidemiology and Community Health* 1994 ; 48 (3) : 232-6.
Draper GJ et al. Cancer in Cambria and in the vicinity of Sellafield nuclear installation, 1963-90.*British Medical Journal* 1993 ; 306 (6870) : 89-94.
Goldsmith JR. Nuclear installations and Childhood Cancer in the UK : mortality and incidence for 0-9 year-old children 1971-1980.*The Science of the Total Environment* 1992 ; 127 (1-2) : 13-35.
Kinlen LJ et al. Contacts between adults as evidence for an infective origin of childhood leukemia : an explanation for the excess near nuclear establishments in west Berkshir? *British Journal of Cancer* 1991 ; 64 (3) : 549-54.
Ewings PD et al. Incidence of leukemia in young people in the vicinity of Hinkley Point nuclear power station. 1959-86. *British Medical Journal* 1989 ; 299 (6694) : 289-93.
Cook-Mozaffari PJ et al. Geographical variation in mortality from leukemia and other cancers in England and Wales in relation to proximity to nuclear installations. 1969-78. *British Journal of Cancer* 1989 ; 59 (3) : 476-85.
Roman E et al. Childhood leukemia in the West Berkshir and Basingstoke and North Hampshire District Health

Authorities in relation to nuclear establishment in the vicinity. *British Medical Journal* (Clinical Research Edition) 1987 ; 294 (6572) : 597-602.

Forman D et al. Cancer near nuclear installations. *Nature* 1987 ; 329 (6139) : 499-505.

McLaughlin JR et al. Childhood leukemia in the vicinity of Canadian nuclear facilities. *Cancer Causes and Control* 1993 ; 4 (1) : 51-8.

Viel JF et al. Incidence of leukemia in young people around the La Hague nuclear waste reprocessing plant : a sensibility analysis. *Statistical Medicine* 1995 ; 14 (21-22) : 2459-72.

Hoffman W et al. A cluster of childhood leukemia near a nuclear reactor in northern Germany. *Archives of Environmental Health* 1997 : 52 (4) : 275-80.

Goldsmith JR. Childhood leukemia mortality before 1970 among populations near two United States nuclear installations. *Lancet* 1989 ; 1 (8641) : 793

Mangano. J. J. et al. Elevated childhood cancer incidence proximate to U. S. nuclear power plants. *Archives of Environmental Medicine* 2003 ; 58 (2) : 74-82.

Mangano J. J. A short latency between radiation exposure from nuclear plants and cancer in young children. *International Journal of Health Services* 2006 ; 36 (1) : 113-35.

Mangano. J. J. et al. Infant deaths and childhood cancer reductions after nuclear power plant closings. *Archives of Environmental Health* 2002 ; 57(1) : 23-31.

U. S. Surgeon General. *Smoking and Health : Report of the Advisory Committee to the Surgeon General of the Public Health Service*. Washington DC. . U. S. Government Printing Office. 1964.

「子どもに 20 ミリシーベルト」についての疑問と私見

戸田　清

　2011 年 4 月 19 日に政府・文科省は福島県の子どもの校庭活動の基準を毎時 3.8 マイクロシーベルト（μSv）以下、年 20 ミリシーベルト（mSv）以下とした。学者の意見は分かれた。山下俊一長崎大学医学部教授（現福島県立医大副学長、被爆二世）は「親はいたずらに不安に思わず、今回の基準を冷静に受け止めて欲しい」と述べ（朝日新聞 4 月 20 日）、小佐古敏荘東京大学教授（3 月 11 日以前には講演で原発安全神話を語り、原爆症認定を狭くする国側証人）は「とても受け入れられない」と涙を流しながら抗議して 4 月 29 日に内閣官房参与を辞任した。小佐古教授は孫の顔を思い浮かべたのであろうか。なお福島原発事故の現況については、『「福島原発震災」をどう見るか──私たちの見解（その 3)』（柏崎刈羽原発の閉鎖を訴える科学者・技術者の会、2011 年 5 月 19 日）http://kk-heisa.com/data/2011-05-19_kknews03.pdf などを参照されたい。(5 月 27 日「1mSv を目指す」文科省)

1　子どもの校庭活動と計画的避難区域の整合性の問題

　毎時 3.8 マイクロシーベルト以下と年 20 ミリシーベルト以下の関係は文科省によると次のようになっている。

　屋外で 3.8 μSv、8 時間、屋内で 1.52 μSv、16 時間

　$(3.8 \times 8 + 1.52 \times 16) \times 365 = 19973 \, \mu\text{Sv} \fallingdotseq 20$ ミリ Sv

　単純計算は $2.29 \, \mu\text{Sv} \times 24 \times 365 = 20060 \, \mu\text{Sv} = $ 約 20 mSv、$3.8 \, \mu\text{Sv} \times 24 \times 365 = $ 約 33 mSv

　他方「計画的避難」の代名詞的存在である飯舘村の 5 月下旬の線量は 2.8 〜 3.1 あたりを変動している（朝日新聞ほか）。

　5 月 28 日『朝日新聞』浪江（赤宇木）15.4、浪江（下津島）8.4、飯舘 2.96、福島 1.45、郡山 1.33

　3.1 マイクロシーベルト／時 ×（24 × 365）時 = 約 27 ミリシーベルト

屋外屋内の比例を仮定して 1.52 × 3.1 ／ 3.8 ＝ 1.24

(3.1 × 8+1.24 × 16) × 365 ＝ 16294 μSv ＝約 16mSv

4月より減っているので単純積算は 16mSv。

　もちろん計画的避難区域の設定は5月の線量を掛け算して決めたのではなく、4月22日に推定積算20ミリで決めたものであるが、「計画的避難区域が3マイクロ前後なのに、3.8マイクロ以下なら校庭活動してよい」への違和感は残る。

2　チェルノブイリ避難地域との比較

　無人の街となったプリピャチ（4キロ圏）で1989年に 3 ～ 4 μSv ／時であった（『暴走する原発　チェルノブイリから福島へ　これから起こる本当のこと』広河隆一、小学館2011年、6頁、84頁）。3.8 μSv ／時と同程度である。

　「無条件住民避難が必要な地域」は 5mSv ／年である（広河、2011年、115頁）。20 mSv ／年はその4倍。

3　子どもの校庭活動と原発被曝労働者白血病労災認定の整合性の問題

　注目すべき新聞記事を全文引用する。

　「原発勤務でがん　労災認定は10人」『朝日新聞』2011年4月28日2面

　「原子力発電所に勤務する労働者で、放射線被曝が原因で白血病などのガンを発症し、労災認定を受けた人が1976年以降で10人いることが厚生労働省のまとめで分かった。10人の累積被曝線量は、最大で129.8ミリシーベルト、最小で5.2ミリシーベルト。性別、年齢、勤務年数や認定の時期、生死などについては明らかにしていない。疾病の内訳は白血病6人、多発性骨髄腫2人、悪性リンパ腫2人。白血病の労災認定には「被曝線量が『5ミリシーベルト×従事年数』以上」「被曝開始後1年を超えた後に発病」などの要件がある。他のガンについては個別に検討している。厚労省などは、福島第一原発で緊急作業にあたる作業員の被曝線量の上限を、従来の計100ミリシーベルトから同250ミリシーベルトに引き上げている。」

　要するに成人男性が5.2ミリシーベルトで認定されているわけである。この方は従事年数1年と推察される。なお浜岡原発被曝の嶋橋伸之さんを想起されたいが、標準的な労災認定事例は数年従事で 50 ～ 100 ミリシーベルトである。

小佐古教授が「原発作業員でも 20 ミリシーベルトは少ない」と述べたことは記憶に新しい。

平均被曝線量をおおまかに計算しよう。もちろん被曝の約 95% は九電などの社員ではなく下請けである。

1978 年頃 130 シーベルト ÷ 5 万人＝約 2.6 ミリシーベルト／人
2008 年頃 90 シーベルト ÷ 8 万人＝約 1.1 ミリシーベルト／人

『原子力市民年鑑 2010』原子力資料情報室、七つ森書館、2010 年、233 頁
『原発労働記』堀江邦夫、講談社文庫、2011 年、359 頁［本書は 1978 年当時の福島第一原発被曝労働も詳述］

「敦賀原発での合計線量は、これで 585 ミリレム［約 6 ミリシーベルト］、短期間［1979 年 3 月 28 日〜 4 月 18 日］にずいぶん浴びたものだ」（堀江、2011：341 頁）。原発作業員にとっても 6mSv は「ずいぶん」な線量である。

4 子どもの敏感さへの配慮の問題

子どもは成人に比べて 3 〜 10 倍ほど放射線に敏感と言われる。胎児はさらに敏感である。放射線生物学で必ず学習する「トリボンドーとベルゴニーの法則」を想起されたい（細胞分裂が盛んなほど敏感）。古典的な数値は表 1 のとおりである。ICRP（1990 年）のリスク係数で 1 万人シーベルトはガン発生 1000 人、ガン死亡 500 人。1 万人 Sv ÷ 20mSv＝50 万人であるから、1000 ÷ 50 万＝ 1 ／ 500（500 人に 1 人ガン発生）。高橋希之・東京理科大学客員研究員の計算によると、10 歳で 20mSv 被曝したときの発ガン危険度は約 180 人に 1 人だという（『アエラ』2011 年 5 月 30 日号 13 頁）。つまり「20mSv 被曝のガン発生」について 10 歳児は全年齢集団に比べて「約 3 倍敏感」かもしれないのである。

豪メルボルン大学のティルマン・ラフ博士（医師）の寄稿「原発震災――海外核専門家の目：福島の子供を守れ 日本の放射線基準に失望」（共同通信 2011 年 4 月 26 日）から一部引用したい。「米科学アカデミーの報告書は、1 ミリシーベルトの被ばくで、1 万人に 1 人が白血病以外のがんに、また 10 万人に 1 人が白血病になるリスクが増え、1 万 7500 人に 1 人ががんで死亡するリスク増があると推定している。だが重要なのは、誰もが同じ水準のリスクにさらされるわけではないということだ。1 歳以下の幼児は大人に比べ、

がんのリスクが3〜4倍高くなる。女児は男児よりも2倍影響を受けやすい。被ばくで女性ががんになるリスクは全体として、男性より40％大きい。放射線に対する感受性が最も強いのは子宮内の胎児だ。英オックスフォード大の先駆的な小児がん調査の結果、母体のエックス線検査で胎児が10〜20ミリシーベルトの被ばくをした場合、15歳以下の子供のがん発症率が40％増加することが分かった。 ドイツでは、25年間の全国の小児がん登録データによる最近の研究で、原子力発電所が通常に運転されていても、原発の5キロ圏内に住む5歳以下の子供の白血病リスクは2倍以上となることが示された。リスク増は50キロ以上離れた場所に及んでいた。予想よりはるかに高いリスクだ。胎児、幼児が特に放射線に弱いことが際立つ。」

http://eritokyo.jp/independent/aoyama-fnp059..html
厚労省暫定規制値　牛乳・乳製品　放射性ヨウ素300Bq／kg未満（乳児は100Bq／kg未満）

体内に同じ量の放射性ヨウ素で子どもの甲状腺被曝は大人の5〜10倍程度（広河、2011年、131頁）。

表1　アメリカ科学アカデミー（BEIR委員会）が1972年に推定した晩発性障害の大きさ

被曝期		潜伏期間	発病のおこる期間	発病の倍加線量
胎児期	白血病 他のガン	0年 0年	10年 10年	20ミリシーベルト 20ミリシーベルト
小児期（0〜9歳）	白血病 他のガン	2年 15年	25年 一生	200ミリシーベルト 500ミリシーベルト
成人期	白血病 他のガン	2年 15年	25年 一生	500ミリシーベルト 5000ミリシーベルト

出典『原子力発電』武谷三男編、岩波新書、1976年、79頁。レムをシーベルトに換算（100レム＝1シーベルト）。『環境的公正を求めて』戸田清、新曜社、1994年、229頁でも引用。なお全身5000ミリシーベルトならば半数致死線量を越える。倍加線量は100％増加の線量。

5　リスク係数による単純計算

1万人シーベルトの集団被曝線量に対するガン死については、評価者により異なるリスク係数があてられている。

　　ICRP（1977）125人

　　ICRP（1990）500人

ゴフマン（1981）4000人
（『原発事故の恐怖』瀬尾健、風媒社、2000年、78頁）

5万人の子どもが20ミリシーベルト被曝すると、20ミリシーベルト×5万人＝1000人シーベルト

ガン死はICRPのリスク係数で50人、ゴフマン博士のリスク係数で400人となる。上記リスク係数は全年齢集団の係数であるから、子ども集団の係数はもう少し大きいはずである。

なお、グールドらによる米国政府データの再分析によると、平常運転やトラブルにともなって、80キロ圏も乳ガンが有意に増加している。

『低線量内部被曝の脅威　原子炉周辺の健康破壊と疫学的立証の記録』ジェイ・グールド、肥田舜太郎・斎藤紀・戸田清・竹野内真理訳、緑風出版、2011年［原著1996年］

6　喫煙者の放射線被曝との比較ならびに「理論上の最悪事態」問題

1日1.5箱の煙草を吸う喫煙者の年間の線量が13～60ミリシーベルトという見積もりがある（『原発事故緊急対策マニュアル』日本科学者会議福岡支部、合同出版、2011年、74頁）。20ミリシーベルトはこの範囲に入るものである。子どもにヘビースモーカー並みの被曝をさせることは許されない。

上記は言うまでもなく煙草煙中のポロニウム210のアルファ線による内部被曝のことで、喫煙者の肺ガン、喉頭ガンの原因の一部である。受動喫煙でもリスクはある。煙草は化学肥料を多く消費する作物であり、リン鉱石中のウランの娘核種のひとつであるポロニウム210が問題となる。なおタバコを有機栽培するとポロニウム210問題だけは解決するが、他の発ガン物質は残る。アレクサンドル・リトビネンコ元中佐暗殺事件の凶器がポロニウム210であったことを想起されたい。原発推進派の言い分のひとつに「チェルノブイリも含め原発事故で死ぬ人は交通事故や煙草病で死ぬ人より少ない」というのがある。この主張自体は後述の「例外」を除き嘘ではない。比較がいけないのではない。比較の否定は科学の否定である。いけないのは原発の危険を隠ぺいするために比較を悪用することである。

その「例外」とは言うまでもなく原発事故の理論上の「最悪事態」のことである。

表2 理論上の最悪事態の予測

	WASH—740 (米国政府委託)	原子力産業会議 (科学技術庁委託)	WASH—740 改訂版 (米国政府委託)	WASH—1400 (米国政府委託) ラスムッセン報告
年度	1957年	1960年	1964～65年	1975年
原子炉の出力	熱出力50万kw (電気出力17万kw)	熱出力50万kw (電気出力17万kw)	熱出力50万kw (電気出力17万kw)	熱出力320万kw (電気出力107万kw)
急性死者	3400人	540人	27000人	中央値3300人 下限830人 上限13000人
晩発性ガン死者	予測せず	予測せず	予測せず	中央値45000人 下限7500人 上限135000人
その他健康影響	要観察者380万人	要観察者400万人		遺伝的障害中央値25500人 甲状腺ガン発生中央値24万人
生活影響など	永久立退46万人 財産損害2.1兆円 (当時の日本の国家予算1兆円)	永久立退3万人 一時立退3700人 財産損害1兆円 (日本の国家予算1.7兆円)	財産損害10兆円 (日本の国家予算3.7兆円)	財産損害中央値4.2兆円 (日本の国家予算21兆円)

『原発事故の恐怖』瀬尾健、風媒社2000年、111頁の表から抜粋

　ここで重大なのは、福島原発事故では3月12日に「政府がベント難航時の最悪〔事態〕を想定した」ことである（2011年5月4日の長崎新聞1面、西日本新聞2面）。これは共同通信の配信であり、朝日、毎日、読売、NHKなどでは報道されていない。最悪事態とは「著しい公衆の被曝」で、「数シーベルト」の被曝のことである。致死量相当の危険性があり、4シーベルトなら半数が30日以内に死亡する。沢田昭二（広島被爆者、物理学者）の論文のグラフを見ると、広島原爆の爆心地1kmで3シーベルト（3000ミリシーベルト）ほどであり（沢田2011）、つまり「著しい公衆の被曝」とは「広島原爆の爆心地1kmから爆風と熱線を差し引いた状況」のことである。「適正な時点より10時間遅れでベント（排気）がなされた」ため、この最悪事態はもちろん回避された。だから政府は想定したことを1カ月半も隠していた。またチェルノブイリ〔歴史上の最悪事故〕でも、「〔理論上の〕最悪事態」は回避された。住民の急性症状（脱毛）はあったが、急性死はなかったのである。皮

肉なことに、チェルノブイリ原発の欠陥が最悪事態の回避に役立ったのかもしれない。日米の軽水炉と違って核暴走が起こりやすい欠陥があるので、炉心で爆発が起こって放射能は高空へ吹き上げられ、地球を広く汚染したために、周辺住民が濃厚被曝することはなかったのである（瀬尾1992）。日米の軽水炉ではむしろ炉心爆発が起こりにくいために、最悪の展開をしたときに周辺住民が濃厚被曝してしまうかもしれない。これまでは机上の想定であった最悪事態が、目の前で進行する事故の展開次第では想定される状況が生じたことは、重大な意味を持つ。さらに2011年5月22日の朝日新聞1面によると、「米軍は事故直後から放射性物質が大量に飛散する最悪の事態を想定し」とある［最悪の内容については記事に説明なし］。3月12日に最悪を想定したのは、実は日本政府ではなく、米国政府だったのかもしれない。約60年間にわたり核戦争のシミュレーションを続けてきた米国政府は、その延長に原発の最悪の事態も考えてきたはずで、日本政府とは危機意識が違うだろう。米国政府が日本滞在米国人に80キロ圏からの避難を勧告したのは、「積算30mSvもありうる」との予想にもとづいていた（大前研一『日本復興計画』文藝春秋、2011年、44頁）。

　玄海原発3号の大事故が起こったときの「最悪事態」では、玄海・唐津の急性死8万人、西日本の晩発ガン死130万人と予測されている（瀬尾2000年、26頁）。玄海町の人口が約7000人、唐津市の人口が約13万人であることを想起されたい。その他全国の原発について瀬尾は最悪事態のシミュレーションをしている。最悪事態における急性死やガン死亡の予想人数は、ウラン燃料の場合よりもMOX燃料［プルサーマル運転］の場合に増えることは言うまでもない。

　沢田昭二「放射線による内部被曝 福島原発事故に関連して」『日本の科学者』2011年6月号
　瀬尾健『チェルノブイリ旅日記』風媒社1992年
　玄海1号想定超す劣化か［脆性遷移温度上昇］圧力容器の破局的破壊→破片がミサイル化して格納容器貫通→数万人急性死の可能性（朝日新聞2011年5月28日1面、週刊金曜日2011年5月27日16頁、『原発はなぜ危険か』田中三彦、岩波新書1990年、84頁）。

7　生物にとって「自然界値の2倍」とは何か

　自然界値は0.05マイクロシーベルト／時くらいであるから、3.8マイクロ

シーベルト／時とは自然界値（ラドンなどを含まない）の 70 倍以上である。自然放射線は世界平均で 2.4 ミリシーベルト／年、日本平均で 1.5 ミリシーベルト／年くらいである。0.05 に 24 × 365 を乗じて 2.4 や 1.5 にならないのは、ラドンなどが算入されていないからである。20 ミリシーベルト／年は自然界値（ラドンなどを含む）の約 10 倍である。前述の白血病の労災認定には「被曝線量が『5 ミリシーベルト×従事年数』以上」というのも、医療法でいう放射線管理区域 [18 歳未満立入禁止、0.6μSv／時以上、5.2mSv／年以上] の設定も、自然界値の約 2 倍が目安である。インドやブラジルに自然界値の高い地域もあるが、健康影響は「ない」のではなく、「不明」なのである。一般に生物にとって「自然界値の 2 倍」とはかなり大変なものである。まして 10 倍を安易に考えてはいけない。地球の重力が 2 倍になったらどうか。太陽からの紫外線が 2 倍になったらどうか [皮膚ガン増加]。

8　長さの問題を軽視してはいけない

　世界初の海水注入など多くの「世界初」が語られているが、もっとも重要な「世界初」は次の 3 点である。
　世界初の事故収束長期化（チェルノブイリ、スリーマイル島では約 1 週間以内）
　世界初の四基同時多発事故（チェルノブイリ、スリーマイル島では各 1 基）
　世界初の本格的原発震災（2007 年に東電柏崎刈羽で小規模な原発震災）
　東京電力でさえ「遅くとも 2012 年 1 月までに事故を収束させたい」と述べている。2011 年 3 月 11 日から 10 カ月である。大前研一は 3 月に「原発を冷やすのに、3 年から 5 年かかるのではないか」と述べた（『日本復興計画』）。小佐古発言への研究者の不満のひとつに「20 ミリに固定されるとの誤解を与える」というものがある。しかし事故収束が非通常被曝解消の必要条件であるから、2012 年 1 月までに収束する保証がない限り、20 ミリの長期継続を想定せざるをえないと思う。
　そもそも核問題の深刻さは特にその時間的長さにあることを忘れてはいけない。平常運転でも必ず出る放射性廃棄物は後始末に 100 万年かかる。新聞記事を全文引用する。
　「100 万年後の放射線レベルまで考慮　米原子力規制委員会」『朝日新聞』2009 年 02 月 20 日 社会面（ワシントン＝勝田敏彦）米原子力規制委員

会（NRC）は、ネバダ州ヤッカマウンテンの地下数百メートルに計画されている高レベル放射性廃棄物最終処分場について、100万年後の放射線レベル（線量当量）まで考慮して計画を審査すると発表した。これまでは1万年後までの周辺の放射線レベルを一定値以下にするという環境保護局（EPA）の基準で審査する方針だった。高レベル廃棄物は極めて長期間、高い放射能を保つ。日本やフィンランドでも地下に埋設処分する計画をもっている。」

ミカエル・マドセン監督『100,000年後の安全』「地下深く永遠［とわ］に核廃棄物10万年の危険」を想起されたい。原題はInto Eternity。デンマーク・フィンランド・スウェーデン・イタリア作品2009年。世界初のフィンランド・オルキルオト高レベル放射性廃棄物地層処分プロジェクトを描いている。

『環境正義と平和』戸田清、法律文化社、2009年、20頁の図も参照されたい。

私見によれば、公害の原点：水俣病／最大の公害：煙草病（死ぬ人が多い。年に世界500万人、米40万人、日10万人）／最長の公害：核汚染（1万年、10万年、100万年）である。これらの教訓を熟慮しなければならない。

鳥井弘之（東京工業大学教授、元日本経済新聞編集委員、東京大学原子力工学科卒、原発推進派）

「一つ心配なのは、どこに高レベル放射性廃棄物を埋めたかの情報を、どうやって1万年も10万年も伝えていくかという問題である」（鳥井弘之『どう見る、どう考える、放射性廃棄物』エネルギーフォーラム2007年、18頁。戸田清「環境問題と格差社会」藤谷秀ほか編『共生と共同、連帯の未来』青木書店2009年、158頁に重引）。

本稿の引用文献のうち広河2011、堀江2011、グールド1996＝2011などはとりわけ必読です。

訳者あとがき
―米国における核問題の歴史と今日本で起きていること―

竹野内真理

　大変な内容の本である。原発は通常運転でもガンなどの健康リスクをもたらしているというのだ。悲しいことに特に被害が顕著なのは年齢の低い子どもたちである。未来そのものである子どもたちへの健康被害は、我々がもっとも憂慮すべき問題だ。著者のマンガーノ氏は、乳歯に含まれるストロンチウム90の濃度と小児ガンの発生率という、他に類を見ない疫学調査により、米国の原発周辺地域における健康被害を見出した。福島原発事故後でさえいまだに原発再開が議論となっている日本。すべての人々に今読まれるべき本であると思う。

　本書は、放射能の人体への蓄積とガン発生率の増加の関係をデータで示した「科学」的な本だ。そして同時に、「健康被害はない」とする当局に対し、どのように人々が協力して対抗していったかも細かく描いたドキュメンタリーでもある。乳歯に含まれる放射性物質問題について、市民が芸能人と協力して広めるかと思えば、こっそりと州の予算をかすめとることもある。深刻な話題であるにもかかわらず、痛快なエピソードも取り入れた楽しい読み物でもある。多岐にわたる分野の人々が関わり、脱原発運動をより効果的に導いている過程が面白い。独立精神を持った科学者、子どもたちの健康問題を危惧する市民、運動に連帯する芸能人、学校関係者や宗教法人、地方公務員や政治家、マスコミ。そして特に、小児ガンに関わる医療関係者、子を思う親、特に母親の活動はめざましく、心に響く物語が多々ある。福島原発事故以後の日本でも参考にしたい内容だ。

米国における放射線被曝とユニークな反対運動の歴史

　ここでアメリカでの核問題の歴史を本書の内容を交えながら簡単に振り返る。意外に思われるかもしれないが、世界最初の被爆国は、日本ではなく米国である。長崎型のプルトニウム爆弾の核実験がニューメキシコ州アラモ

ゴードで 1945 年 7 月に炸裂、その後もネバダでは 100 回に及ぶ大気圏内核実験が繰り返され、米国は核のおおいなる加害者であるとともに、おおいなる犠牲者でもあったのだった。

1950 ～ 60 年代初頭まで、核実験は意図的に風がラスベガスやカリフォルニア方面でない向きに吹くときに決行され、結果ユタ州南部では、何千頭もの家畜が死に、人々の間でも健康被害が出たという。ところが、住民たちの訴えに反し、当時の米原子力委員会は一貫して被害を隠蔽。30 年もたった 1992 年になって初めて、米政府は核実験により、最大で 21 万 2000 人の米国人が甲状腺ガンに罹ったと明かしたという。

60 年代当時の原子力委員会の中でも、被害を発表しようとした良心的な科学者は存在したのだが、結局上司によって隠蔽されたという。「ともかく私たちは国民に安全だと言ってきたのだ。いまさら話を変えるわけにはいかない。われわれ自身が窮地に陥ってしまうからね」と言った原子力委員会の部長もいたという（日本でも現在同じ会話がなされている可能性はないだろうか）。

そのような時代の中で立ち上がったのが、市民と科学者が一体となって運動した「乳歯調査」プロジェクトであった。特に力を発揮したのは、小さい子どもたちの健康を憂慮する母親たちであった。彼女たちがこの運動を大いに盛り上げ、ついには大気圏内核実験の停止を求めた。米国では 10 万人もの女性たちがワシントン D.C. を取り囲んだこともあったという。

さらにセントルイス市での乳歯調査では、多くのボランティアの力も借りて何十万本もの乳歯を集めた。ちなみに 1964 年、セントルイスの子どもたちの乳歯中のストロンチウム 90 の濃度は、核実験以前の時代に比べ、20 から 80 倍にまで増加してしまったという（あまり知られていないが、その後乳歯調査はチェコ、デンマーク、英国、フィンランド、グリーンランド、ノルウェーでも行なわれた）。大気圏内核実験禁止条約は、米国上院を大多数の賛成で通過、ケネディ大統領も条約に署名した。このとき、上院議員たちに訴えた主婦や母親たちの力は大きかったという。

さて、大気圏内の核実験が禁止された後も、核産業によってもたらされる脅威がなくなったわけではなかった。平和利用という隠れ蓑を着た新たな核問題である「原発問題」である。当時の米国原子力委員長はなんと、「原子力

により、飢餓がなくなり、病気が克服され、人々が長生きするようになるだろう」、と演説したという。当時米国で原発は、政府により強力に後押しされ、1000基もの原発建設を予定していた。しかし結局さまざまな問題により、ピーク時で111基、現在米国では104基にとどまり、1979年のスリーマイル島原発事故後の新規稼動はほとんどない。

　しかしその間、日本を含む他の国で、米企業GEとウェスティングハウスの原発が数多く建設されていき、世界には現在430基超の原発が存在している。そして日本は54基である。

　日本は米国の核の犠牲に何度も見舞われている。広島、長崎、第五福竜丸、日常的な原発労働者の被曝、そして福島だ。早稲田大学教授の有馬哲夫氏の「原発・正力・CIA」（新潮新書2008年）にも詳しいが、そもそも原発が日本に導入されたのは、第五福竜丸事件で反核機運が高まったとき、米国のCIAと読売新聞社および日本テレビの長であった正力松太郎が、日本テレビの後の専務となる柴田秀利による「毒を持って毒を制す」という妙案を取り入れ、日本人の反核、嫌米感情を封じこめようという戦略に基づいていたという。

　おりしも2011年7月23日、その経緯の一部を示した米公文書が開らかにされた。アイゼンハワー大統領は、54年5月26日ダレス国務長官に覚書を送り、第五福竜丸事件後の「日本の状況を懸念」していると表明。「日本での米国の利益」を増進する方策を提示するように求めて、核に「無知」な日本人は、その後原子力平和利用を推進することとなった（共同通信が文書を入手、7月24日中日新聞および沖縄タイムスで関連記事が掲載）。

　ところで米国スリーマイル島の事故では、公式には被害者は出ていないということになっているが、1990年コロンビア大学は、事故後にガンの発生が期待値の2倍になったと発表している。しかしなぜか原発事故との因果関係は言及していない。ちなみにコロンビア大学は9大学連合のひとつで、エネルギー省から膨大な研究資金を得ており、教授たちは研究計画の選択に意見することを禁じられていたという。有名大学の教授が原子力政策になかなか反対しない構造は、日本と似ているのではないか。

　スリーマイル島事故数年後、住民の間でガンの発生率の上昇が取沙汰されると、電力会社は3000万ドルを住民に支払ったという。ただし、因果関係は認めないままだった。さらに事故20年後には、原告2000人が連邦裁判所

にスリーマイル島事故による健康被害問題を訴えたという。しかし連邦裁判所の判事は訴えを棄却し、事故と健康被害の因果関係の立証の機会は阻止されたという。公式には犠牲者は出なかった、とされているスリーマイル島事故。舞台裏には実はこのようなエピソードがあったのである。

　さて、米国の著名な統計学者ジェイ・グールドは、上記のスリーマイル島事故のいきさつの記事を読み、疑問を抱く。そして96年、スターングラス博士と運命的に出会う。グールドは、1971年より停止されていた乳歯中のストロンチウム90の測定を原子炉の周辺で再開するというアイデアを出し、スターングラスも即賛成する。そしてふたりは「放射線と公衆衛生プロジェクト（RPHP）」を設立し、低線量放射線と健康についての調査を始動させた。グールドは70歳でビジネスから離れ、自らの財を投じ、米国における大規模な公衆衛生疫学調査をおこなった。そして90歳で死去するまでに『死にいたる虚構（The Deadly Deceit）』と本書の姉妹本である『低線量内部被曝の脅威（The Enemy Within）』という書を世に出し、低線量被曝の危険性の啓蒙活動を続けた。その間、本書の著者で公衆衛生学者である若手のマンガーノ氏も加わり、スターングラスとグールドの研究を引き継いで、本書の刊行となった。

　米国は日本と違い、1973年より全国規模でのガン登録制度があるため、このような疫学調査が可能である。ニュージャージー州、フロリダ州、コネティカット州などの原発周辺や、ブルックヘブン研究所のあるニューヨーク州ロングアイランドなどで特に、核実験が終わったにもかかわらず、乳歯中のストロンチウムレベルが高まっていること、小児ガンが増えていることが見出された。さらに驚くことに、原発が停止された地域では、ストロンチウムのレベルも、小児ガンのレベルも下がるという現象まで見られたのである。これは大変な発見である。<u>RPHPはこれらの調査結果を現在までに10本近くもの査読を通過した学術論文として掲載、20回以上もの記者会見を行なった</u>という。

　その結果RPHPの活動は、各地の地方新聞、さらには全国紙であるUSAトゥデイやCNN、BBCといった大手マスコミにも報じられたというのであるから、この手の独立系の科学研究としては、かなりな実績を残しているといえる。

日本で猛威を振るう「ジャンク・サイエンス（とんでも科学）」

　もちろん、この間、RPHP の活動はスムーズに広まったわけではない。そこにはすさまじいまでの原子力推進派、体制派、連邦および一部の地方政府からの横槍が入ってきたし、今もそれは続いている。RPHP への批判の中でもひときわ目立つのが、「ジャンク・サイエンス」という形容だ。この形容は米国エネルギー省管轄のブルックヘブン研究所のムッソリーノ博士が RPHP の乳歯調査に対して初めて使い、以後、体制側の様々な機関や個人から、裏で申し合わせたかのように同じ言葉や内容の批判が繰り返されるようになったという（現在では日本でも、低線量被曝の危険性を唱える科学者の説に対して、「ジャンク・サイエンス」という言葉が使われているようだ）。

　大気圏内核実験停止後、米国では人体に蓄積された放射能の濃度検査は 1982 年で中止されている。RPHP はその後、乳歯中のストロンチウム含有量を通じて、体内の放射能測定を再開した唯一の機関だ。この研究に原子力推進の体制側が、ネガティブな宣伝作戦に出たのは、この研究が潜在的に多大な影響力を持ち得るからではないだろうか。

　体制側の人物の登場する面白いエピソードが、ニューヨーク州ウェストチェスター郡の保健局のリプスマン博士がマンガーノ氏の講演会場に直接のりこみ、この形容詞をつかって誹謗中傷しているシーンである（第 11 章）。リプスマン博士は、マンガーノ氏の論文を読んでいないにもかかわらず、聴衆に向かって「乳歯調査はジャンク・サイエンスである」と訴えたという。これに対し、その場で抗議した州議会議員とのやりとりが再現されている。ちなみに RPHP の出版物に対する Amazon への投稿でも、科学的かつ具体的な理由を述べずに、この「ジャンク・サイエンス」という単語は多用されている。英文ではあるが、興味のある方はネットで読んでみてほしい（後述するがアマゾンへのカスタマーレビューにおける、「低線量放射能無害論者」側からの執拗な攻撃は、日本語版でも同様である）。

　訳者には、この「ジャンク・サイエンス」という形容は、今まで「健康に害はない」と強弁してきた原子力推進の体制側の学者の方たちにそのまま当てはまる気がしてならない。それには、本書に出てくる米国人科学者のみならず、日本の学者も含まれる。

放射線影響研究所名誉顧問であり、元 ICRP 委員、IAEA チェルノブイリ影響調査のリーダーであった重松逸造氏は 1991 年、現地の医師たちがチェルノブイリの子どもたちの健康異常を訴えたのに対し、「汚染地帯の住民には放射能による健康影響は認められない、むしろ、放射能恐怖症による精神的ストレスの方が問題である、1 平方km当り 40 キュリーという移住基準はもっと上げてもよい」と結論付けたそうだ（イタイイタイ病のカドミウム原因説、スモン病のキノホルム原因説ともに否定してきた重松氏の経歴は http://arita.com/ar3/?p=4674 にも詳しい）。

　福島原発事故後に福島県放射線リスクアドバイザーおよび福島県立医科大学副学長に就任した元長崎大学教授の山下俊一氏は、重松氏とは間接的な師弟関係にあると聞くが、福島のある講演会で、「放射線の影響は実はニコニコ笑っている人には来ません。クヨクヨしている人に来ます。これは動物実験で明らかになっています」と話したそうである。ちなみに山下氏は医師向けの文書では「10 ～ 100 ミリシーベルトの間で発ガンのリスクを否定できない」と書いていたにもかかわらず、福島県民には 100mSv までは妊婦も安全と繰り返し説明したそうである。

　また、低線量被曝はかえって健康によいとするホルミシス効果を推し進める近藤宗平氏は、著書『低線量放射線の健康影響』（近畿大学出版局、2005 年）において、ポーランドのある科学者の分析を引用しながら、「長い目でみた場合のチェルノブイリ事故の教訓は、原子力発電は安全であることを証明してくれたことである」と書いており、今回、福島原発事故後の 4 月に第 3 版第 6 刷が発行された『人は放射線になぜ弱いか　第 3 版』（講談社ブルーバックス 1998 年）の冒頭加筆部分には、「今回の被ばくは生命に危険を及ぼすことはまったくありません」と書いている。まだ事故の収束もなっていない現段階でいったい何を根拠にしているのだろうか。さらに本のタイトルのイメージとは裏腹に、同書の最終章のタイトルは、「原発事故放射能にびくともしない人体」であり、政府の放射線管理体制は厳しすぎる、無駄遣いである、と指摘して終わっている。ちなみにホルミシス効果は一時的で永続性がないことが共通する特性としてあげられており、放射線防護に反映することはできないとされている（放射線医学総合研究所編『虎の巻　低線量放射線と健康影響』）。従って、低レベルの放射線に継続的にさらされている今日の日本では、ホル

ミシス効果は決して当てはめてはならない害のある理論なのである。

ところで、放射能に関するトンデモ本は、国内本だけに限らない。海外からの翻訳本でも驚くような内容の本が出ている。その最たる例が、オックスフォード大学名誉教授ウェード・アリソン著『放射能と理性』である。この本は、文字通りに殺人的な本で、原子力をいまだに強力に推進すると共に月に100ミリシーベルト、生涯で5シーベルト（半数致死量以上）受けても良い、という本である。さっそく私は星ひとつの評価をつけ、「数値があまりに非科学的であること、もしその理論を自分で正しいと思うなら、アリソン教授ご自身が5シーベルトを受けるまで福島に長期滞在して自身の理論を証明したらどうか？」と書いたところ、またたく間に書評自体が消されてしまった。2度、3度と投稿しても消されてしまうのである（2度目の投稿では70人以上、3度目の投稿では50人以上の人が参考になったボタンを押してくれたにもかかわらずである）。

アマゾンでは他にも不思議なことが起きている。肥田舜太郎医師と私の共訳書である『人間と環境への低レベル放射能の脅威』へのカスタマーレビューでは「突風」というニックネームの書き手が、星ひとつという最低のランクをつけた上で、専門家であるかのように、ペトカウ博士の科学論文を引用した上で、同書の内容とはまったく正反対のことを述べた上で批判している。既に活字となっている本の内容をねじ曲げて紹介し、まだ読んでいない人々を欺こうとしているのだ。

後から気づいたことだが、このアマゾン上の人物は、本書の姉妹本である『低線量内部被曝の脅威』にも、星ひとつと共に、「確かにトンデモ本」というタイトルで、専門知識があるがごとく、統計学のカタカナ用語をちりばめながら、内容的にまったくのでたらめを書き、批判している（米国で司法省および環境保護庁に雇われていた統計学者の故グールド氏が天国でさぞかし苦笑していることだろう）。さらに肥田舜太郎氏と鎌仲ひとみ氏の共著である『内部被曝の脅威』にも意味の通じない酷評を載せていた。やり方が同じである。私の友人たちも、この「突風」氏のカスタマーレビューには、「違反報告」のボタンを押したが、「強力な原発推進論者」であるアリソン博士に対する私の書評のように、消されてしまうことはないようなので、ご興味のある方は覗いてみていただきたい。

知られていない内部被曝の真実

　さて、内部被曝については、残念ながら日本の大手メディアが真実を伝えないようなので、ここでまとめてみようと思う。大きく5点あるのだが、まず1点目は生体への影響が無視されている。たとえて言うなら外部被曝は、炭火の暖炉に当たっているようなものであり、内部被曝は火のついた炭火を鼻の穴や口の中に入れてしまうに等しい。しかもこの火は、自然の火のように完全に消えることがないのである。生体への影響が異なることは明らかであり、体内のどこに沈着するかによって、度合いも異なることは明白だが、このあたりまえの点が無視されている。

　第2に、日本政府がよりどころとしている、ICRPの基準であるが、ICRP自体がこの内部被曝のリスクをきちんと考慮に入れていない。実際2009年には、ICRPの科学事務局長（Scientific Secretary）を20年務めたJack Valentin博士が、「内部被曝による被曝は数百倍も過小評価されている可能性があるため、ICRPモデルを原発事故に使用することはもはやできない。体制側にある放射線防護機関は、チェルノブイリのリスクモデルを見ておらず、誤った評価をしている」と告白したというのだ。(http://vimeo.com/15398081)

　第3に、多くの学者が引用している「100mSVまでなら健康に被害はない」という主張であるが、近年はそうとも限らない研究が出てきている。たとえば2007年に放射線医学総合研究所発行の『虎の巻　低線量放射線と健康影響』を見ると、始めのほうのカラーで読みやすいページには、100mSV以下ではリスクのないような書き方をしているが、後半のより専門的なページには、以下のような引用がある。2005年に15カ国の被曝労働者を対象にしたWHO国際ガン研究機関が行なった検査で、「10mSVでもガンのリスクが有意に検出された」というのである！　また、低線量において影響が急激に高まる「ペトカウ効果」は、近年では「逆線量率効果」という専門用語がついているほど認知された理論であり、上記の書では、なんと3カ所で上に凸の線量効果曲線が引用されているほどである。

　第4に、それぞれの核種の毒性が十分に語られていない。例えば、セシウムについては尿として排出されるので、たいした毒性はないかのように説明

する学者がTVに登場していたが、ゴメリ医科大学元学長で病理学部長であったバンダジェフスキー博士によると、ゴメリ州で突然死した患者の実に9割で腎臓が破壊されていたという。さらにバンダジェフスキー博士によれば、セシウムは新陳代謝の少ない心筋に重大な影響を引き起こし、現在のベラルーシの死因の半数以上が心臓病であるという。子どもたちの間での心臓疾患の増加も深刻で、この事態は、ドキュメンタリー映画「チェルノブイリハート」にも生々しく描かれている。またセシウムは、甲状腺ガンもヨウ素と相乗効果を持って引き起こすというし、腎臓、肝臓、免疫系、生殖系、消化器系、ホルモン系などあらゆる臓器に悪影響を引き起こすという（ちなみに久保田護訳のバンダジェフスキー博士の論文は合同出版から最近出版された）。

　ストロンチウム90についても、骨に蓄積し、ガンを引き起こすほかにも免疫力の低下、流産の増加を引き起こす非常に危険な物質である上に、なかなか排出されないというやっかいな性質を持つ。さらにストロンチウム90が崩壊した後に生成される娘核種のイットリウム90は、すい臓に蓄積し、糖尿病やすい臓ガンの原因になるほか、脳下垂体に蓄積することで、胎児の肺機能の形成を阻害し、見た目はなんら健康児と変わらない赤ん坊が突然死を起こすことがあるというのである。

　5点目は、なんといっても日本の基準値500Bq/kgが高すぎることだろう。このことについては、10月14日発売の「週刊金曜日」の私の記事にも詳述しておいたが、たった1日10Bqのセシウム摂取であっても、70kgの成人で600日後に、30kgの子どもであれば、100日以内に体内濃度20Bq/kgに達してしまうというグラフが2009年にICRPのPublication111に掲載されている。20Bq/kgというのは、先に述べたバンダジェフスキー博士が心臓に異変が生じ始めるとする体内濃度であり、1日10Bqというのは、大人で現在の日本の基準値のたった100分の1の濃度の食料を摂取した場合の話だ。体制側が金科玉条のように扱っているICRPのデータなのだから、誰も文句が言えないはずだ。日本の500Bq/kgは成人にとっても殺人的に高い。子どもについては、ドイツの放射線防護委員会の基準値は4Bq/kg、さらに10月に来日したベルラド研究所のウラジーミル・バベンコ氏は、「子どもに関してはゼロBq/kgにすべきだ」と述べているほどである。

　この問題は子どもたちの命や健康に直結するので、この事実に関する情報

の普及は緊急を要する。なぜNHKを始めとするマスコミは、報道しないのだろうか。政治や利権から発生したジャンク・サイエンスではなく、真のサイエンスを、専門家もマスコミも追求してほしい。そして、なによりも、人々の健康を預かる日本医師会及び日本全国の医師の皆さんにも早くこの事実を認知してほしいし、その上で行動を起こして欲しいのである。そうでなければ、私は日本の未来はないと真面目に考えている。

福島事故後のお母さんたちの反応

子どもたちの将来を一番真剣に考えるのは、言わずもがなお母さんたちである。自分も2歳の息子がいるので痛いほどよく分かる。文部科学省の学校における20mSVを上限とする対応は、子どもたちの将来を無視した残酷極まりないものだった。命や健康を無視して教育もへったくれもない。腹の底から怒りを感じ、直後に文部科学省に抗議の電話をかけた。担当者によれば抗議電話は他にも結構あったらしいが、予想通り気のない返事であった。

そのような中、福島のお母さんたちを中心にした市民が文部科学省を取り囲み、学校での被曝上限を1mSVにさせた出来事は圧巻であった。子どもを心配するお母さんたちは涙を流して官僚たちに訴えた。子どもたちの命や健康を想う心は、お母さんたちにかなうものはない。私は時々、政治家も官僚も、お母さんたちや女性たちを少なくとも半数にすべきではないかと思うことがある。命が一番大事であるというあたりまえの真実が、どうもこの国の政治には反映されていないからである。そして子どもたちの将来のために行動するお母さんたちは、かつて米国において大気圏内核実験が止まったときのように、大変な力を持っているからである。

ところが先日、別の知り合いのお母さんから、違う様子の話も聞いてショックを受けた。この福島原発事故に関して、まるで「見ざる・言わざる・聞かざる」のようなお母さんたちも結構いるというのである。つまり、思考停止してしまったのか、考えることがあまりにつらいのか、日本特有の事なかれ主義で目立つのが嫌なのかは知らないが、周りのお母さんと歩調を合わせて、事故の話をするのをタブーにしている母親も大勢いるという。普段どおりに行動し、挙句の果てにはホットスポットが見つかったという地域の近くでさえも、芝生の上で赤ん坊を這わせている。給食や食べ物にもあまり気を

使わず、鼻血が出ても、下痢をしても放射能のせいだとは考えない。数年後に例えばその赤ちゃんや子どもが小児ガンなどの重い病気になって苦しむのを見たとき、その母親はどうするつもりなのであろうか。

　こういうお母さんたちは、自分の今の精神的安定を求めるため、ジャンク・サイエンス的な楽観論を掲げる専門家たちを敢えて信じているのであろうか。すなわち、気にせずニコニコ笑って普段どおりに行動すれば、放射能の被害が自分たちを避けてくれるとでも思っているのであろうか。しかしその間にも、科学的に引き起こされる子どもたちの真の健康への実害は、かわいそうなことに罪のない子どもたちが背負わねばならないのである。

　もちろん、母親は子どもをすぐにでも安全な場所に連れて行きたいのだが、祖父母や夫に理解がなく、生活を変えられないというケースも多いと聞く。悲しいケースが、放射能についてよく分からない農家の祖父母が自分たちの作った汚染野菜を無理やり嫁と孫に食べさせ、子どもたちが病気になったという話も聞く。どんなに母親はつらいだろうか。このような話を聞くと、NHKなどの公共のマスコミが真実を伝えること、そして政府が子どもの命を守るための正しい政策を打ち出すことの必要性を痛烈に感じる。NHKを始めとするマスコミの罪は重い。

　しかもこのまま行けば、誰も責任を取らず、チェルノブイリでそうであったように、甲状腺ガン以外はストレスのせいにするのであろう。あたりまえのことを付け足しておくが、赤ん坊や幼な子は放射能なんてことは知らないので、ストレスのせいで病気を発症したなどという言い訳は通用しない。巷では「風評被害」がいやに大きく取りざたされるが、私は声を大にして何度でもいいたい。<u>「風評被害」より「健康被害」のほうが比較にならないほど大事だ</u>。健康問題は命の問題であり、未来そのものである。しかも大人の私たちが気をつけねば、子どもたちの命や健康を守ることはできない。これ以上大事なことはないはずだ。汚染地帯から子どもを避難させ、汚染食物を子どもたちに食べさせてはならない。

東京での３月15日

　しかし実は私自身、上記の「見ざる・聞かざる・言わざる」のお母さんたちを全面的に非難できないような、取り返しのつかないことをしてしまった。

都内で放射能雲が一番濃厚であった 15 日午前中、マスクをつけずにふたりで外にいたのである。赤ちゃんを持つまで気づかなかったが、一番放射能に弱い赤ちゃんは、マスクをじっとつけてなんてくれない。

　私が原発問題を初めて知ったのは 1999 年。ある講演会で、米国人科学者が、米国での原発事故におけるシミュレーションの話をし、私は買ったばかりのコンピュータを使ってみたいと、英文入力しながら聞いていたのである。その時聞いた想定はなんとステーションブラックアウト（フクシマで起きた電源喪失事故）で、私はこのとき生まれて初めて原発の危険性に気づいた。そして事故後に「晩発死が多数発生する」という深刻な原発事故の影響に驚いたのであった。内容の重大性に驚き、その後自宅で一語一句日本語に翻訳したのだが、自分でも驚いたことに訳しながらも、訳し終えた後も、涙が止まらなくなってしまったのである。これほど恐ろしいことが世の中にあるものかと、大げさでなく自分の人生でかつてないほどのショックを受けた。

　それから夢中で行動した。そして情報を得れば得るほど、原発というものがとんでもないものということを知った。しかも日本は地震という大問題もある。それまで市民活動なんてひとつもしたことがなかった私が、あたりまえのように脱原発活動にのめりこんだ。とにかく知らない人に知らせなければと思った。他人も自分同様、命に関わる大変な問題として自ら早急に行動してくれる問題かと思っていた。私にとっては、さだめし沈みゆくタイタニック号の亀裂を見つけたような思いで、マスコミ、政府関連や大使館、IAEA も含む、さまざまな人々に訴えた。が、実際私のような危機感を抱く人は、事故前にはほんの少数しかおらず、現実的になかなか広がるものではなかった。この間に私の感じた失望と焦燥感とストレスは極めて大きかった。

　そして起きた 3 月 11 日。呆然として見ていた TV の画面に「電源喪失」の文字。99 年にやった翻訳が頭によみがえる。背筋が凍った。冷却水が止まったからには、次に起きるのは燃料露出であり、メルトダウンだ。大量の放射能が放出されるのは間違いない。水素爆発も起こりえる。普段の私であれば、可能な限り早く東京を離れていたと思う。ただ実際にこのような事故が起きて思ったのは、「自分はこの後、福島や東北の人々の健康に大変な被害が起きるか分かっている。日本の政府や官僚、電力会社、マスコミが可能な限り事故を過小評価しようとするのも分かっている。このままでは東北の人たちが

大変なことになる。政府やマスコミの集中する東京を離れる前に自分に何かできないか」とおこがましくも真面目に考えたのだ。

　結局考えた末、14日朝にアイデアを思いついた。低線量でも起こる被曝障害について、尊敬する肥田舜太郎医師と原爆被爆者、そして被曝労働者（または遺族）を交え、外国人記者クラブで「低線量の被曝でも危険だから福島や東北の人はできる限り早く遠くに逃げよ」と警告をする記者会見を開けないかと思いついた。低線量被曝問題の大家である肥田先生とは、2003年に出会い、特にここ2年ほどは翻訳の協力を頼まれており、よく連絡させてもらっているのである。

　先生に電話したところ午後にやっとつながった。先生の意見は冷静で確固としたものだった。「あなたのそのアイデアはなかなか興味深いが、今東北では津波で流されている人たちがいるのですよ。今このタイミングで低線量被曝の情報を流したら、東北に救援に行く人が少なくなってしまうかもしれない。勇み足でそのようなことをするのは、益よりも害が多い」。私は納得し、自分は浅はかだったと思った。これが原発震災の厳しい現実だ。津波や地震で打撃を与えられた地域には、まだ犠牲者・行方不明者が多い。原発事故があったとしても彼らを助けに行く人々が多数必要なのである。直前まで勝手に1人で戦闘モードであった分、私は肥田先生に諭され、意気消沈してしまった。

　電話をかけおわったとき、私は脱原発市民団体「たんぽぽ舎」のオフィスで呆然としていた。歩き始めたばかりの息子はニコニコと両手を挙げて室内を歩き回っていた。そのすぐ脇のビデオでは偶然にも、3号炉の爆発シーンが写っていた。外国人記者クラブの計画がだめになってしまった今、ドラスティックに東京から情報を世間に訴える方法はなくなってしまった。この期に及んでは、やはり大事な子どもを守るため、東京を出たほうがよいのではないか、とぼんやりと思いついた。私がそのようにたんぽぽ舎のリーダーに相談すると、「残って活動して欲しい」と言われたが、自分ひとりならともかく、やはり子どもが大事なので東京を離れることに決めた。

　3月15日午後の便で東京を離れ沖縄に飛んだ。私は15日の朝一番の便で飛ばなかったことを今でもとてもとても後悔している。「乗ろうと思えば乗れたのに。あの時あと数時間前の飛行機に乗っていたら……」と過ぎてしま

ったことを何度も何度も思い返すのである。こんなに時計の針を逆回しできないだろうかと思ったことはない。

　私と1歳4カ月の息子は、放射能雲が一番濃かった15日午前中から昼過ぎの時間帯、沖縄に発つ前に雑用を済ませるため、ずっと屋外にいた。今まで10年以上も原発に危機感を抱き、時には海外に移住しようかと画策していたほどの自分が、うかつなことにいざ事故が起こったら、政府による真実を隠蔽した楽観的な発表に沿った危機感のない行動をしてしまった。

　もちろん政府が放射能雲の到来について正直な発表を迅速に行なわなかったことに一番の非はある。SPEEDIシステムの開発に数百億もの税金を使っておきながら、公表すべきときに公表せず、国民の健康と命を犠牲にした国の行為は犯罪的であり、いつかは裁かれる日がくるであろう。いや裁かねばならない。

　しかし同時に自分の心にも説明不能な油断が生まれてしまっていた。その意味で私は先ほどの「見ざる・言わざる・聞かざる」のお母さんたちを責めることができない。知識がまったくないのならいざ知らず、少しはあるにも関わらず、事故で放射能が流れてくる可能性を忘れ、親として守るべき子どもに対し取り返しのつかないことをしてしまったのだ。原発が事故を起こしたのも、放射能雲の警告をしなかったのも政府の責任であるが、母親として精一杯子どもを守る、というもっとも大事な責務を、理由は何であれ十分に遂行できなかったのである。

　その時の自転車上での空気の感覚を今でも鮮明に覚えている。晴れていてやや風が吹いていて、普段とまったく変わらないさわやかな空気であった。しかしこのとき、世田谷区にある東京都産業労働局で立方メートルあたり数百ベクレルという濃厚な放射性物質の量が測定されていた。また、小出裕章京都大学助教の以下のデータが後から発表された。ところがこのときの国会中継はTVで放送されなかった。小出氏はデータの数値をパニックになるからと上司から発表を止められたという。http://www.page.sannet.ne.jp/stopthemonju/home/11.3.25tokyomienaikumo.pdf

3月15日における都内の2地点での測定結果

台東区 11:14-12:14	
	Bq/m³
ヨウ素131	720
ヨウ素132	450
ヨウ素133	20
テルル132	570
セシウム134	110
セシウム136	21
セシウム137	130
小計	2021

出典：小出裕章氏

世田谷区 0:00-14:00				
	ヨウ素131	ヨウ素132	セシウム134	セシウム137
0:00 ～ 7:12	10.8	8.5	1.9	1.8
7:12 ～ 8:23	3.4	1.2	0.2	0.2
8:23 ～ 9:00	6.2	3.4	0.8	0.8
9:00 ～ 10:00	67	59	12	11
10:00 ～ 11:00	241	281	64	60
11:00 ～ 12:00	83	102	24	23
12:00 ～ 13:00	8.7	8.3	2.2	2.2
13:00 ～ 14:00	5.6	4.2	0.8	0.8

東京都産業労働局ホームページより

　もうひとつ重大なデータがある。放射線医学総合研究所が「甲状腺等価線量評価のための参考資料」と題する報告書を原発事故後の3月25日に出している。これは、ヨウ素やセシウムなどの放射性物質を体内に取り込んでおきる「内部被曝」についての資料で、「3月12日から23日までの12日間、甲状腺に0.2μSv/時の内部被曝を検出した場合、甲状腺への等価線量がいくつになるかを示している。福島では0.1μSv/hの最大値が出たというが、これは1歳児の場合であれば、甲状腺への等価線量50mSVにあたる大変な数値だ。放射能雲が一番濃厚な時間に外で1歳の子どもをおぶって自転車に乗っていた私としては、大変ショッキングな値であった。

年齢	0.2μSv/hのサーベイメータ正味指示値に相当する甲状腺放射能	12日間吸入摂取し、13日目に計測した預託実効線量	先の条件での甲状腺等価線量
1歳児（1～3歳未満）	4400Bq	5.4mSv	108mSv
5歳児（3～8歳未満）	4690Bq	3.2mSv	64mSv
成人（18歳以上）	6030Bq	0.8mSv	16mSv

出典：放射線医学総合研究所　2011年3月25日

訳者も子どもとともに体調を崩す

それからひと月ちょっとたった4月の後半より、今まで風邪で熱など一回も出したことがなかった息子が高熱を出し始めた。多くの乳児がかかるという突発性発疹というのは生後8カ月ころにかかったが、マニュアルどおり5日で全快し、それ以外には風邪ひとつ引かない子だったのである。翻訳の仕事が忙しく、冬の時期には近くの預かり所に4、5時間預けたことも時々あったが、周りの子どもの風邪がうつることも一度もなかった。産後に体が弱っていた私が風邪を何度も引いて熱を出しても、添い寝をしている息子にはまったくうつらないくらい健康で丈夫な子どもだった。免疫が切れるといわれる生後6カ月から1年も難なく過ぎ、1歳4カ月の息子は病気知らずのすこぶる健康優良児だったのだ。

沖縄の保育園に行っても、入学して2週間は今まで通り元気であった。しかしその後体調を崩してからは、1カ月半あまりの間に合計10回以上も高熱をだした。熱が下がったときに保育園に連れて行っても、園の先生によれば、座りっぱなしのときが多くなったり、みなで散歩に行っても途中で歩くのを止めてしまい、先生が抱っこして運ばねばならかった時もあったと聞いた。真っ先に頭にうかんだのは、「原爆ぶらぶら病のようになってしまったらどうしよう」だった。子どもの元気がなくなることほど母親として心配なことはない。食欲も落ち、一時期は丸々していた体がやせてしまった。また体中に発疹が出やすくなり、かわいそうなくらい全身ボツボツだらけになった。今まで抱いた時の感触がつるつるだった肌が、ざらざらになった。そして風邪がやっと治ったかと思った矢先、ウィルス性の感染症である手足口病にかかり、咳もしばらく続いた。2カ月経てやっと回復したが、その後軽い下痢を起こした。こんなことは以前はなかった。もちろん子どもは放射能なんか知らないので、放射能恐怖症・ストレス性などということはありえない。

「ママ、ジュース、わんわん」とやっとしゃべれるようになったかわいい息子。健康優良児で生まれ、母乳をなるべく長くやって元気な子に育てようと頑張ってきたのに……。その後も息子はよく発熱する。息子が調子を崩すたびに、3月15日の放射能雲のことを思い出し、悲しい気持ちでいっぱいになる（東京にいた私でさえ、こうなのである。福島のお母さんたちは、いかほどであ

ろうか)。

　体調を崩し始めたとき、私自身は2冊目の翻訳書『人間と環境への低レベル放射能』の最終校正で忙殺され、心配している暇もなかったのだが、息子と同時期くらいに熱が出始め、5月のはじめには、検査をしてもインフルエンザでも肺炎でもないのに、39度台の熱が連続8日間もまったく下がらなかった。そのような風邪を私は人生において引いたことがない。しかし始めのうち私は、締め切りのことばかり考え、3月15日のことはほとんど頭になかったというか、考えようとしていなかった。被曝だとしたら、あまりにも自分と息子にとってショッキングなことなので、無意識に思考停止していたのかもしれない。

　本格的に気付いたのは、6月初頭、広島の被爆医師である肥田舜太郎先生から手紙を受け取ったときだった。野呂美加さんの「チェルノブイリのかけはし」という団体を通じて東京で健康相談会をしたところ、東京在住の人たちにも下痢や鼻血、中には甲状腺の腫れも含む低線量被曝症状が出ているという。先生は手紙の中で、「あなたの沖縄行きの選択は正しい。子どものために東京にはしばらく戻らないほうがよい」と書いていた。

　肥田舜太郎先生には、子どもと自分の健康相談をちょくちょく電話させてもらったところ、長引いていたのでかなり心配してくださった。内部被曝には現在の医学ではほとんど対症療法しかないという。母子とも症状が出て2カ月たってやっと落ち着いたが、自分は黄色い痰だけはあいかわらずのどの奥のほうからじわじわと出続け、なんとなく気管支のあたりがむずがゆいような違和感がしばらく残った。今までになかった現象であり、非常に気味が悪かった。

　<u>米国では、核実験の死の灰が降った後、子どもの間でインフルエンザと肺炎による乳児死亡率が増えたというデータがある。内部被曝は免疫系を攻撃するため、ガンのみでなく、呼吸器系疾患や感染症を含むあらゆる病気にもつながる。</u>日本でも今年、肺炎やウィルス性の感染症が異常に増えているという。既に私たちの肺には放射性物質が沈着しているはずであり、消化器官からも多かれ少なかれ取り込んでいるはずだ。関係がないと果たして断定できるだろうか。

　6月16日、東京新聞では、郡山市で6歳と2歳の子どもが鼻血を出し続け

たという記事を載せた（http://savechild.net/archives/2937.html）。また、ジャーナリストの木下黄太氏のブログ「警告：東京など首都圏で低線量被曝の症状が子どもたちにおきているという情報」を読むと各地で事故以後に鼻血、下痢、発熱、甲状腺の腫れ、皮膚症状、脱毛、紫斑、長引く風邪、感染症へのかかり易さなどの症状が出ており、投稿者の中には医師も複数いるのである（http://blog.goo.ne.jp/nagaikenji20070927/e/945898fc22160543b404a9ca949cefe5）。

6月30日、とうとう福島市内の子どもたち10人の尿を検査した結果、全員からセシウムが検出されたという。なんと悲しいニュースであろうか。琉球大学名誉教授で内部被曝に詳しい矢ヶ崎克馬氏によれば、尿の検出値の約150倍が体内に残存していると推定されるという。前述の木下黄太氏によると、横浜でも6〜8Bqのセシウムが尿から検出された子どもが出たという。6Bqとしても6Bq × 150 = 900Bqという数値であり、仮にこの児童が45kgの体重であるとすると、体内濃度は20Bq/kgとなり、バンダジェフスキー論文では、心臓に異変が起こる数値なのである！ ちなみにバンダジェフスキー論文を訳した茨城県に住む久保田先生も先日ベラルーシでご自身を9月に測定したところ、20Bq/kgだったという。

7月5日、福島県の郡山にある地方裁判所で「ふくしま集団疎開裁判」が始まった。非常に重要な裁判で今後の展開が注目され、全国民が注目すべき裁判である。汚染地から子どもを避難させること、これは私たちが第一番にやるべきことである。繰り返させてもらうが、子どもを避難させてから、健康調査をすべきである。順序が逆では、福島県民をモルモットにしていると言われても、当然のことであり、これは犯罪に値するのではないか。実際に、ライターの広瀬隆氏と明石昇二郎氏は、7月15日に山下俊一氏を含む学者、東電関係者、行政関係者計32名を刑事告発している。http://www.youtube.com/watch?v=b_mddLgBU38

10月9日、福島県は、18歳以下の子ども36万人の甲状腺エコー検査を生涯行なうことを決めた。しかし、エコー検査とは、腫瘍やガンの発見のためのものであり、その前に起こる様々な異変も検知するには、血液検査も必要である。子どもたちがガンになるまで待つというのであろうか？ しかもあまり知られていないことだが、日本甲状腺学会の理事長は、前述の山下俊一

氏である！　このことはいったい何を意味しているのだろう。

今すべき優先順位の高い三つのこと

　チェルノブイリの医療支援を5年半行ない、現松本市長の菅谷昭さんも映画監督の宮崎駿さんも「福島の子どもたちは皆疎開させるべきだ」と言っているという。本当にそのとおりだ。その土地に長年暮らし、どうしても離れられないという中高年以降の人々については仕方のないところもあるかもしれない。しかし、人生これからの子どもたち、そして子どもを産む若い世代の人々は、早急に取り返しのつかないことになるまえに汚染地帯から離れるべきである。当たり前のことであるが、風評被害よりも健康の実害を一番に考えなければならない。ところがこの当たり前のことが、今の日本ではやられていないのだ！　やるべきことの順序がまったく間違っているのである。すなわち、まず子どもたちを避難させてから健康調査をするのではなく、被曝をさせ続けておいて健康調査とは何事だろう。まさか広島や長崎であったように、データ集めの目的で、福島の子どもたちをモルモットにする気なのであろうか。前述の山下俊一氏は、ドイツのジャーナリストから「被験者の数は何人になるのか」という質問に「200万人の福島県民全員です。科学界に記録を打ち立てる大規模な研究になります」と答えたそうだが、背筋が凍る話であり、まったく道義的に許せない事態である。とにかく汚染地帯から人々、特に子どもや若者を避難させること、これが優先順位第一位のことであり、これがなされなければこの国の未来はないだろう。

　二番目に重要だと思われるのが、今後持続される食物による内部被曝を防ぐため、国で汚染されていない食料を確保することである。この本を書いている間にも、牛肉のセシウム汚染がますます深刻になってきた。内閣府食品安全委員会専門委員の唐木英明東大名誉教授などは、基準値を超えた牛肉を食べても大丈夫だと強弁している（ちなみにこの唐木氏は狂牛病問題でも食品安全委員会委員でありながら、米国食肉連合会と関係をもち、率先して安全性をPRしていたという！）。前述のとおり、日本の基準値のわずか100分の1の汚染に過ぎない食物を食べていても、ICRPのPublication111（2009）によれば、バンダジェフスキー博士が心臓に異変が起こるとする20Bq/kgのセシウム体内濃度に大人で約600日、子どもだと約100日で達する。日本の驚

異的に高い基準値 500Bq/kg は早期に撤廃させるべきである。同時に、農業者・漁業者には、危険な農作物や魚介類の出荷を止めさせ、十分な補償を長期にわたって支給することである。これは現状汚染地域で働き続けねばならない農家や漁業関係者の家族の健康や命を守るためでもある。また、日本全国の土壌や環境の放射能汚染の拡散を防ぐために、瓦礫の拡散や汚染ゴミの焼却を規制することも非常に重大だ。

　第三に、今ある原発を再稼動させないことである。これは当然のことであるのだが、それだけではない。4号炉は稼動していなくとも水素爆発にいたったのであるから、燃料プールおよびその周りの構造物の耐震性を確保せねばならない。原発を稼動させるかどうか以前の問題である。停止中の原発であっても、大地震と津波で大事故が起きる可能性があることは、4号炉が証明してくれたではないか！　このままでは第二のフクシマが起こる可能性は大いにある。

　さて、これら三つのことを現実的に行なうには、どうすればよいか。私は一番効果的であるのは、世の中の女性たち、特に子どもたちを守るお母さんたちが立ち上がることだと思っている。政府やそれに迎合する大手メディアがきちんとした情報を伝えないのであれば、人々が情報発信源になれば良い。考えつく限りの方法で、つまりコンピュータのネットで、イベントで、出版物で、市民運動で、気づいた人々がつながり、あらゆる手段を使って声を上げることである。そういった動きは既にあちらこちらで生じている。

　同時に、すでに低線量被曝によって健康障害を起こしてしまった人々が声を上げることだ。政府や体制側は執拗に「健康障害と放射能との因果関係は証明できない」という主張をしてくるだろう。しかし、健康障害と放射能との因果関係がないことを証明するのはさらに困難なはずだ。いや、不可能であろう。セシウムは現実的に広島原爆の少なくとも160倍以上もの量が放出されたのであり、放射能は免疫系を阻害するため、あらゆる疾病を引き起こす。放射能とは関係ないということも証明もできないはずなのに、子どもに健康被害が起きているといってただでさえ傷つき悲しむ母親に対し、まったく無関心であったり、「神経質でヒステリックな母親だ」と断じてしまう行政や学校関係者は非科学的であると同時に、人間的にもなにかが欠落している

のではないか。

　歴史を振り返ると、水俣でもイタイイタイ病でもそうであったが、政策を変えさせたのは、ほかでもない、健康被害に苦しみ、命を賭して国や企業に訴えた被害者たちの声であった。私たちはだまって被曝者になっているままではいけない。しっかりと声を上げ、自分の世代と未来の世代においてさらなる被害が拡大しないよう、全力を尽くすべきだ。それが、不幸にも被曝してしまった人々の使命感となり、残りの人生の期間がたとえ多少短くなろうとも、命を燃やすことができるのではないかと考えている（ちなみに私も沖縄で、東京から避難してきた元から甲状腺疾患をもち、3月11日以降、ずっと体調を崩している女性と「低線量被曝者の会」を立ち上げた。下記のブログを参照していただきたい）。また、被曝者に寄り添い、懸命に活動している間に、94歳でもお元気で活躍している広島被爆医師の肥田舜太郎さんのような、健康で長生きの人生もありえるかもしれない。いずれにせよ、希望を捨てずに毎日を大事に生きていきたいと思っている。

　最後に、本書からの引用をふたつだけ挙げる。ひとつは、ペンシルバニアにある「きれいな環境を求める同盟」を妻と運営するルイス・カスバート博士の言葉である。もうひとつは故ケネディ大統領の大気圏内核実験禁止条約のための演説の一部である（ちなみにケネディはこのひと月後に暗殺された）。原子力災害にもそのまま見事に当てはまると思う。

「私たちには、汚染者に差し出し、犠牲者として捧げられるような、消耗品としての子どもなどひとりもいないのです。」

「骨にガンができ、血液が白血病にかかり、肺ガンになった子どもや孫の数は、統計学的には自然発生の健康障害と比べて少ないかもしれない。しかし、これは自然に起こる健康障害ではなく、統計学の問題でもない。たった一人の子どもの生命の喪失であっても、また我々の死後に生まれるたった一人の子どもの先天性異常であっても、我々全員が憂慮すべき問題だ。我々の子どもや孫たちは、我々が無関心でいられる単なる統計学的な数字ではない。」

子どもたちの命と健康を守ることは、今の私たちの最優先課題である。そのために本書が活用されれば、訳者にとってこれ以上幸いなことはない。

2011 年 12 月　竹野内真理

参考になる情報ソース
沖縄県被災者受入れ相談窓口　http://www3.pref.okinawa.jp/site/view/cateview.jsp?cateid=288（沖縄県の受入れは大変良い）
みんなでつなごう原発移住　http://d.hatena.ne.jp/tea_67/20200401/p1
子どもたちを放射能から守る全国ネットワーク　http://kodomozenkoku.com/
子どもを守ろう　http://savechild.net/
ふくしま集団疎開裁判ブログ　http://fukusima-sokai.blogspot.com/
木下黄太氏のブログ　http://blog.goo.ne.jp/nagaikenji20070927/
チェルノブイリへのかけはし　http://www.kakehashi.or.jp/
健康被害に関するブログ　http://www.asyura2.com/11/genpatu18/msg/115.html
低線量被曝者の会　http://hibakusya.blogspot.com
ふくしまのこどもを、まもりたい。避難先情報 wiki
http://www45.atwiki.jp/childreninfukushima/

　追記：乳歯調査と健康調査に協力したい方や団体を募集中
　実は訳者は 2003 年、現在はホットスポットとなってしまった松戸市の幼稚園のご厚意によりいくつか乳歯のサンプルを頂き、著者マンガーノ氏の「放射線と公衆衛生プロジェクト（RPHP）」に送ったことがある。そのときの結果を頂いているので、事故前のストロンチウム数値はある程度分かる。今後市民および科学者の十分な協力が得られれば、日本で乳歯調査を行なうという可能性も出てくるだろう（このような調査が必要になること自体、悲しむべきことなのではあるが、万一この事故でストロンチウムを取り込んでしまい病気になったお子さんが出た場合、政府により因果関係をうやむやにされてしまう最悪の事態を避ける手段となりうるだろう）。

そのときのためにどうか全国のお母さん方は乳歯を保管して置いて頂きたいし、もしこの調査にご協力いただけるお母さんたちや歯科医の方々のネットワークがあったら、ご連絡いただきたい。また、乳歯調査の他にも、「放射線と公衆衛生プロジェクト（RPHP）」では、今後日本とアメリカにおける原発事故後の健康調査を行ないたいと考えている。協力したい方（特に医師、歯科医、放射線関連の科学者、病院関係者、疫学者、生物学者など）もしくは団体がいらっしゃったら、mariscontact@gmail.com までぜひご連絡いただきたい。

追記２：結局ヒバクシャ記者会見は 11 月 15 日に外国人記者クラブで行なうことができた。ＴＶを含む 50 人もの記者が参加し、盛況だったが、残念ながら大きなニュースにはならなかった。http://hibakusya.blogspot.com

追記３：11 月中に自治体が企画した放射能説明会に参加したところ、会の中では「放射能を過剰に恐れないように」という論調の講演が行なわれていたが、終了後に講演者のひとりであった医師に話を聞いたところ、バンダジェフスキー論文をその医師は読み衝撃を受けたが、まだ体制側の専門家の間であまり知られていないこと、政府の基準値が高すぎること、農作物の全数検査をすべきであるのに少数のサンプリング検査しか行なわれていないこと、訳すべきチェルノブイリ関連のロシア語の文献も多数あるのに進んでいないことなどに悩んでいるという正直な実情を聞くことができた。体制側の学者や日本医師会、マスコミ、政治家そして国民全体に事実を広める活動が急がれる。

追記４：2011 年 12 月 19 日、著者マンガーノ氏と NY 科学アカデミー出版「Chernobyl」編者ジャネット・シェルマン氏が、「福島事故で米国でも１万 4000 人の過剰死（800 人の乳幼児過剰死を含む）が起きたかもしれない」という論文を International Journal of Health Services 誌に発表し、米紙に掲載された。

http://www.sacbee.com/2011/12/19/4132989/medical-journal-article-14000.html

訳者あとがき

戸田　清

　本書は *Radioactive Baby Teeth : The Cancer Link*. Joseph James Mangano. New York : Radiation and Public Health Project. 2008 の翻訳である。この本は書名から察せられるように乳歯の放射能汚染を指標として内部被曝を推測しようとするものである。乳歯のストロンチウム測定によって大気圏内核実験の影響とその停止の効果を見た 1950 ～ 1960 年代の研究と同様に、乳歯のストロンチウム測定によって原発の影響とその閉鎖の効果を見ようとしている。学術雑誌の査読論文も発表されている。本の前半は核実験、後半は原発をテーマとしており、核の軍事利用と民事利用の対比がよく分かる。本書では米国の核実験について詳述しているが、旧ソ連の核実験については森住卓『セミパラチンスク：草原の民・核汚染の 50 年』（高文研 1999 年）などを参照されたい。

　日本では、国立予防衛生研究所の研究グループが 1962 ～ 76 年に関東、東海、北陸の小学校などの協力で乳歯を集め、ストロンチウム 90 を測定した。ストロンチウム 90 は 1954 年に生まれた子どもから増加し始め、60 年生まれと 61 年生まれの子どもでいったん低下したが、62 年生まれの子どもから再び増加に転じ、64 年生まれの子どもでピークになり、その後徐々に減少した。乳歯のストロンチウム 90 の年変動は、大気圏内核実験の推移と 2 年ほどの間隔をおいてよく一致していた。今回の福島原発事故については、文部科学省の坪井裕審議官が 7 月 15 日の記者会見で、乳歯中のストロンチウム 90 を調べる考えはないかとの質問に対して「関係機関と相談する」と答えた（間宮利夫「乳歯にストロンチウム蓄積　核実験盛んな 60 年代にピーク　福島の影響、どうなる」『しんぶん赤旗』2011 年 7 月 18 日）。

　マンガーノはジェイ・グールド（故人）およびアーネスト・スターングラスの共同研究者であり、本書は『死にいたる虚構（*Deadly Deceit*)』（1990 年）、『内部の敵（*The Enemy Within*)』（1996 年）の事実上の続編にあたる。グール

ド、スターングラスの邦訳は次のとおりである。

『死にすぎた赤ん坊　低レベル放射線の恐怖』E. J. スターングラス、肥田俊太郎訳、時事通信社 1978 年。

『赤ん坊をおそう放射能 ヒロシマからスリーマイルまで』E. J. スターングラス、反原発科学者連合訳、新泉社 1982 年。『死にすぎた赤ん坊』の増補版の邦訳。

『死にいたる虚構　国家による低線量放射線の隠蔽』グールド、ゴルドマン、肥田舜太郎・斎藤紀ほか訳、双信舎 1994 年自費出版、PKO 法「雑則」を広める会 2008 年（〒180-0022 東京都武蔵野市境 2-11-4 電話 0422 -51-7602）。

『低線量内部被曝の脅威　原子炉周辺の健康破壊と疫学的立証の記録』グールド、肥田舜太郎・斎藤紀・戸田清・竹野内真理訳（緑風出版 2011 年）『内部の敵』の邦訳。

本書の原書の刊行（2008 年 3 月）以降に発表されたマンガーノらの学術論文には下記 4 点がある。

Joseph J. Mangano. Excess Infant Mortality After Nuclear Plant Startup in Rural Mississippi. *International Journal of Health Services*. Volume 38. Number 2. Pages 277–291. 2008
http://baywood.metapress.com/media/4nc6a0ttql0txvlxgndm/contributions/2/1/0/k/210k386h24x49837.pdf

Joseph J. Mangano. Geographic Variations in U. S. Thyroid Cancer Incidence and a Cluster Near Nuclear Reactors in New Jersey. New York. and Pennsylvania. *International Journal of Health Services*. Volume 39. Number 4. 2009. pages 643 - 661.

Joseph J. Mangano and Janette D. Sherman Elevated In Vivo Strontium-90 from Nuclear Weapons Test Fallout Among Cancer Decedents : A Case-Control Study of Deciduous Teeth. *International Journal of Health Services*. Volume 41. Number 1. Pages 137–158. 2011
http://www.radiation.org/reading/pubs/101201_IJHS_Mangano

Sher man.pdf

Joseph J. Mangano and Janette D. Sherman An Unexpected Mortality Increase in the United States Follows Arrival of the Radioactive Plume from Fukushima: Is There a Correlation? *International Journal of Health Services*Volume 42, Number 1 ,Pages 47-64,2012

広島・長崎では高線量急性外部被曝の影響が劇的だったため（外観の激しさは放射線よりもむしろ爆風と熱線に由来するが）、低線量慢性［長期］内部被曝（low-level internal chronic exposure）は長らく軽視されてきた。近距離の直接被爆では原爆症認定が相対的に容易であったが、遠距離や入市被爆では困難だったのである。入市被爆、劣化ウラン被曝、原発被曝（事故および平常運転）には、低線量慢性［長期］内部被曝の役割が大きいという共通点がある。低線量慢性［長期］内部被曝を理解するうえで代表的な文献に、下記がある。

ジェイ・グールド、ベンジャミン・ゴルドマン（肥田舜太郎・斎藤紀ほか訳）『死にいたる虚構　国家による低線量放射線の隠蔽』双信舎 1994 年、自費出版、PKO 法「雑則」を広める会 2008 年（連絡先は前記）。

ジェイ・グールド（肥田舜太郎・斎藤紀・戸田清・竹野内真理訳）『低線量内部被曝の脅威　原子炉周辺の健康破壊と疫学的立証の記録』緑風出版 2011 年。

ラルフ・グロイブ、アーネスト・スターングラス（肥田舜太郎・竹野内真理訳）『人間と環境への低レベル放射能の脅威』あけび書房 2011 年。

Chris C. Busby and Alexey V. Yablokov eds. *ECRR Chernobyl : 20 Years On*. second edition. Green Audit Press. 2009. 日本からは今中哲二が寄稿。チェルノブイリについての必読文献。

ECRR（欧州放射線リスク委員会）2010 年勧告（翻訳：ECRR2010 翻訳委員会、発行：美浜・大飯・高浜原発に反対する大阪の会）http://www.jca.apc.org/mihama/ecrr/ecrr2010_dl.htm 日本からは沢田昭二が会議に参加。

今中哲二編『チェルノブイリ事故による放射能災害：国際共同研究報告書』、技術と人間 1998 年。

小出裕章・矢ケ崎克馬「対談　東電 3・11 原発事故が問うもの」『季論

21』13 号、2011 年、本の泉社。

郷地秀夫『被爆者医療から見た原発事故』かもがわ出版 2011 年。

崎山比早子「低線量被ばく報道はこれでいいのか」丸山重威編『これでいいのか福島原発事故報道』あけび書房 2011 年。

崎山比早子「放射性セシウム汚染と子どもの被曝」『科学』2011 年 7 月号、岩波書店。

沢田昭二「核エネルギーの悪用・誤用と科学者の責任」『季論 21』13 号、2011 年、本の泉社。

竹田恒泰『原発はなぜ日本にふさわしくないのか』小学館 2011 年。

肥田舜太郎、鎌仲ひとみ『内部被曝の脅威』ちくま新書 2005 年。

肥田舜太郎（聞き手　守田敏也）2011「放射能との共存時代を前向きに生きる」『世界』9 月号。

松井英介『見えない恐怖 放射線内部被曝』旬報社 2011 年。

矢ケ崎克馬『隠された被曝』新日本出版社 2010 年。

矢ケ崎克馬「内部被曝隠しは放射線犠牲者隠し　科学者を動員したアメリカの核戦略」『日本の科学者』2011 年 8 月号、日本科学者会議。

Yablokov, A et al.2009, *Chernobyl—Consequences of the Catastrophe for People and the Environment*（邦訳近刊、星川淳ほか訳、岩波書店）http//www.strahlentelex.de/yablokov%20Chernobyl%20book.pdf.（PDF で原書が入手可能。）

IPPNW and GFS, 2011, *Health Effects of Chernobyl*〔邦訳近刊、合同出版〕http://www.nirs,org/reactorwatch/accidents/chernob report 2011 web.pdf（PDF で原書入手可能）

『週刊金曜日』2011 年 10 月 14 日号「特集　報道されない福島の真実」

原子力についての「国際的に権威ある団体」として国際原子力機関（IAEA）と国際放射線防護委員会（ICRP）があり、3・11 後の日本の政策も当然これらの団体を基準としているが、両団体が原発推進を前提としていることは言うまでもない。放射線影響研究所も日米政府の影響下にある。これらに対する批判勢力として最近注目されている学術団体が上記の欧州放射線リスク委員会（ECRR）である。

http://www.euradcom.org/

1997年設立のECRRは欧州議会の緑の党と関連があり、美浜の会HP掲載の上記勧告を見れば分かるように、参加者・協力者・会議参加者のなかに今中哲二、沢田昭二、ジェイ・グールド（故人、『低線量内部被曝の脅威』著者）、アリス・スチュアート（故人）、クリス・バスビー、ロザリー・バーテル、エレーナ・ブルラコーワ、ジョセフ・マンガーノ（本書の著者）、アレクセイ・ヤブロコフなど、欧米と日本の代表的な脱原発派の研究者の名前が見られる。上記の竹田、松井、矢ケ崎らがECRRの活動を紹介しており、『隠された被曝』と『人間と環境への低レベル放射能の脅威』の訳者あとがきでは、ICRPとECRRの核被害者についての推計値を比較紹介している。ECRRはICRPが内部被曝の健康影響を10～1000倍ほど過小評価しているのではないかと主張し、上に凸の線量効果曲線を示唆し、原発作業員に年2ミリシーベルト［ICRPの10分の1］、公衆に年0.2ミリシーベルト［ICRPの5分の1］の線量限度を勧告している。

　福島原発事故の晩発影響については3月30日にクリス・バスビー博士は今後10年に福島第一原発200キロ圏内で20万人、今後50年には40万人もの超過ガンが発生するとの予測をした。

　http://nucleus.asablo.jp/blog/2011/07/23/5974404

　http://peacephilosophy.blogspot.com/2011/07/japanese-translation-of-ecrr-chris.html

　低線量内部被曝についてはスウェーデンとドイツの論文が最近ECRRの主張とも関連して注目されている。ドイツの大半の原発の5キロ圏で0～5歳の白血病が増加している（スピクスほか）。スウェーデン北部でチェルノブイリにより全ガンが増加している（トンデルほか）。

　Martin Tondel, Peter Hjalmarsson, Lennart Hardell. Göran Carlsson, Olav Axelson, Increase of regional total cancer incidence in north Sweden due to the Chernobyl accident? *Journal of Epidemiology and Community Health* ;58 : 1011–1016.（2004）

　http://jech.bmj.com/content/58/12/1011.full.pdf

　Martin Tondel, Peter Lindgren, Peter Hjalmarsson, Lennart Hardell, and Bodil Persson. Increased Incidence of Malignancies in Sweden After the Chernobyl Accident—A Promoting Effect? *American Journal of In-*

dustrial Medicine. 49：159–168（2006）

　http://www.ippnw.org/pdf/chernobyl-increased-incidence-malignancies-sweden.pdf

　Claudia Spix, Sven Schmiedel, Peter Kaatsch, Renate Schulze-Rath, Maria Blettner. Case–control study on childhood cancer in the vicinity of nuclear power plants in Germany 1980–2003. *European Journal of Cancer*. 44：275-284（2008）

　http://www.sciencedirect.com/science?_ob=MImg&_imagekey =B6T68-4RD9FC1-1-5&_cdi=5024&_user=115727&_pii=S0959804907008556&_origin=&_coverDate=01%2F31%2F2008&_sk=999559997&view=c&wchp=dGLzVlz-zSkWz&md5=cfda7ebf75673ff183f5aaa69fcc508b&ie=/sdarticle.pdf

　内部被曝が軽視されているのは人間だけではない。7月に全国で話題となった牛肉の放射性セシウム問題は、牛の体表面スクリーニングのみで、内部被曝を調べる尿検査などがなかったためである。

　それなりに廃炉に努めてきた米国やドイツと異なり、地震国の日本が「老朽原発大国」となったことも重大である（表1）。玄海原発1号は、実年齢は福島第一原発1号機より4歳若いが、老朽化が日本で一番進んでいるので、地震や故障で緊急炉心冷却装置が作動した場合に、圧力容器が破裂して「最悪事態」が起こりかねないと、井野博満東大名誉教授はかねてから警告している（『週刊現代』2011年7月2日号、井野博満「老朽化する原発」『科学』2011年7月号、岩波書店）。

　2011年3月11日には、佐賀地方裁判所で玄海プルサーマル差し止め訴訟の第2回公判が行なわれた。私も130人の原告のひとりである。東日本大震災の怒涛の津波の映像を、佐賀駅に近いスクエアビルのテレビで見た。震源地は宮城沖で、後にマグニチュード9・0と判定された。世界第4位の地震である（1位はマグニチュード9・5の1960年チリ地震）。帰りは長崎の津波警報のためJRの特急が諫早で2時間止まり、代行バスで長崎へ。佐賀から5時間かかったことになる。死者と行方不明者は約2万人で、国内戦後最悪の自然災害となる。

　グールドの『低線量内部被曝の脅威』は、校了の直後に3月11日の大震

災と福島第一原発事故が発生し、発行日付が 4 月 15 日であるがフクシマへの言及はない。マンガーノの本書は 3 月 11 日より前に下訳は終わっていたが、3 月 11 日のあとに訳文の修正を行なうことになった。「9・11 事件」が米国史の大きな転換点だったように、「3・11」は日本史の大きな転換点として記憶されるであろう。政府による国民洗脳という観点から見ると、1870 年代に始まる軍国主義神話が 1945 年に崩壊したように、1950 年代に始まる原発安全神話が 2011 年に崩壊した。いま日本社会の進むべき方向が問われている。

　国際原子力機関の評価尺度で、フクシマは最悪のレベル 7（チェルノブイリと同じ）になった。ヒロシマ、ナガサキとともに「フクシマ」が日本人のヒバクのシンボルとなった。ヒロシマ、ナガサキと異なり、「地球被曝」[チェルノブイリ後に流布した言葉だが、核実験の遺産でもある]をもたらした「フクシマ」は、被害と加害の二重性を帯びている。発生順に並べると、「世界の 3 大原発事故」は、スリーマイル島（1979 年）、チェルノブイリ（1986 年）、フクシマ（2011 年）である。「世界の 3 大産業災害」は、ボパール（1984 年）、チェルノブイリ、フクシマである。インド・ボパールの農薬工場事故（米ユニオンカーバイド社）では直後に 8000 人が死亡、その後 25 年で 1 万人以上死亡している（『ボーパール午前零時五分』上下、ドミニク・ラピエール、ハビエル・モロ、長谷泰訳、河出書房新社 2002 年）。チェルノブイリでは住民の急性死（1 カ月以内の死亡）は 0 だったが、数十年間で 1 万～ 100 万の死亡が予想されている。フクシマの放射能放出量はチェルノブイリの 10 分の 1 ～ 3 分の 1 と言われるが、事故はまだ収束していない。スリーマイル島、チェルノブイリと比べてフクシマは、本格的原発震災、4 基同時事故、事故収束の長期化という大きな違いがある。チェルノブイリではヨード剤の遅れ、食品規制の遅れ、内陸部のヨード不足から小児甲状腺ガンが目立った。福島でもヨード剤はほとんど配布されず、今後の注意深いモニタリングが必要である。フクシマでもガン以外の病気も含めて、おそらく万単位の死者は免れないが、因果関係の証明は困難と思われる。議論になった「子どもにも 20 ミリシーベルト」の問題点については、私のウェブサイトあるいは本書の巻末資料を参照されたい。

　http://todakiyosi.web.fc2.com/text/child20msv.html

原発災害には、他の災害と異なる「異質の危険」がある（時間的、空間的、社会的）。被害の広域化、被害の長期化、地域社会と日常生活の異常な攪乱、さらには理論的最悪事態の可能性である。チェルノブイリは「歴史上の最悪事故」であったが、「理論的最悪事態」（日米政府は1957年からその可能性を承知していた）ではなかった。広島原爆は1kgのウランを100万分の1秒で「燃やした」が、100万kw原発は1トンのウランを1年で「燃やす」。つまり放射能の絶対量が多い。最悪事態では大量の放射能が放出されて、周辺住民は数シーベルト（半数致死線量）の被曝をし、数百人〜数十万人の急性死をもたらすことがありうる。つまり「広島の爆心1kmから爆風と熱線を差し引いた状態」が生じうるのである。爆風と熱線がないので外見的な悲惨さがないが、次々に容体が急変する。玄海原発で「最悪事態」が起これば、玄海町と唐津市を中心に8万人の急性死が予想される（『原発事故の恐怖』瀬尾健、風媒社2000年）。福島について2011年3月12日に政府が「ベント難航時の最悪」（数シーベルト）を予想していたことは重大である。それを共同通信のスクープ（5月4日）まで隠していた。ベントとは格納容器の破裂を防ぐための排気のことで、もちろん放射能も放出される。ベントがなされたのでこの「最悪」は回避された。
　福島第一原発の5キロ圏は、半永久的に居住不能となる可能性も否定できない。東京電力は2012年1月までの事故収束（冷温停止と放射能放出量の大幅削減）を想定しているが、うまくいく保証はない。
　事故が仮になくても生じる問題に、本書でとりあげる健康リスクのほかに労働者被曝と放射性廃棄物がある。事故によって健康リスク、労働者被曝、放射性廃棄物のすべてが一層深刻化することは言うまでもない。労働者被曝については、『原発労働記』堀江邦夫（講談社文庫2011年）などを参照されたい。
　放射性廃棄物についてはまず新聞記事を見ていただこう。

「100万年後の放射線レベルまで考慮　米原子力規制委員会」『朝日新聞』2009年2月20日 社会面【ワシントン＝勝田敏彦】米原子力規制委員会（NRC）は、ネバダ州ヤッカマウンテンの地下数百メートルに計画されている高レベル放射性廃棄物最終処分場について、100万年後の放射線レベル（線量当量）まで考慮して計画を審査すると発表した。これまでは1万年後ま

での周辺の放射線レベルを一定値以下にするという環境保護局（EPA）の基準で審査する方針だった。高レベル廃棄物は極めて長期間、高い放射能を保つ。日本やフィンランドでも地下に埋設処分する計画をもっている。

ミカエル・マドセン監督の映画『100,000年後の安全』「地下深く永遠に核廃棄物10万年の危険」も機会があれば見てほしい。原題はInto Eternity。デンマーク・フィンランド・スウェーデン・イタリア作品、2009年。世界初のフィンランド・オルキルオト高レベル放射性廃棄物地層処分プロジェクトを描いている。

http://www.uplink.co.jp/100000/

表1　日米の廃炉状況

	最初の商業原発	これまでの建設数	ピーク時の運転数	これまでの廃炉数	2010年現在の運転数
米国	シッピングポート1957年　海軍からウエスチングハウスへの技術移転、PWR	128基	111基 1990年	24基	104基 1998年以来同じ
日本	東海1966年 英コールダーホール型軍民両用炉	56基	55基 2008年	3基 東海　1998年 浜岡1　2009年 浜岡2　2009年	54基（最新は2009年12月の泊3号） そのうち福島第一の1～4号機は2011年原発事故の後廃炉の見込み

出典：*Radioactive Baby Teeth : The Cancer Link*. Joseph Mangano. Radiation & Public Health Project. 2008. p.79. 83. 137などから作成。原発の起源が軍事技術にあることも分かる。
　2011年現在米国でもっとも古い現役原発は1969運転開始のオイスタークリークで、老朽化が心配されている。本書の表12-1の訳者備考にみるように、米国では次々に「60年運転」が認可されている。日本でも1970運転開始の敦賀1号で40年超運転が初認可された（朝日新聞、しんぶん赤旗2009年9月4日）。

　本書の出版にあたり、緑風出版の高須次郎さんにお世話になった。内容について原著者マンガーノさんはじめ多くのみなさんにご教示いただいた。本書とほぼ同時期に出る拙著『＜核発電(げんぱつ)＞を問う　3・11後の平和学』(法律文化社)もあわせて読んでいただけるとありがたい。

戸田清　長崎にて　2011年10月

索引

事項索引

アルゴンヌ 73
インディアンポイント 116, 147, 152-154, 156, 192, 193, 210, 211
エネルギー省 30, 136, 160
オイスタークリーク 129, 130, 147, 161-166, 169, 170, 173, 176, 192, 210, 211
横紋筋肉腫 136, 137
オークリッジ 203
9・11事件 153
原子力委員会 50, 92, 116
甲状腺ガン 26, 31, 123, 124, 131
国立ガン研究所 117, 118, 128, 138, 165, 203
サイエンス 74, 76, 90, 96
サンオノフレ 127, 203
CIA 81
シッピングポート 113
市民の科学 215
シビル・アクション 167
ジャンク・サイエンス 24, 182, 183, 191
小児ガン 13, 34, 36-38, 42, 87, 88.102, 117, 119, 130, 131, 137, 158, 159, 163, 166, 200-203, 205-207, 211
ストロンチウム 7, 10, 11, 13, 14, 16, 17, 19, 27, 29, 53-59, 61, 63-67, 72, 73, 75, 76, 79, 80, 82, 83, 85, 93-95, 97, 99-101, 103-105, 125, 135, 145, 148-151, 154, 157, 159, 160, 163-173, 174, 183, 185, 189, 195, 198-200, 208-216
スーパーファンド 134
スリーマイル島 119, 120, 128, 138-141, 143, 202
セシウム 79, 85
セラフィールド 144
セントルシー 157, 158, 210, 211
大気圏内核実験 13, 29, 40, 41, 105
タバコ 27, 35, 38, 42
チェルノブイリ 122-125, 202, 213, 214
チバ・ガイギー 129, 167
チャイナ・シンドローム 121
低線量 8
トリチウム 135
長崎 39
乳ガン 26
ネーチャー 7, 63, 74, 96
ネバダ 40, 53, 59, 82, 97, 105, 148
白血病 13, 27, 33, 34, 64, 85, 87, 118, 124, 127, 128, 130, 131, 165, 206
パブリックシチズン 193
バリウム 79
ハンフォード 100, 203
広島 39
部分的核実験禁止条約 29, 41
プライス・アンダーソン法 113
ブラウンズフェリー 115, 119
ブルックヘブン 28, 112, 133-138, 143, 145, 146, 179, 208
プルトニウム 40, 55, 127, 144
放射線と公衆衛生プロジェクト（RPHP） 8, 16, 17-19, 22, 29, 34, 135, 142, 146, 148, 154, 160, 173, 178-195, 198, 199, 209, 214-216
マイルストーン 117, 118, 130-132, 147
マーシャル 40
メルトダウン 119, 120, 139
ユタ 105
ユニオン・カーバイド 129, 167
ヨウ素 50, 79, 91, 122, 162, 163
ランセット 89
リンパ腫 27
老朽化原子炉 129, 130, 161, 163
ロッキーフラッツ 127

人名索引

アイゼンハワー、ドワイト 47, 51, 52, 81, 110, 111
アルバレス、ロバート 30, 160

ウイング、スティーブン　9
エプスタイン、サミュエル　183
カストロ、フィデル　81
カーター、ジミー　120
ガードナー、エヴァ　60
カルカー、ハーマン　7, 63, 64
カルディコット、ヘレン　167
グールド、ジェイ　7, 8, 19-21, 135, 141-145, 148, 151, 153, 159, 167, 179
ケネディ、エドワード　128, 185, 192, 203
ケネディ、ジョン　81, 84, 85, 91
ゴフマン、ジョン　8, 181
コモナー、バリー　10, 16, 17, 29, 62, 65, 73, 78, 98, 107, 216
サハロフ、アンドレイ　7
シャーマ、ハリ　8, 22, 144, 145, 149, 151
シュヴァイツァー、アルベルト　60, 61
シュート、ネヴィル　60
シュワルツ、アルフレッド　64, 65
ジョンソン、カール　8, 127
ジョンソン、リンドン　85
スターリン、ヨシフ　46
スターングラス、アーネスト　7, 8, 19, 90, 141-151, 158, 181
スチュアート、アリス　9, 39, 89, 90, 137, 175, 181
スチーブンソン、アドレー　51, 57, 58
ダマト、アルフォンソ　136
タンプリン、アーサー　9
ディズニー、ウォルト　111, 112
テラー、エドワード　97
トルーマン、ハリー　46
ニクソン、リチャード　114, 119, 127
ネーダー、ラルフ　119
バエズ、ジョーン　83
バーテル、ロザリー　8
フォンダ、ジェーン　121
ブッシュ、ジョージ・W　87
ブリンクリー、クリスティン　9, 20, 136, 137, 168, 178
ペック、グレゴリー　60

ポーリング、ライナス　7, 61, 77
ボールドウィン、アレックス　9, 136, 146-148, 152, 155, 156, 168, 169, 178, 193, 194
マクマホン、ブライアン　80
マッカーサー、ダグラス　47
マンカーシー、ジョセフ　76
マンガーノ、ジョセフ　16, 17, 20, 29, 143, 149-158, 171, 172, 180, 182, 187, 189, 193, 203, 205, 207, 211
マンクーソ、トーマス　8, 181
ライオン、ジョセフ　31
ライス、ルイーズ　9, 69, 74, 75, 95, 96, 106
リビー、ウィラード　57
リリエンソール。デヴィッド　114
レイノルズ、マルビナ　83
ローゼンタール、ハワード　9, 17, 23, 73, 94, 96, 98-100, 103, 106, 145

「乳歯調査」プロジェクト

　放射線と公衆衛生プロジェクト（RPHP）では、乳歯に含まれる放射能（ストロンチウム90）の測定を行なっています。お子さんの乳歯が抜けましたら、洗って乾かし、一本ずつティッシュに包み、一本もしくはなるべく多くの歯を保管しておいてください。さらに下記の情報をアルファベットで記入して同封しておいてください。日本での検査体制及び送り先は、検査体制が立ち上がり次第、「セイブキッズ・ジャパン」 http://savekidsjapan.blogspot.com/ などで発表いたします。

1　Mother's name（母親の名前）＿＿＿＿＿＿＿＿＿＿＿＿＿＿＿＿
2　Tel＿＿＿＿＿＿＿＿＿＿＿＿＿　E-mail＿＿＿＿＿＿＿＿＿＿＿＿
3　Address（住所）＿＿＿＿＿＿＿＿＿＿＿＿＿＿＿＿＿＿＿＿＿＿
4　子どもの名前（Child's name）＿＿＿＿＿＿＿＿＿＿＿＿＿＿＿＿
5　子どもの誕生日（Birth date）＿＿月（month）＿＿日（day）＿＿年（year）
6　誕生時の体重（Birth weight）＿＿＿＿＿＿kg
　　性別（Sex）　　M 男 ＿＿＿ F 女 ＿＿＿
7　母親が妊娠中に住んでいた住所（Residence when mother was pregnant）
　　＿＿＿＿＿＿＿＿＿＿＿＿＿＿＿＿＿＿＿＿＿＿＿＿＿＿＿＿＿＿
8　子どもが生まれたときの住所（Residence when child was born）
　　＿＿＿＿＿＿＿＿＿＿＿＿＿＿＿＿＿＿＿＿＿＿＿＿＿＿＿＿＿＿
9　子どもが一歳までの住所（Residence during first year of life）
　　＿＿＿＿＿＿＿＿＿＿＿＿＿＿＿＿＿＿＿＿＿＿＿＿＿＿＿＿＿＿
10　母親の生年月日（Mother's date of birth）＿＿＿＿＿＿＿＿＿＿＿
11　母親の生まれた場所（Mother's place of birth）＿＿＿＿＿＿＿＿＿
12　母親が妊娠中に飲んでいた水（Water source during pregnancy）
　　＿＿＿＿＿＿＿＿＿＿＿＿＿＿＿＿＿＿＿＿＿＿＿＿＿＿＿＿＿＿
13　子どもの健康に異常はありますか（Any health problem of child?）
　　Yes＿＿＿＿＿No＿＿＿＿＿
14　もし、Yes の場合、それは何ですか（If yes, what is it?）
　　＿＿＿＿＿＿＿＿＿＿＿＿＿＿＿＿＿＿＿＿＿＿＿＿＿＿＿＿＿＿

【著者紹介】

ジョセフ・ジェームズ・マンガーノ（Joseph James Mangano）
　1956年生まれ。ノースカロライナ大学公衆衛生学修士号を取得した後、医療機関で主任として働くかたわら、検診や治療ばかりが強調され、予防については個人にゆだねられ、汚染源の企業の責任が十分問われない米国の保健・医学界に疑問を抱く。その後、チェルノブイリ事故後の米国における健康影響を調査していたジェイ・グールド博士とアーネスト・スターングラス博士に出会い、二人の研究に協力するようになる。「放射線と公衆衛生プロジェクト」現代表。著書は本書の他に以下がある。
　Health Information Management: A Comprehensive Guide to Current Regulations and Management Practices（Practice Management Information 1993）
　Living Legacy: How 1964 Changed America（University Press of America 1993）
　Low-Level Radiation and Immune System Damage: An Atomic Era Legacy（CRC Press/ Lewis Publishers ,1999）
　http://www.radiation.org/

「放射線と公衆衛生プロジェクト」
（RPHP：Radiation and Public Health Project）
　「放射線と公衆衛生プロジェクト」は、原子炉近隣地域でのガンの発生率などを研究している米国の科学者と公衆衛生の専門家集団であり、現在まで25の医学論文と7冊の本を発行している。特に、原子炉近隣と遠方地域における子供の乳歯におけるストロンチウム90の含有量とガンの研究は、現在も研究中であり、研究継続のため、ペイパルによるオンラインでの寄付（www.radiation.org）も募っている。また日本からの乳歯のストロンチウム90等の調査に協力したい団体もしくは科学者または医療従事者の方がいらっしゃいましたら、mariscontact@gmail.com までご連絡ください。

【訳者紹介】

戸田清（とだ　きよし）
　1956年大阪生まれ、大阪府立大学、東京大学、一橋大学で学ぶ。日本消費者連盟事務局、都留文科大学ほか非常勤講師を経て、長崎大学環境科学部教授（環境社会学）、博士（社会学）、獣医師（資格）
　著書　『環境的公正を求めて』（新曜社1994年）、『環境学と平和学』（新泉社2003年）、『環境正義と平和』（法律文化社2009年）、『〈核発電〉を問う』（法律文化社、近刊）訳書　『動物の権利』ドゥグラツィア（岩波書店2003年）、『破壊される世界の森林』ジェンセン＆ドラファン（明石書店2006年）、『エコ社会主義とは何か』コヴェル（緑風出版2009年）、『低線量内部被曝の脅威　原子炉周辺の健康破壊と疫学的立証の記録』グールド（共訳、緑風出版2011年）、『動物の解放　新版』シンガー（人文書院、2011年）ほか。http://todakiyosi.web.fc2.com/

竹野内真理（たけのうちまり）
　1967年生まれ。東京学芸大学教育学部英語科卒。通翻訳者、フリーライター。2歳の子供と沖縄在住。元原子力資料情報室国際担当。現在は、「低線量被曝者の会」共同代表（ブログ http://hibakusya.blogspot.com/）、また脱原発市民団体の「たんぽぽ舎」（http://www.tanpoposya.net/）にて、脱原発世界署名の活動をしている。
　竹野内真理のフェイスブック　http://facebook.com/mariscontact　ツイッター　http://twitter.com/#!/mariscontact
　「つなごう命――沖縄と被災地をむすぶ会」世話人
　（ブログ http://tsunagouinochi.blogspot.com/）
　「セイブキッズ・ジャパン」共同代表
　（ブログ　http://savekidsjapan.blogspot.com/）

　訳書　『低線量内部被曝の脅威』グールド著（共訳、緑風出版2011年4月）、『人間と環境への低レベル放射能の脅威』グロイブ、スターングラス著、広島原爆被曝医師の肥田舜太郎と共訳（あけび書房2011年6月）

原発閉鎖が子どもを救う
乳歯の放射能汚染とガン

2012年2月15日　初版第1刷発行　　　　　　　　　定価2600円+税

著　者	ジョセフ・ジェームズ・マンガーノ
訳　者	戸田清、竹野内真理
発行者	高須次郎
発行所	緑風出版 ©

〒113-0033　東京都文京区本郷2-17-5　ツイン壱岐坂
［電話］03-3812-9420　［FAX］03-3812-7262　［郵便振替］00100-9-30776
［E-mail］info@ryokufu.com　［URL］http://www.ryokufu.com/

装　幀	斎藤あかね		
制　作	R企画	印　刷	シナノ・巣鴨美術印刷
製　本	シナノ	用　紙	大宝紙業・シナノ

〈検印廃止〉乱丁・落丁は送料小社負担でお取り替えします。
本書の無断複写（コピー）は著作権法上の例外を除き禁じられています。なお、複写など著作物の利用などのお問い合わせは日本出版著作権協会（03-3812-9424）までお願いいたします。
Printed in Japan　　　　　　　　　　　　　ISBN978-4-8461-1121-2　C0036

JPCA　日本出版著作権協会
http://www.e-jpca.com/

* 本書は日本出版著作権協会（JPCA）が委託管理する著作物です。
　本書の無断複写などは著作権法上での例外を除き禁じられています。複写（コピー）・複製、その他著作物の利用については事前に日本出版著作権協会（電話 03-3812-9424, e-mail:info@e-jpca.com）の許諾を得てください。

◎緑風出版の本

■全国のどの書店でもご購入いただけます。
■店頭にない場合は、なるべく書店を通じてご注文ください。
■表示価格には消費税が加算されます。

プロブレムQ&A
むだで危険な再処理
[いまならまだ止められる]

西尾 漠著

A5判並製
一六〇頁
1500円

高速増殖炉開発もプルサーマル計画も頓挫し、世界的にみても危険でコストのかさむ再処理はせず、そのまま廃棄物とする直接処分が主流になっているのに、「再処理」をなぜ強行しようとするのか。本書は再処理問題をQ&Aでやさしく解説。

プロブレムQ&A
どうする？ 放射能ごみ
[実は暮らしに直結する恐怖]

西尾 漠著

A5判並製
一六八頁
1600円

原発から排出される放射能ごみ＝放射性廃棄物の処理は大変だ。再処理をするにしろ、直接埋設するにしろ、あまりに危険で管理は半永久的だからだ。トイレのないマンションといわれた原発のツケを子孫に残さないためにはどうすべきか？暮らしの中にある原子力発電所、その電気を使っている私たち……。原発は廃止しなければならないか、増え続ける放射能のごみはどうすればいいか、原発を廃止しても電力の供給は大丈夫か──暮らしと地球の未来のために改めて考えよう。

プロブレムQ&A
なぜ脱原発なのか？
[放射能のごみから非浪費型社会まで]

西尾 漠著

A5判並製
一七六頁
1700円

本書は、一九五〇年以来の公式資料を使って、全米三〇〇よの郡の内、核施設に近い約一三〇〇郡に住む女性の乳癌リスクが極めて高いことを立証して、レイチェル・カーソンの予見を裏付ける。福島原発災害との関連からも重要な書。

低線量内部被曝の脅威
[原子炉周辺の健康破壊と疫学的立証の記録]

ジェイ・M・グールド著／肥田舜太郎他訳
クリティカル・サイエンス2

A5判上製
三八八頁
5200円

核燃料サイクルの黄昏

緑風出版編集部編

A5判並製
二四四頁
2000円

もんじゅ事故などに見られるように日本の原子力エネルギー政策、核燃料サイクル政策は破綻を迎えている。本書はフランスの高速増殖炉解体、ラ・アーグ再処理工場の汚染など、国際的視野を入れ、現状を批判的に総括したもの。